Johannes Friedrich Diehl

Radioaktivität in Lebensmitteln

Weitere Titel WILEY-VCH

Johannes Friedrich Diehl

Chemie in Lebensmitteln
Rückstände, Verunreinigungen, Inhalts- und Zusatzstoffe

2000, ISBN 33-527-30233-6

Claus Bliefert

Umweltchemie

3. aktualisierte Auflage
2002, ISBN 3-527-30374-X

Manfred Reitz

Gene, Gicht und Gallensteine
Wenn Moleküle krank machen

2001, ISBN 3-527-30313-8

John Emsley, Peter Fell

Wenn Essen krank macht

2000, ISBN 3-527-30261-1

Georg Schwedt

Taschenatlas der Lebensmittelchemie

1999, ISBN 3-527-30871-7

Johannes Friedrich Diehl

Radioaktivität in Lebensmitteln

WILEY-
VCH

WILEY-VCH GmbH & Co. KGaA

Prof. Dr. Johannes Friedrich Diehl
Wildbader Straße 6
76228 Karlsruhe

Bibliografische Information Der Deutschen Bibliothek
Die Deutsche Bibliothek verzeichnet diese Publikation in der Deutschen Nationalbibliografie; detaillierte bibliografische Daten sind im Internet über http://dnb.ddb.de abrufbar.

Printed in the Federal Republic of Germany
Gedruckt auf säurefreiem Papier.

Satz K+V Fotosatz GmbH, Beerfelden
Druck betz-druck gmbh, Darmstadt
Bindung J. Schäffer GmbH & Co. KG, Grünstadt

ISBN 3-527-30722-2

Inhalt

Vorwort

Das Vorkommen von Radioaktivität in Lebensmitteln hat eine breite Öffentlichkeit in den letzten 50 Jahren wiederholt intensiv beschäftigt. Als Folge der atmosphärischen Kernwaffenversuche, vor allem der Vereinigten Staaten von Amerika und der Sowjetunion, wurde die Erdatmosphäre in den 1950er Jahren zunehmend mit Spaltprodukten aus den Testexplosionen kontaminiert. Der radioaktive Niederschlag („Fallout") sammelte sich auf der Erdoberfläche an und gelangte damit auch auf und in Pflanzen und über Tierfutter in Lebensmittel tierischer Herkunft. Das Ausmaß der radioaktiven Verunreinigung der Lebensmittel nahm Anfang der '60er Jahre beunruhigende Dimensionen an und löste weltweite Proteste aus. Erst nachdem die beiden Großmächte sich 1963 auf ein Teststopabkommen geeinigt hatten, das nur noch unterirdische Kernwaffenversuche erlaubte, konnte der Radioaktivitätspegel in Lebensmitteln allmählich abnehmen.

Ab etwa 1970 wandte sich die Aufmerksamkeit der an Umweltthemen interessierten Verbraucher, Journalisten, Politiker und Wissenschaftler anderen Themen zu. Das Vorkommen von Blei, Cadmium, Quecksilber, Benzpyren, polychlorierten Biphenylen, DDT und vielerlei sonstiger Rückstände und Verunreinigungen in Lebensmitteln beschäftigte die Öffentlichkeit viel stärker als die immer mehr abnehmende Umweltradioaktivität.

Dann kam 1986 die Reaktorkatastrophe von Tschernobyl und die dadurch verursachte radioaktive Kontamination weiter Teile Europas. Kaum ein Ereignis der letzten Jahrzehnte hat viele Menschen so beunruhigt oder sogar in Schrecken versetzt wie dieses Unglück und seine Folgen. Wochenlang wurde über Radioaktivität in Lebensmitteln auf den Titelseiten der Zeitungen berichtet. Erstaunlich, dass es trotz des großen Interesses bisher kein Buch über dieses Thema gab, sieht man einmal von Tagungsberichten ab, die für Fachleute bestimmt waren. Es gibt ausgezeichnete Texte über Radioaktivität in der Umwelt, die ein Kapitel oder ein paar Seiten der Kontamination von Lebensmitteln widmen – aber eben keines, das dieses Thema zur Hauptsache macht, weder auf dem deutschen noch auf dem englischsprachigen Buchmarkt.

Die erfreulich gute Akzeptanz, die mein im Jahr 2000 bei Wiley-VCH erschienenes Buch „Chemie in Lebensmitteln – Rückstände, Verunreinigungen, Inhalts- und Zusatzstoffe" bei Rezensenten und Käufern fand, hat mich ermutigt, einen Begleitband zu verfassen, der für den gleichen breiten Leserkreis geschrieben ist, den ich mit dem ersten Band ansprechen wollte: Ernährungsberater, Ärzte, Tierärzte, Apotheker, Studenten der Ökotrophologie, Agronomie, Lebensmittelchemie und -technologie, Praktiker in der Ernährungsindustrie und dem Lebensmittelhandel und alle, die sich für Ernährungsfragen interessieren und sich eine eigene Meinung zu dem hier behandelten Thema bilden wollen. Wenn so unterschiedliche Interessenten angesprochen werden sollen, sind gewisse Vereinfachungen unvermeidlich. Die Experten mögen mir diese verzeihen.

Wie „Chemie in Lebensmitteln" hat mich das Aufgabengebiet „Radioaktivität in Lebensmitteln" während meiner langjährigen Tätigkeit an der Bundesforschungsanstalt für Ernährung intensiv beschäftigt. Ich habe die Wochen nach der Tschernobylkatastrophe, als Ministerien, Firmen der Ernährungsindustrie, Journalisten und Verbraucherorganisationen ständig neue Informationen über den Stand der Lebensmittelkontamination erwarteten, als die arbeitsreichste Periode meines Lebens in Erinnerung. Der Forschungsanstalt zugeordnet war in dieser Zeit eine „Leitstelle zur Überwachung der Umweltradioaktivität in Lebensmitteln", die zu meinem Aufgabenbereich gehörte. Ich konnte daher beim Schreiben dieses Buches auf eine Fülle von Erfahrungen zurückgreifen. Diesen Fundus habe ich ergänzt durch viele neuere und neueste Literaturhinweise, die dem an einer weiteren Vertiefung seiner Kenntnisse interessierten Leser Gelegenheit geben sollen, sich eingehender über den aktuellen Stand der Forschung auf diesem Gebiet zu informieren.

Vielleicht wird auf Kritik stoßen, dass der Text häufig vom Titelthema des Buches abschweift. Ich meine aber, dass ein strikt auf Radioaktivität in Lebensmitteln beschränktes Buch eine sehr trockene Lektüre wäre. Eine Aufzählung von Becquerels in diversen Lebensmitteln ohne einen Hinweis auf die Person Becquerel und auf Namen wie Marie Curie oder Otto Hahn und Enrico Fermi hätte mir nicht genügt. Wie könnte man über Radioaktivität in Lebensmitteln nach der Reaktorkatastrophe von Tschernobyl sprechen, ohne etwas über Bodenkontamination oder über die Folgen dieses Desasters für die Bevölkerung in der Umgebung von Tschernobyl zu sagen? Der Leser könnte das Vorkommen von Radioaktivität in Lebensmitteln kaum richtig einschätzen, wenn er nicht auch etwas über die biologische Wirkung ionisierender Strahlen erführe. Ich hoffe, ein Buch geschrieben zu haben, das man mit Interesse von Anfang bis Ende lesen kann, ja vielleicht sogar stellenweise mit Spannung.

Frau Diana Inkster danke ich für die Anfertigung eines wesentlichen Teils der Abbildungen, meinen Kollegen, Dipl.-Chem. Otto Frindik und Dr. Michael Heilgeist, für kritische Durchsicht des Manuskripts und für wertvolle Hinweise. Mein Dank gilt auch Dr. Norbert Czerwinski, Karlsruhe, Dipl.-Phys. Winfried Koelzer, Dettenheim, Dr. Heinz Müller, Neuherberg und Uwe Schöppler, Salzgitter, für tatkräftige Hilfe bei der Beschaffung von Bildmaterial.

1
Grundlagen

1.1
Entdeckung der Radioaktivität

Man schrieb das Jahr 1896, als dem französischen Physiker Becquerel, Professor an der Ecole Polytechnique in Paris und in seinen letzten Lebensjahren Präsident der Akademie der Wissenschaften (Abb. 1.1), eine merkwürdige Entdeckung gelang. Beim Entwickeln fotografischer Platten zeigten sich Schwärzungen, die nicht durch Licht verursacht sein konnten. Er hatte die in schwarzes Papier lichtdicht verpackten Platten zusammen mit einem Uranpräparat aufbewahrt, und die Schwärzungen waren dort am stärksten, wo diese Uranprobe gelegen hatte. Von dem Uranpräparat musste eine Strahlung ausgegangen sein, die schwarzes Papier durchdringen und wie Licht auf Fotoplatten wirken konnte. Wie Becquerel weiter feststellte, erhöhte diese Strahlung die elektrische Leitfähigkeit der Luft – und dies um so stärker, je höher der Urananteil in dem Präparat war. Die Strahlung schien also von dem Element Uran auszugehen [1].

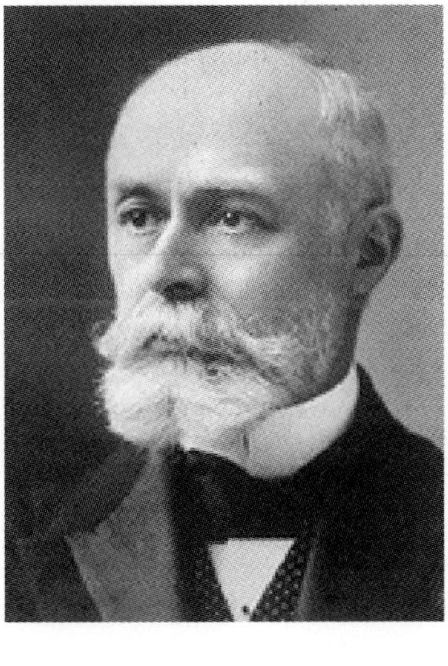

Abb. 1.1 Henry Becquerel, 1852–1908, Entdecker der Radioaktivität des Urans. Quelle: Verlag Wiley-VCH.

Nur wenige Monate vorher hatte der Würzburger Physikprofessor Wilhelm Conrad Röntgen (1845–1923) bei der Beobachtung elektrischer Entladungen in einer Vakuumröhre die von ihm als X-Strahlen bezeichneten und später nach ihm benannten Strahlen entdeckt. Auch sie können lichtdichtes Material durchdringen und Fotoplatten schwärzen; auch sie verstärken die elektrische Leitfähigkeit von Luft. Röntgen erkannte schnell die enorme Bedeutung seiner Entdeckung für die Medizin. Da Muskeln und Bindegewebe für Röntgenstrahlen stärker durchlässig sind als Knochen, konnten die Skelettteile eines Menschen auf Fotoplatten sichtbar gemacht werden – eine damals sensationelle Erfindung. Nachrichten darüber wurden innerhalb von Tagen um die ganze Welt verbreitet. Röntgen wurde 1901 mit dem erstmals verliehenen Nobelpreis für Physik geehrt.

Während die Schwärzung von Fotoplatten mit X-Strahlen der damals verfügbaren, wenig leistungsfähigen Apparate eine Belichtungszeit von Minuten benötigte, wurden mit den viel schwächer strahlenden Uranpräparaten die fotografischen Emulsionen oft erst nach tagelanger Einwirkung geschwärzt. Für die Abbildung von Knochen lebender Personen schienen also die *Rayons de Becquerel* ungeeignet. Die Wissenschaft interessierte sich daher mehr für die Röntgenstrahlen. Auch Becquerel selbst verfolgte zunächst seine Entdeckung nicht weiter. Das änderte sich, als die aus Polen nach Paris gekommene Marie Curie, geborene Sklodowska, das von ihm entdeckte Phänomen zum Thema ihrer Doktorarbeit machte. Sie wollte damit rasch vorankommen, und das lange Warten auf ausreichende Schwärzung von Fotoplatten war dabei hinderlich. Ein entscheidender Fortschritt gelang ihr, als sie begann, die Stärke der Becquerelstrahlung statt mit der Fotomethode mit einem von ihrem Mann Pierre Curie und dessen älterem Bruder Jacques entwickelten hochempfindlichen Galvanometer zu bestimmen. Da die Becquerelstrahlung die elektrische Leitfähigkeit der Luft erhöht, konnte ein durch ein bestimmtes Luftvolumen fließender schwacher elektrischer Strom durch Einwirken der Strahlung verstärkt werden. Der Messung dieser Veränderung der Stromstärke diente das Galvanometer.

Marie Curie prüfte unterschiedlichste Mineralien auf Strahlung und arbeitete die strahlenden Proben chemisch auf, um die in ihnen enthaltenen Anteile strahlenden Materials anzureichern. Wie sie bald erkannte, gibt nicht nur Uran, sondern auch das Element Thorium Strahlung ab. In dem Uranerz Pechblende aus Joachimsthal im Erzgebirge fand sie ein bis dahin unbekanntes, stärker als Uran oder Thorium strahlendes, sehr schwierig in Reinform zu gewinnendes Element, für das sie und Pierre zu Ehren ihres Heimatlandes den Namen Polonium vorschlugen. In der über diese Entdeckung berichtenden Veröffentlichung (*Sur une nouvelle substance fortement radio-active, contenue dans la pechblende*), die 1898 erschien, wird erstmals der Begriff Radioaktivität verwendet. Die Fortsetzung der mit ihrem Mann Pierre durchgeführten Arbeiten gipfelte in der Entdeckung eines weiteren hochradioaktiven Elements, das nach einem Vorschlag der Curies Radium genannt wird. Welche Schwierigkeiten die Isolierung von reinem Radium bereitete, kann man ahnen, wenn man erfährt, dass in einer Tonne Pechblende nur 1.4 g Radium enthalten sind. Marie und Pierre Curie (Abb. 1.2) erhielten 1903 gemeinsam die Hälfte des Physik-Nobelpreises, die andere Hälfte wurde Becquerel

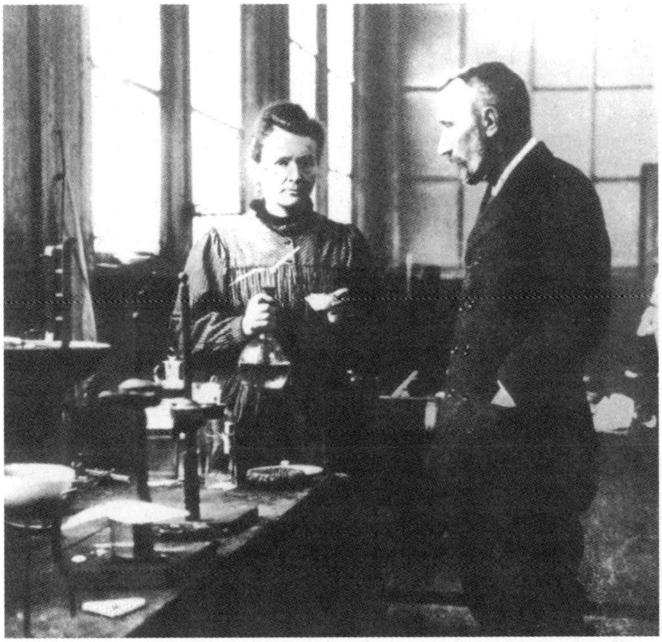

Abb. 1.2 Marie Curie, geb. Sklodowska, 1867–1934, und Pierre Curie, 1859–1906, gemeinsame Entdecker des Poloniums und des Radiums und Namensgeber für den Begriff „Radioaktivität". Quelle: AIP Emilio Segrè Visual Archives, Physics Today Collection.

zuerkannt. Nach dem tragischen Tod Pierres, der von einem Pferdefuhrwerk überfahren wurde, setzte Marie Curie die mühsamen Arbeiten zur Isolierung wägbarer Mengen von Radium aus Pechblende fort, um die chemischen und physikalischen Eigenschaften dieses Elements bestimmen zu können. Als erste Frau erhielt die Mutter von zwei Töchtern 1906 eine Professur an der Sorbonne und 1911 den Nobelpreis für Chemie. Immer mehr andere Forscher interessierten sich für dieses Arbeitsgebiet und bis 1913 war die Anzahl der bekannten „Radioelemente" auf 40 gestiegen.

Der in Neuseeland gebürtige britische Physiker Ernest Rutherford (1871–1937) widmete sich der Erforschung der von radioaktivem Material ausgehenden Strahlung. Er fand zunächst zwei Komponenten: eine im Magnetfeld schwächer ablenkbare und eine in die entgegengesetzte Richtung stärker ablenkbare, die er α- bzw. β-Strahlung nannte. Einer von dem französischen Physiker Paul Villard im Jahr 1900 entdeckten dritten, im Magnetfeld nicht ablenkbaren Komponente gab Rutherford den Namen γ-Strahlung. Das Verhalten der drei Strahlenarten und der später entdeckten positiv geladenen β-Teilchen (Positronen) im Magnetfeld wird in Abb. 1.3 schematisch dargestellt.

Wie Rutherford in Zusammenarbeit mit dem Chemiker Frederic Soddy beobachtete, lassen sich dort, wo α-Strahlen auftreten, Spuren des Edelgases Helium

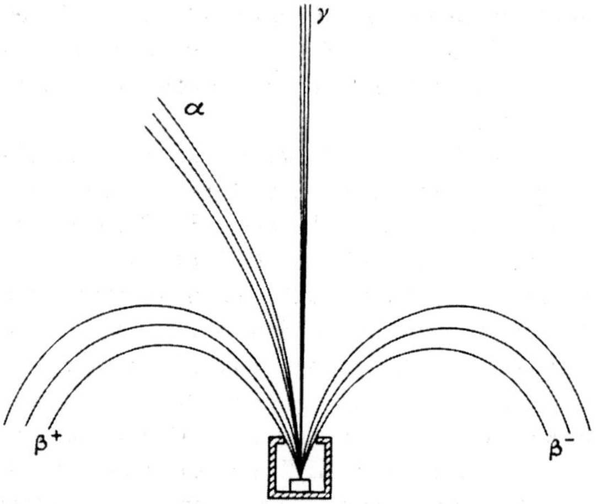

Abb. 1.3 Verhalten der von einer radioaktiven Quelle ausgehenden Strahlung im magnetischen Feld: starke Ablenkung von Elektronen (β^-) und Positronen (β^+), schwächere Ablenkung von α-Teilchen, keine Ablenkung von γ-Strahlen. Quelle: [2].

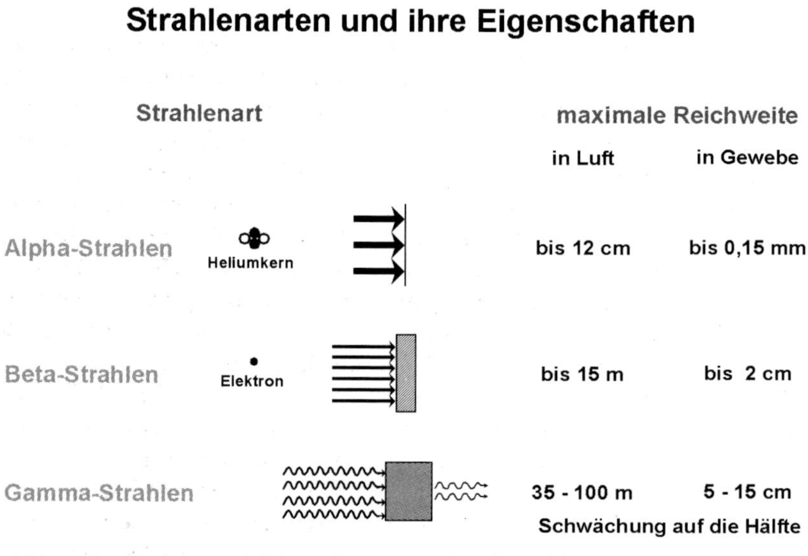

Abb. 1.4 Strahlenarten und ihre Reichweite in Luft und in Körpergewebe. Quelle: [3].

nachweisen. In weiteren Untersuchungen erwiesen sich α-Strahlen als zweifach positiv geladene Heliumteilchen, β-Strahlen als Elektronen (einfach negativ geladene Teilchen) und die γ-Komponente als ladungsfrei und sehr durchdringend, ähnlich den Röntgenstrahlen. Eine Vorstellung vom sehr unterschiedlichen

Durchdringungsvermögen der drei Strahlenarten gibt Abb. 1.4. α-Strahlen können kaum ein Blatt Papier durchdringen, ein Aluminiumblech oder eine kräftige Glasscheibe schützen vor β-Strahlen, während zum Schutz vor γ-Strahlen dicke Bleimauern oder Betonwände erforderlich sind [1)].

Die Existenz strahlender Elemente war für die Wissenschaft zunächst völlig rätselhaft. Woher kam die Energie, die die Atome eines radioaktiven Elements ständig Strahlung abgeben ließ? Unverständlich war auch, wieso die Radioaktivität mancher Elemente konstant zu bleiben schien, so bei Uran, Thorium und Radium, während Polonium in vier bis fünf Monaten die Hälfte seiner Aktivität verlor. Warum gaben manche Elemente nur β-Strahlen ab, andere nur α-Strahlen und wieder andere außerdem γ-Strahlen? Atome galten damals als die kleinste Einheit aller Materie und als völlig stabil, unwandelbar, unteilbar. Wenn aber Atome Teilchen und Energie abgaben, dann konnten sie weder unteilbar noch unwandelbar sein. Es bedeutete eine Revolution des naturwissenschaftlichen Denkens, als sich zu Beginn des zwanzigsten Jahrhunderts die Erkenntnis durchsetzte, dass Atome aus noch kleineren Einheiten bestehen, und dass manche Elemente instabil sind und sich in andere umwandeln [4].

1.2
Struktur der Materie

Rutherford, der 1908 den Nobelpreis für Chemie erhalten hatte, schlug 1911 ein Atommodell vor, in dem ein positiv geladener Atomkern von *Elektronen* umhüllt oder umkreist wird, ähnlich wie die Sonne von Planeten. Die Zahl der positiven Ladungen im Kern ist der Zahl der Elektronen in der Hülle gleich, das Atom insgesamt also elektrisch neutral. Unter bestimmten Bedingungen kann ein Atom ein Elektron aus der Hülle verlieren. Dann überwiegt die Zahl der positiven Ladungen die der negativen. Aus dem Atom ist ein positiv geladenes *Ion* (Kation) geworden. Nimmt ein Atom ein zusätzliches Elektron in die Hülle auf, überwiegen die negativen Ladungen. Aus dem Atom wird ein negativ geladenes Ion (Anion). Die bereits von den Curies zur Messung der Radioaktivität genutzte Erhöhung der elektrischen Leitfähigkeit der Luft wird durch Ionisierung von in der Luft vorhandenen Atomen bewirkt. Je mehr Ionen in der Luft, desto höher die Leitfähigkeit. Eine Strahlung, die dazu in der Lage ist, Ionen zu erzeugen, wie α-, β-, γ- oder Röntgenstrahlen, bezeichnet man als *ionisierende Strahlung*.

Was Rutherford zunächst noch nicht wusste: die Atomkerne bestehen aus *Protonen*, die eine positive Ladung tragen und (mit Ausnahme des Wasserstoffs) aus ungeladenen *Neutronen*. In Abb. 1.5 wird dies schematisch für die Beispiele Wasserstoff (1 Proton, 1 Elektron), Helium (2 Protonen, 2 Neutronen, 2 Elektronen) und Kohlenstoff (6 Protonen, 6 Neutronen, 6 Elektronen) demonstriert.

1) Das geringe Durchdringungsvermögen der α-Strahlen darf nicht zu der Annahme verleiten, diese Strahlen seien weniger biologisch wirksam. Gerade weil diese Strahlen beim Eindringen in Materie auf kurzer Strecke ihre gesamte Energie abgeben, sind inkorporierte α-Strahler biologisch besonders wirksam.

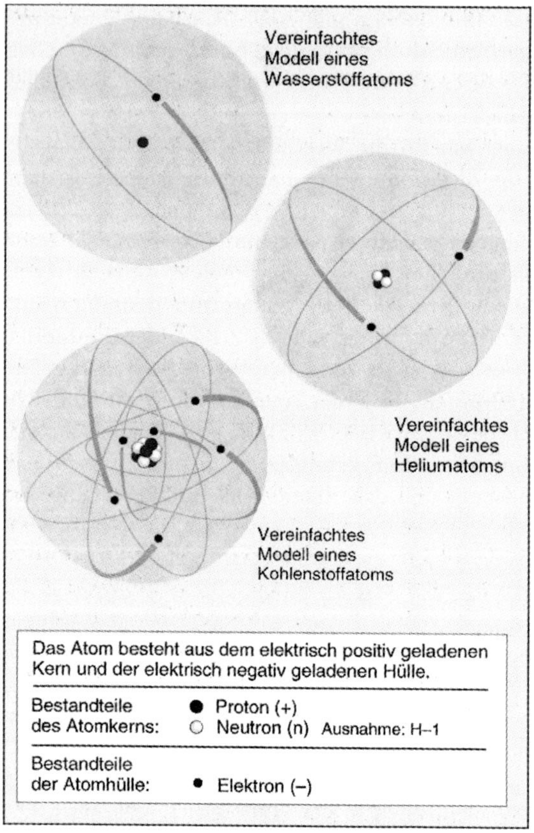

Abb. 1.5 Atome in vereinfachter Modelldarstellung. Quelle: [5].

Die Zahl der Protonen wird als *Kernladungszahl* bezeichnet oder als *Ordnungszahl,* weil sie die Anordnung im Periodischen System der Elemente angibt. Die Summe von Protonenzahl und Neutronenzahl heißt *Massenzahl.* Zur Kennzeichnung des Kernaufbaus wird die Massenzahl oben links und die Kernladungszahl unten links neben das chemische Symbol des Elements gesetzt. Also für die Beispiele in Abb. 1.5: ${}^{1}_{1}H$ für Wasserstoff, ${}^{4}_{2}He$ für Helium und ${}^{12}_{6}C$ für Kohlenstoff. Da die Kernladungszahl für jedes Element festliegt, die Massenzahl aber verschieden sein kann, wird oft eine abgekürzte und leichter zu schreibende Darstellung gewählt, bei der lediglich die Massenzahl, ohne Hoch- oder Tiefstellung, mit Bindestrich rechts neben das Symbol oder den Namen des Elements geschrieben wird. Also zum Beispiel C-12 oder Kohlenstoff-12. Protonen und Neutronen haben fast die gleiche Masse. Die Masse des Elektrons beträgt nur ungefähr 1/2000 derjenigen des Protons. Das ist ein so geringer Betrag, dass man ihn bei der Betrachtung der Atommassen meist vernachlässigt. Der Atomkern ist, obwohl er fast die gesamte Masse des Atoms enthält, im Vergleich zur Hülle außerordentlich klein, viel kleiner als man dies in Abb. 1.5 graphisch darstellen kann. Beim Wasserstoffatom zum Beispiel ist der Durchmesser des Kerns fast 100 000-mal kleiner als der der Hülle. Das Innere des Atoms ist also weitgehend leer.

Die in Abb. 1.5 dargestellten Atomkonfigurationen sind aber nicht die einzigen, in denen die dort genannten drei Elemente vorkommen. Die Atome jedes Elements können bei gleicher Protonenzahl eine unterschiedliche Neutronenzahl besitzen. Solche Atome gleicher Kernladungszahl, aber mit unterschiedlicher Massenzahl, bezeichnet man als *Isotope*. Die Isotope eines Elements unterscheiden sich nicht in ihren chemischen, wohl aber in ihren kernphysikalischen Eigenschaften. Beispielhaft werden in Tab. 1.1 Isotope von Wasserstoff, Helium und Kohlenstoff genannt. Wasserstoff kommt demnach in der Natur ganz überwiegend als H-1 vor. Stabil ist aber auch H-2, der in sehr geringer Menge vorkommende schwere Wasserstoff, auch Deuterium genannt. Tritium (H-3 oder T) wird in hohen Schichten der Atmosphäre durch Einwirkung kosmischer Strahlen auf Stickstoff erzeugt (Kapitel 2). Es ist instabil und zerfällt unter Abgabe von Elektronen. Stabiles Helium besteht ganz überwiegend aus He-4, mit einem sehr kleinen Anteil He-3. Künstlich können auch He-6 und He-8 erzeugt werden, beide sind instabil. Kohlenstoff kommt überwiegend als C-12 vor, aber auch C-13 ist stabil. Die leichteren Isotope C-9, -10 und -11 zerfallen unter Abgabe von positiv geladenen β-Teilchen, auch *Positronen* oder Antielektronen genannt, die schwereren, mehr als sieben Neutronen enthaltenden Isotope unter Abgabe von Elektronen. Wie das Tritium entsteht der Kohlenstoff-14 durch Einwirkung kosmischer Strahlen auf Stickstoff (Kapitel 2) und wird unter Abgabe von einem Elektron zum stabilen Stickstoff (N-14) umgewandelt. Instabile Atomarten bezeichnet man als *Radionuklide*.

Tab. 1.1 Isotope der Elemente Wasserstoff, Helium und Kohlenstoff

Element	***Anzahl der Protonen***	***Isotopensymbol***	***Anzahl der Neutronen***	***Häufigkeit stabiler Isotope im natürl. Isotopengemisch (%)***	***Stabilität bzw. Art des Zerfalls***
Wasserstoff	1	H-1	0	99,985	stabil
(Deuterium)		H-2	1	0,015	stabil
(Tritium)		H-3	2	–	β^--Zerfall
Helium	2	He-3	1	0,000138	stabil
		He-4	2	99,99862	stabil
		He-6	4	–	β^--Zerfall
		He-8	6	–	β^--Zerfall
Kohlenstoff	6	C-9	3	–	β^+-Zerfall
		C-10	4	–	β^+-Zerfall
		C-11	5	–	β^+-Zerfall
		C-12	6	98,9	stabil
		C-13	7	1,1	stabil
		C-14	8	–	β^--Zerfall
		C-15	9	–	β^--Zerfall
		C-16	10	–	β^--Zerfall

Wie der Tabelle zu entnehmen ist, sind die Isotope nur dann stabil, wenn das Verhältnis von Neutronen zu Protonen 1:1 oder, wie im Fall des C-13, etwas größer als 1:1 ist. Ein Isotop, das durch zu viele Neutronen im Atomkern instabil ist, wird unter Elektronenabgabe in ein stabiles Isotop mit einer um eine Einheit höheren Ordnungszahl umgewandelt. So wird z. B. aus Tritium ($^{3}_{1}H$) stabiles Helium ($^{3}_{2}He$). Sind die Protonen in der Überzahl, erfolgt unter Positronenabgabe eine Umwandlung in ein stabiles Isotop mit einer um eine Einheit niedrigeren Ordnungszahl, z. B. wird aus $^{11}_{6}C$ das Borisotop $^{11}_{5}B$.

Ein Zerfall unter Abgabe von α-Teilchen findet im Bereich der bisher besprochenen Elemente mit niedriger Ordnungszahl (und damit auch niedriger Massenzahl) nicht statt, wohl dagegen bei schweren Elementen, wie Radium. Das schwerste natürliche, also nicht menschlichen Aktivitäten entstammende, Isotop, ist das Uranisotop U-238, dessen Kern aus 92 Protonen und 146 Neutronen besteht[2)]. Das Verhältnis Neutronen zu Protonen liegt hier erheblich über dem bei leichten Elementen vorhandenen 1:1. Alle Isotope der Elemente mit Ordnungszahlen über 83 (Wismut) sind radioaktiv.

Nicht in jedem Fall kann durch eine einzige Kernumwandlung der Übergang von einem instabilen Radionuklid in ein stabiles Nuklid erreicht werden. Häufig erfolgt über mehrere instabile Zwischenstufen die Umwandlung in ein stabiles Endprodukt. Rutherford war mit seinem Kollegen Frederic Soddy, der den Begriff „Isotop" eingeführt hat und 1921 den Chemienobelpreis erhielt, bereits 1905 zu der Erkenntnis gekommen, dass Radium ($^{226}_{88}Ra$) unter Abgabe von α-Strahlung in ein gasförmiges Element übergeht, damals Emanation genannt, heute Radon ($^{222}_{86}Rn$), das wiederum unter α-Strahlung in das Poloniumisotop $^{218}_{84}Po$ und über weitere instabile Zwischenstufen, unter Abgabe von α- oder β-Strahlung, letztendlich zum stabilen Bleiisotop $^{206}_{82}Pb$ wird.

Die Instabilität der Radionuklide ist sehr unterschiedlich. Man drückt sie durch ihre *Halbwertszeit* (HZ) aus; die Zeit, die vergeht, bis nur noch die Hälfte der ursprünglich vorhandenen radioaktiven Atomkerne vorhanden ist. Radium-226 zerfällt mit einer HZ von 1600 Jahren. Die HZ von Polonium-210 beträgt 138 Tage, die von Polonium-218 etwa 3 Minuten und die von Polonium-214 nur 164 Mikrosekunden. Kein Wunder, dass die Curies große Schwierigkeiten hatten, reines Polonium zu isolieren. Es zerfiel ihnen unter den Händen. Tritium, mit einer HZ von 12,3 Jahren, dient in Abb. 1.6 als Beispiel für den Zeitverlauf des radioaktiven Zerfalls. Jedes Radionuklid hat eine charakteristische HZ, die durch äußere Bedingungen, wie Hitze oder Druck, nicht beeinflusst werden kann[3)].

2) Bei der Entstehung unseres Sonnensystems vor etwa 4,5 Milliarden Jahren wurden auch Transurane gebildet, Elemente mit Ordnungszahlen über 92. Wegen ihrer hohen Instabilität sind sie inzwischen zerfallen. Lediglich von damals entstandenem Plutonium-244 konnten Spuren in einem kalifornischen Cer-Mineral entdeckt werden.

3) Genauer sollte man hier von HZ_{phys}, der physikalischen Halbwertszeit sprechen, da es auch eine biologische Halbwertszeit gibt, wie wir weiter unten sehen werden. Wenn HZ ohne weitere Kennzeichnung verwendet wird, steht dies immer für HZ_{phys}.

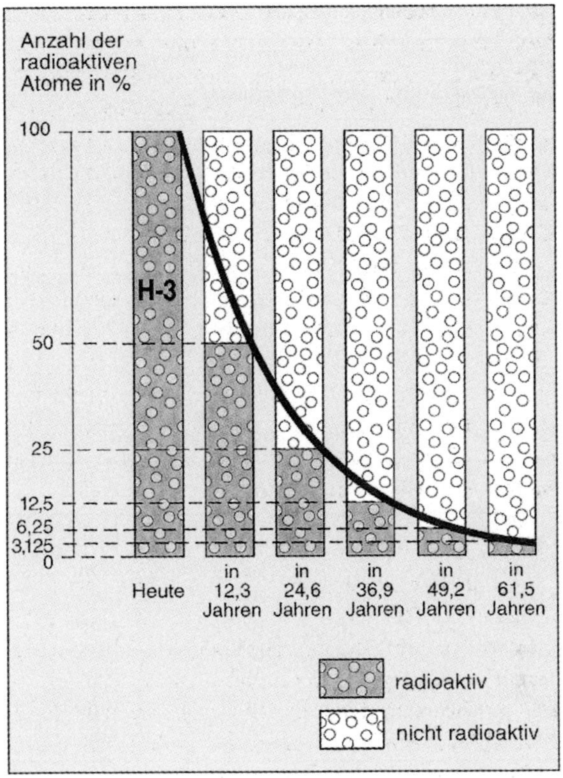

Abb. 1.6 Zerfall einer gegebenen Menge radioaktiven Tritiums im Verlauf der Zeit. Die Anzahl der radioaktiven Atome nimmt während jeder Halbwertszeit auf die Hälfte der jeweiligen Ausgangsmenge ab. Quelle: [5].

Der radioaktive Zerfall bedeutet immer den Übergang von einem höheren zu einem niedrigeren Energieniveau. Die Energie des bei einem radioaktiven Zerfall abgestrahlten α- oder β-Teilchens entspricht meist nicht genau der Energiedifferenz zwischen dem Radionuklid und dem daraus entstehenden stabilen Nuklid. Die überschüssige Energie tritt als γ-Strahlung auf. Die Energie der abgestrahlten Teilchen und γ-Strahlen ist für jedes Radionuklid charakteristisch und kann zu dessen Identifizierung dienen.

Wie erwähnt, diente den Curies und anderen Pionieren der Erforschung der Radioaktivität die Messung der elektrischen Leitfähigkeit der Luft als Maß für die Radioaktivität eines Präparats. Sobald wägbare Mengen Radium zur Verfügung standen, wurden diese zur Standardisierung der Messungen anderer Proben verwendet. Der Bezug auf die von 1 g Radium ausgehende Strahlung bürgerte sich ein und führte zum *Curie* (Ci) als Maßeinheit. Bei Einführung des Internationalen Standard Systems (SI-System, s. Kapitel 4) musste das Curie dem *Becquerel* als Maßeinheit weichen. Ein Becquerel (Bq) bedeutet eine Kernumwandlung pro Sekunde. Die Radioaktivität pro Gewichtseinheit (Bq/kg) bezeichnet man als *spezifische Aktivität,* die Radioaktivität pro Volumeneinheit (Bq/m^3) als *Aktivitätskonzentration.*

Tab. 1.2 a Umrechnung der alten Einheit Curie in die SI-Einheit Becquerel

Alte Einheit der Radioaktivität	*SI-Einheit der Radioaktivität*	*Umrechnung*
Ci (Curie)	1 Bq (Becquerel) = 1 Kernzerfall/ Sekunde	1 Ci = $3{,}7 \times 10^{10}$ Bq oder 37 GBq (Gigabecquerel) [a)] 1 Bq = $2{,}7 \times 10^{-11}$ Ci oder 27 pCi (Pikocurie)

a) Die verwendeten Präfixe werden in Tab. 1.2 b erläutert
Beispiele: 1 pCi (Pikocurie) oder 10^{-12} Ci = $3{,}7 \times 10^{-2}$ Bq oder 37 mBq (Millibecquerel)
1 MCi (Megacurie) oder 10^{6} Ci = $3{,}7 \times 10^{16}$Bq oder 37 Pbq (Petabecquerel)
1 MBq (Megabecquerel) oder 10^{6} Bq = $2{,}7 \times 10^{-5}$ Ci oder 27 Ci (Mikrocurie)
1 Tbq (Terabecquerel) oder 10^{12} Bq = 27 Ci

Tab. 1.2 b Dezimale Vielfache und Teile von Einheiten

Präfix	*Symbol*	*Faktor*	*Präfix*	*Symbol*	*Faktor*
Deka	da	10	Dezi	d	10^{-1}
Hekto	h	10^{2}	Zenti	c	10^{-2}
Kilo	k	10^{3}	Milli	m	10^{-3}
Mega	M	10^{6}	Mikro	μ	10^{-6}
Giga	G	10^{9}	Nano	n	10^{-9}
Tera	T	10^{12}	Piko	p	10^{-12}
Peta	P	10^{15}	Femto	f	10^{-15}
Exa	E	10^{18}	Atto	a	10^{-18}

Der Zusammenhang zwischen alten und neuen Einheiten ist Tab. 1.2 a zu entnehmen. Hier wird deutlich, dass 1 Ci eine sehr hohe, 1 Bq dagegen eine sehr geringe Radioaktivität bedeutet. Da 1 g Radium 1 Ci entspricht, geht aus der Tabelle auch hervor, dass in 1 g Radium pro Sekunde 37 Milliarden Kernumwandlungen stattfinden. Da die Größenordnung von Radioaktivitätsangaben teils in Zehnerpotenzen, teils mit Präfixen angezeigt wird, soll Tab. 1.2 b den Umgang mit diesen unterschiedlichen Darstellungsweisen erleichtern [4)].

Alles bisher über den Aufbau des Atoms Gesagte bezieht sich auf Rutherfords Atommodell von 1911, ergänzt um die Kenntnis der 1932 von James Chadwick entdeckten Neutronen und der im selben Jahr von C. D. Anderson beschriebenen Positronen. Niels Bohr und Arthur Sommerfeld haben das Gedankengut der Planck'schen Quantentheorie auf dieses Atommodell angewandt und dadurch das

4) Missverständnisse entstehen immer wieder durch die Existenz zweier Systeme für die Bezeichnung von Zahlen über einer Million. Nach dem „amerikanischen System", das auch in Frankreich verwendet wird, gilt: 10^{9} = 1 Billion, 10^{12} = 1 Trillion, 10^{15} = 1 Quadrillion, 10^{18} = 1 Quintillion. Nach dem „britischen System", das auch in Deutschland üblich ist, gilt: 10^{9} = 1 Milliarde, 10^{12} = 1 Billion, 10^{15} = 1 Billiarde, 10^{18} = 1 Trillion, 10^{24} = 1 Quadrillion. Ausdrücke wie „Eine Trillion Becquerel" sollten unbedingt vermieden werden, denn das könnten 10^{12} oder 10^{18} Bq sein. Mit „1 TBq" nach Tab. 1.2 b sind dagegen eindeutig 10^{12} Bq gemeint.

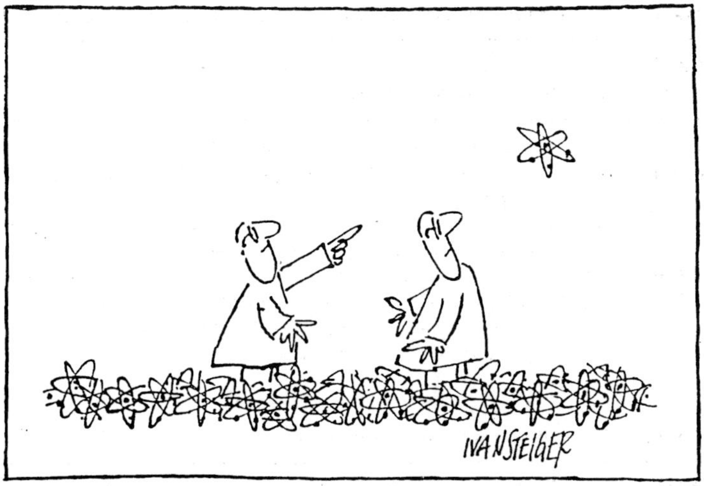

Abb. 1.7 Der schwierige Umgang mit Atomen – aus der Sicht des Karikaturisten Ivan Steiger in der FAZ vom 8. Mai 2001 (mit Genehmigung der *Frankfurter Allgemeinen Zeitung*).

Verständnis für die chemischen und spektroskopischen Eigenschaften der Elemente außerordentlich erweitert. Sie konnten so auch die Kernkräfte berechnen, die verhindern, dass die Anhäufung sich gegenseitig abstoßender positiver Ladungen in stabilen Atomkernen zu einem Auseinanderbrechen des Kerns führt. Für das Verständnis der hier zu besprechenden Themen ist jedoch ein Eingehen auf das Bohr-Sommerfeldsche Modell ebensowenig erforderlich, wie eine Darstellung der zahlreichen weiteren Elementarteilchen des Atoms, die in neuerer Zeit entdeckt wurden (Quarks, Leptonen, Bosonen usw.). Mehr über Atombau und Radioaktivität bei [2]. Einfach scheint das Geschäft der Atomphysiker jedenfalls nicht zu sein (Abb. 1.7).

1.3 Strahlungsmessung

Radioaktivität lässt sich sehr gut messen, leichter als beispielsweise chemische Umweltstoffe. Schon mit einem einfachen Messgerät kann man ohne besondere Probenaufbereitung einen einzelnen zerfallenden Atomkern unter 10^{18} nichtradioaktiven Atomen erkennen. Eine eingehende Vorstellung der verfügbaren Geräte und Messmethoden ist hier nicht möglich, es sollen nur die wichtigsten Verfahren kurz resümiert werden. An einer gründlicheren Darstellung interessierte Leser seien auf die Fachliteratur hingewiesen, die Werke vom Taschenbuch [6, 7] bis zum Handbuch [8] und zur detaillierten Messanleitung bietet [9].

Nachweis und Messung von Radioaktivität beruhen auf der Feststellung der ionisierenden Wirkung der von radioaktivem Material ausgesandten Strahlung. Von

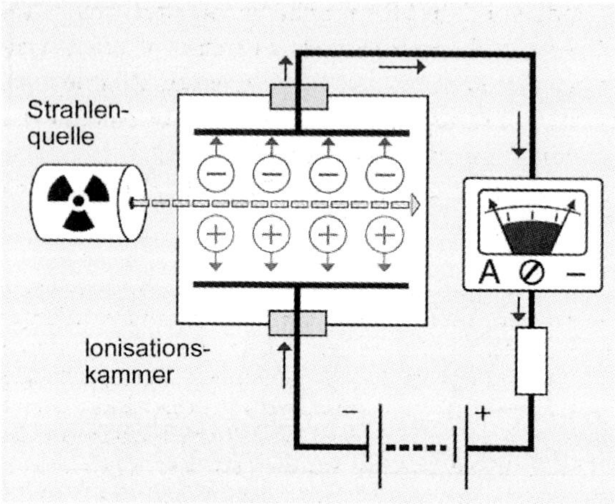

Abb. 1.8 Schematische Darstellung einer Ionisationskammer. Quelle: [5].

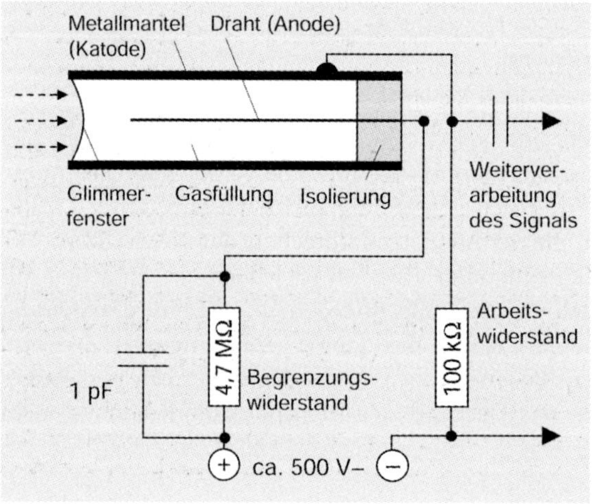

Abb. 1.9 Schnitt durch ein gasgefülltes Endfensterzählrohr („Geiger-Zähler"). Quelle: Informationskreis KernEnergie [10].

der Wirkung auf Fotoplatten war bereits die Rede. Dieses Prinzip wird heute in großem Umfang in den Filmdosimetern verwendet, die alle in Radioaktivitäts-Kontrollbereichen tätigen Personen am Körper tragen müssen. Die *Filmdosimeter* bestehen aus einer lichtdichten Kunststoffkassette, die einen Fotofilm enthält, der auf mehreren Feldern mit verschiedenen Metallfiltern abgedeckt ist. Wird die Kassette von γ-Strahlen getroffen, hat dies eine Trübung des Films zur Folge, die mit speziellen Geräten gemessen werden kann. Aus der unterschiedlich starken Trübung des Films hinter den Metallfiltern lassen sich Rückschlüsse auf die Energie der Strahlung und auf die vom Träger der Kassette empfangene Strahlendosis ziehen.

Das Prinzip der Messung der elektrischen Leitfähigkeit von Luft und der Verstärkung der Leitfähigkeit durch ionisierende Strahlen wird in der *Ionisationskam-*

mer verwendet. Sie besteht aus einem luftgefüllten Behälter, in dem sich zwei Elektroden befinden. Sie sind über ein Strommessgerät mit einer Gleichstromquelle verbunden. Wird das Innere der Kammer von ionisierenden Strahlen getroffen, werden Ionen und Elektronen erzeugt (Abb. 1.8). Es kommt dadurch zu einem erhöhten Stromfluss, der vom Messgerät angezeigt wird.

Eine Weiterentwicklung der Ionisationskammer ist das *Endfensterzählrohr*, auch Geiger- oder Geiger-Müller-Zählrohr genannt (Abb. 1.9).

Der deutsche Physiker Hans Geiger, Schüler von Rutherford, erfand 1909 einen Partikeldetektor, der aus einem Metallrohr mit stabförmiger Elektrode in der Zylinderachse bestand; die Elektrode war mit einem Elektrometer verbunden. Das Rohr war mit Luft unter vermindertem Druck gefüllt, und zwischen Elektrode und Rohrwand wurde eine Spannung angelegt. Geiger beschrieb 1913 eine verbesserte Version seines Zählrohrs, das nun eine in einer feinen Spitze auslaufende Elektrode erhielt. Im stark inhomogenen Feld um die Elektrodenspitze ist die Feldstärke so hoch, dass von der Strahlung primär erzeugte Ionen eine Ionenlawine auslösen können. Als weitere Verbesserung versahen Geiger und sein Doktorand Walther Müller 1923 das Zählrohr mit einem Röhrenverstärker. Dieses Geiger-Müller-Zählrohr war für viele Jahre das wichtigste Instrument der Atomphysik. Es besteht in seiner heute üblichen Ausführung aus einem Metallrohr oder einem innen mit aufgedampftem Metallbelag versehenen Glasrohr, das die Katode bildet, und einem innen axial angeordneten dünnen Draht als Anode. β-Strahlen können durch ein sehr dünnes Glimmerfenster in das Rohr eintreten, während γ-Strahlen auch die Metall- oder Glaswand des Rohrs durchdringen können.

Das Rohr ist bei Unterdruck mit einem Gemisch von Edelgasen mit verschiedenen Zusätzen gefüllt. An die Elektroden wird eine Spannung von etwa 500 V gelegt. Im Innern des Rohrs durch ionisierende Strahlen entstandene Ionen werden durch die Spannung so stark beschleunigt, dass sie beim Auftreffen auf Moleküle der Gasfüllung weitere Ionen bilden. Ein Ionenpaar kann so bis zu 10^8 Ionen und Elektronen erzeugen. Es entsteht dadurch ein Stromstoß, der elektronisch verarbeitet und durch ein Zählgerät als Impuls registriert wird. Je nach Detektorfenster und Zählrohrgehäuse werden nur γ- oder β- plus γ-Strahlen nachgewiesen, unter bestimmten Bedingungen auch α-Teilchen. Bei verhältnismäßig niedrigen Spannungen arbeitet das Zählrohr als *Proportionalzähler*, mit dem verschiedene Strahlenarten getrennt registriert werden können. Bei hoher Spannung werden auch schwach ionisierende Teilchen registriert, doch ist eine Unterscheidung verschiedenartiger Strahlenarten nicht mehr möglich. Für den Einsatz als Monitorgerät wird die (meist digitale) optische Anzeige durch ein akustisches Signal ergänzt. Eine Messprobe mit erhöhter Radioaktivität wird so bereits durch ein verstärktes Knistern oder Pfeifen signalisiert.

Eine Unterscheidung zwischen verschiedenen Radionukliden, die mit Ionisationskammer oder Geiger-Müller-Zählrohr nicht präzise möglich ist, erlaubt die *γ-Spektrometrie*. Da die γ-strahlenden Radionuklide γ-Quanten mit charakteristischer Energie aussenden, kann man durch Bestimmung dieser Energie erkennen, um welches Radionuklid es sich handelt. Das γ-Spektrometer besteht im Wesentlichen aus einem Detektor, einem elektronischen Zähler für die vom Detektor kommenden Spannungsimpulse, einem Computer, der die Spannungsimpulse nach der Energie der eingestrahlten γ-Quanten sortiert und einem Bildschirm und Drucker zur Darstellung des γ-Spektrums (Abb. 1.10). Die senkrechten Linien (*Peaks*) im Spektrum erlauben durch ihre Position auf der die Energie charakterisierenden x-Achse die Zuordnung zu einem bestimmten Radionuklid, während die Höhe der Linie (y-Achse) die Zahl der Spannungsimpulse pro Energieintervall anzeigt (Abb. 1.11, S. 15).

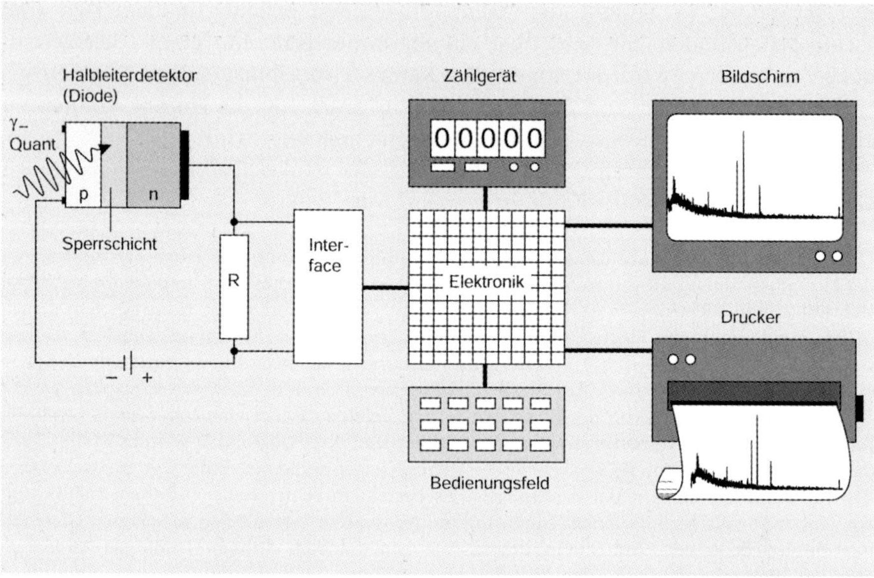

Abb. 1.10 Vereinfachte Darstellung eines Versuchsaufbaus zur Gammaspektroskopie. Quelle: Informationskreis KernEnergie [10].

Als Detektor ist in Abb. 1.10 ein *Halbleiterdetektor* dargestellt, der im Prinzip aus einer Halbleiterdiode besteht. Dringt ein γ-Quant in die Sperrschicht, werden Elektronen-Loch-Paare erzeugt. Der dadurch hervorgerufene geringe Strom führt an einem Arbeitswiderstand (R) zu einem Spannungsabfall, der elektronisch weiterverarbeitet wird. Jedes γ-Quant erzeugt einen Spannungsimpuls, der gezählt werden kann. Die Amplitude des Spannungsimpulses ist proportional zur Energie, die das Quant an das Halbleitermaterial abgegeben hat. Für die γ-Spektrometrie werden heute fast ausschließlich energetisch hochauflösende Halbleiterdetektoren aus Reinstgermanium eingesetzt. Statt des Halbleiterdetektors kann auch ein *Szintillationszähler* verwendet werden, der ein Szintillatormaterial enthält, das beim Auftreffen ionisierender Strahlung Fluoreszenzlicht aussendet. Die Lichtquanten werden in einem mit dem Szintillator gekoppelten Fotomultiplier in Elektronen umgewandelt und diese werden lawinenartig vervielfacht. Der im Multiplier abgegebene Impuls ist der im Szintillator aufgenommenen Energie proportional. Daher kann, wie beim Halbleiterdetektor, die Energie der Strahlung gemessen werden, was die Identifizierung einzelner Radionuklide erlaubt. Heute werden meist Flüssigkeitsszintillationszähler verwendet, in denen Messprobe und Szintillator nicht räumlich getrennt sind, sondern in einem geeigneten Lösungsmittel gemischt werden.

Während die Bestimmung von γ-strahlenden Radionukliden mittels γ-Spektrometrie keine besondere Probenvorbereitung erfordert und relativ schnell durchgeführt werden kann, ist die Bestimmung von β- und α-Strahlern zeit- und arbeitsaufwändig. Zu den *β-Strahlern* zählt Strontium-90, dessen Vorkommen in Lebensmitteln von besonderem Interesse ist (Kapitel 3). Da Sr-90 in Messgeräten nicht von anderen β-Strahlern unterschieden werden kann, muss es zunächst durch aufwändige chemische Trennungsgänge als reines Strontiumsalz gewonnen werden. Beim ra-

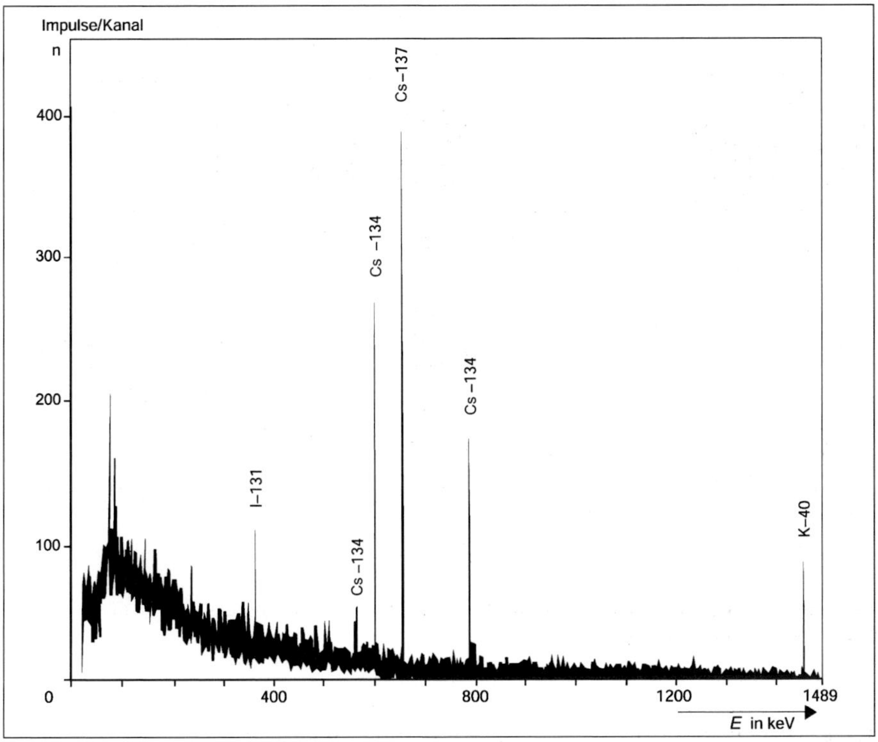

Abb. 1.11 Beispiel eines Gammaenergie-Spektrums. Neben den Linien der künstlichen Radionuklide Iod-131, Cäsium-134 und Cäsium-137 ist eine Linie zu erkennen, die von dem natürlichen Radionuklid Kalium-40 stammt. Quelle: Informationskreis KernEnergie [10].

dioaktiven Zerfall von Sr-90 entsteht Yttrium-90, ebenfalls ein β-Strahler. Misst man im Verlauf von Tagen oder – was genauere Ergebnisse liefert – von 2 bis 3 Wochen die Zunahme der Y-90-Aktivität, so kann man durch Rückextrapolation die Aktivität des ursprünglich vorhandenen Sr-90 berechnen.

Das Problem bei der Bestimmung von *α-Strahlern* ist die äußerst geringe Eindringtiefe der ausgesandten Strahlung, die zum überwiegenden Teil bereits im Probenmaterial absorbiert wird. Sind, wie dies in der Praxis oft der Fall ist, sehr geringe Mengen mehrerer α-Strahler in einer Probe vorhanden, z. B. Radionuklide des Urans, Plutoniums und Americiums, so müssen diese zuerst getrennt werden (Extraktion mit bestimmten Lösungsmitteln, Reinigung durch Ionenaustausch-Chromatographie). Aus den so gewonnenen Lösungen reiner Salze von Uran, Plutonium usw. wird das betreffende Radionuklid elektrolytisch in sehr dünner Schicht auf ein hochpoliertes Metallplättchen (Edelstahl oder Platin) abgeschieden und mit einem speziellen Detektor (Oberflächensperrschichtzähler) die α-Aktivität bestimmt. Seltener werden Gitterionisationszähler eingesetzt.

Soll eine sehr geringe Radioaktivität gemessen werden, gleichgültig um welche Strahlenart es sich handelt, so ist oft eine vorherige Konzentrierung durch Veraschen der Probe erforderlich. Um vor Durchführung aufwändiger Trenn- und Messverfahren zu klären, ob in einer Probe überhaupt eine erhöhte Radioaktivität vorhanden ist, werden einfache Schnellmethoden verwendet, die Aussagen über die *Gesamt-α-*, *Gesamt-β-* oder *Gesamt-γ-Aktivität* erlauben.

1.4 Energiedosis – Äquivalentdosis – Effektive Dosis

Die Messung der Becquerelzahl eines radioaktiven Materials genügt nicht, um klare Aussagen über mögliche biologische Wirkungen zu machen, die von diesem Material ausgehen. Entscheidend für das Ausmaß möglicher Effekte ist die von dem bestrahlten Objekt absorbierte Strahlenenergie. Je größer die Energieaufnahme, desto größer die Wirkung. Man bezeichnet diese Energieaufnahme als *Dosis*. Zur Beschreibung der aufgenommenen Energie, bezogen auf die Masse des bestrahlten Materials, dient primär die physikalische Größe *Energiedosis* (Energie pro Masse) mit der Einheit *Gray* (Gy). Die Energie wird in Joule (J) ausgedrückt. Es gilt also für die Energiedosis:

$$1\ \mathrm{Gy} = \frac{1\ \mathrm{J}}{1\ \mathrm{kg}}$$

Da unterschiedliche Strahlenarten bei gleicher Energiedeposition unterschiedliche Wirkungen haben können, genügt auch die Angabe der Energiedosis noch nicht, um biologische Strahlenwirkungen beurteilen zu können. Im Vergleich zu stärker durchdringenden γ-, Röntgen- oder β-Strahlen deponieren die wenig durchdringenden α-Strahlen ihre Energie beim Eindringen in biologisches Gewebe auf einer sehr kurzen Strecke, lösen also in einem sehr engen Bereich viele Ionisationen aus und damit stärkere Schädigungen.

Um diese Unterschiede zu berücksichtigen, hat man den Begriff der *Äquivalentdosis* eingeführt, die sich aus der Energiedosis, multipliziert mit dem *Qualitätsfaktor* Q, ergibt. Dieser Qualitätsfaktor (oder *Strahlungswichtungsfaktor*) ist ein aus Experimenten gewonnener Erfahrungswert. Für γ-, Röntgen- und β-Strahlung gilt $Q=1$, d.h. Energiedosis und Äquivalentdosis sind identisch. Für α-Strahlen dagegen gilt $Q=20$, die Äquivalentdosis ist hier 20mal größer als die Energiedosis. Da Q dimensionslos ist, ergibt sich als Einheit der Äquivalentdosis J/kg, wie bei der Energiedosis. Um kenntlich zu machen, dass eine Dosis eine Äquivalentdosis ist, wird der Einheitenname *Sievert* (Sv) benutzt. Es gilt demnach für die Äquivalentdosis:

$$1\ \mathrm{Sv} = \frac{1\ \mathrm{J}}{1\ \mathrm{kg}}$$

Da das Sievert eine sehr große Dosiseinheit ist, hat man es in der Praxis meist mit Millisievert (mSv) oder Mikrosievert (µSv) zu tun.

Tab. 1.3 Wichtungsfaktoren zur Berücksichtigung der unterschiedlichen Strahlenempfindlichkeit verschiedener Organe, nach [11]

Keimdrüsen	0,20
rotes Knochenmark	0,12
Lunge	0,12
Magen	0,12
Dickdarm	0,12
Schilddrüse	0,05
Leber	0,05
Speiseröhre	0,05
Brustdrüse	0,05
Harnblase	0,05
Haut	0,01
Knochenhaut	0,01
übrige Organe	0,05
Summe	1,00

Für die Abschätzung von Strahlenwirkungen auf den Menschen spielt noch eine Rolle, dass die verschiedenen Organe und Gewebe des Körpers sich in ihrem Speicherungsvermögen für bestimmte Radionuklide und in ihrer Strahlenempfindlichkeit unterscheiden. Eine bestimmte Äquivalentdosis schädigt zum Beispiel männliche und weibliche Keimdrüsen stärker als Brustdrüsen und Brustdrüsen stärker als Knochenhaut. Um dies zu berücksichtigen, wurden in der älteren Fachliteratur für jedes Radionuklid Angaben gemacht über die Schilddrüsendosis oder die Knochenhautdosis, die Gonadendosis, die Ganzkörperdosis usw., was den Vergleich der Strahlenwirkung verschiedener Radionuklide erschwerte. Die Internationale Strahlenschutzkommission (ICRP) hat daher die in Tab. 1.3 angegebenen *Wichtungsfaktoren* festgesetzt, die definiert sind als Verhältnis des Risikos für die Sterblichkeit durch von Strahlung induzierten Spätschäden in dem betreffenden Gewebe bzw. Organ zu dem gesamten Sterblichkeitsrisiko bei gleichmäßiger Bestrahlung des ganzen Körpers [11].

Die so gewichteten Äquivalentdosen der einzelnen Organe und Gewebe werden zur *effektiven Dosis* aufsummiert, die – wie die Äquivalentdosis – in Sievert angegeben wird. Man erhält auf diese Weise eine Gesamtdosis, die in etwa das tatsächliche („effektive") radiologische Risiko für Strahlenschäden wiedergibt. Die Beziehungen zwischen Energiedosis, Äquivalentdosis und effektiver Dosis werden in Abb. 1.12 zusammengefasst.

Die jetzt verwendeten Dosiseinheiten Gray und Sievert haben bei Einführung des SI-Systems die früher gebräuchlichen Einheiten Rad und Rem ersetzt. Die Beziehung zwischen alten und neuen Dosiseinheiten geht aus Tab. 1.4 hervor.

Um die Strahlenexposition der Bevölkerung auszudrücken, verwendet man die *Kollektivdosis,* ausgedrückt in Personen-Sievert (manSv). Die Angabe 1000 manSv kann bedeuten, dass im Mittel 1000 Personen je ein Sievert erhalten haben, es kann aber auch bedeuten, dass es bei 10000 Personen je 0,1 Sv waren. Bei Annahme linearer Extrapolation zu geringen Strahlendosen ist die Schadenswahr-

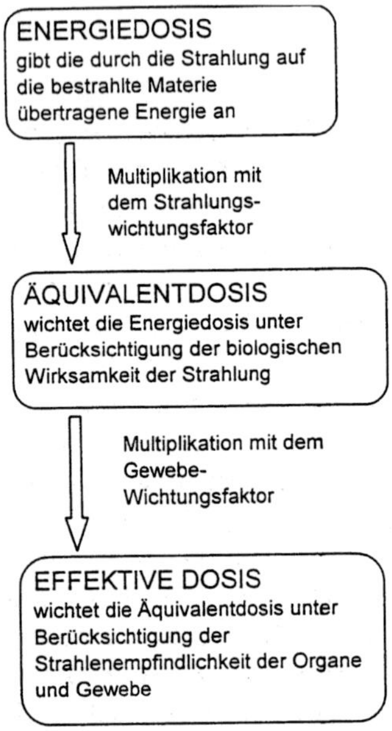

Abb. 1.12 Zusammenhang zwischen Energiedosis, Äquivalentdosis und effektiver Dosis.

Tab. 1.4 Umrechnung der alten Einheiten Rad und Rem in die SI-Einheiten Gray und Sievert

Physikalische Größe	*Alte Einheit*	*SI-Einheit*	*Umrechnung*
Energiedosis	rd (Rad)	Gy (Gray)	1 rd = 0,01 Gy
		1 Gy = 1 J/kg	1 Gy = 100 rd
Äquivalentdosis/ Effektive Dosis	rem (Rem)	Sv (Sievert)	1 rem = 0,01 Sv
		1 Sv = 1 J/kg	1 Sv = 100 rem

Es werden die in Tab. 1.2 b genannten Präfixe verwendet.
Beispiel: 1 mrem (Millirem) oder 10^{-3} rem = 10 Sv (Mikrosievert) oder 10^{-5} Sv

scheinlichkeit in beiden Fällen gleich groß, weil die durch Strahlung induzierten Spätschäden stochastische (d. h. zufällige, den Gesetzen der Wahrscheinlichkeit gehorchende) Effekte sind. In der Theorie ist das richtig – aber die Brauchbarkeit des Konzepts der Kollektivdosis in der Praxis ist umstritten. Wenn 100 Personen je 10 Sv erhielten, würde dies kaum einer überleben, wenn 1 000 000 Personen je 0,001 Sv erhielten, würde dies, nach allem was man heute weiß, keinem schaden, obwohl in beiden Fällen die Kollektivdosis 1000 manSv wäre. Mit der kritiklosen Anwendung des Begriffs der Kollektivdosis auf geringe Strahlendosen und große Bevölkerungsgruppen ist schon viel Verwirrung gestiftet worden.

1.5 Biologische Strahlenwirkung

Wie groß das Interesse der Wissenschaft in den ersten Jahrzehnten des 20. Jahrhunderts an allen mit Radioaktivität und Strahlung zusammenhängenden Fragen war, geht schon aus der Zahl der für Forschung auf diesem Gebiet verliehenen Nobelpreise hervor. Auf der ganzen Welt verfolgte eine breite Öffentlichkeit dieses Thema mit großer Aufmerksamkeit. Die von Röntgen, Becquerel, den Curies und anderen Forschern dieser Epoche entdeckten Phänomene wurden als Verheißung unbegrenzter technischer Möglichkeiten empfunden. Als nach der Jahrhundertwende radioaktive Präparate kommerziell verfügbar wurden, waren sie bald von vielen Interessenten begehrt. Neben ernsthaften medizinischen Anwendungen, vor allem zur Hemmung des Tumorwachstums, gab es auch viel Scharlatanerie: radiumhaltige Hüftgürtel sollten Rheuma heilen, radiumhaltige Zahnpaste das Zahnfleisch stärken, radiumhaltige Einlegesohlen der Fußpflege dienen, radiumhaltige Haarwässer den Haarwuchs fördern. Erst der 1945 durch die Atombombenexplosionen von Hiroshima und Nagasaki verbreitete Schrecken vermochte den Glauben an so viele positive Wirkungen der Radioaktivität auf die menschliche Gesundheit zu erschüttern. In Apotheken der Vereinigten Staaten soll noch bis 1953 eine radiumhaltige Paste zur Empfängnisverhütung angeboten worden sein.

Dabei gab es schon früh Hinweise auf gesundheitsschädliche Wirkungen. Nachdem Becquerel einige Tage eine Glasampulle mit Radium in einer Rocktasche mit sich getragen hatte, erlitt er eine verbrennungsähnliche Hautrötung (Erythem) in dem der Ampulle nahen Körperbereich. Ähnlich erging es vielen der frühen Pioniere dieses Forschungsgebietes, die völlig ungeschützt mit oft hochradioaktiven Proben arbeiteten. Neben solchen akuten Gesundheitsschäden gab es nach einigen Jahren auch chronische Erkrankungen, wie Trübung der Augenlinsen bis zur Erblindung (Strahlenkatarakt) und vor allem Krebskrankheiten. Bereits 1902 wurde in der Fachliteratur über einen Fall von Krebs (Plattenepithelkarzinom) nach langdauernder Einwirkung von Röntgenstrahlen berichtet [12]. Marie Curie starb an Leukämie („Blutkrebs"), die sie sich aller Wahrscheinlichkeit nach durch ihren intensiven Umgang mit radioaktivem Material zugezogen hatte.

Die wachsende Zahl der beruflich Strahlenexponierten und der Gesundheitsschäden in dieser Personengruppe führte bei dem 1925 abgehaltenen Ersten Internationalen Radiologiekongress zu dem Vorschlag, sich auf einen international gültigen Dosisgrenzwert für den Umgang mit Radionukliden und Bestrahlungsanlagen festzulegen. Dem folgte 1928 die Gründung der *International Commission on Radiological Protection* (ICRP), die bald zum wichtigsten internationalen Gremium des Strahlenschutzes wurde [13].

Man unterscheidet zwischen *deterministischen* und *stochastischen* Strahlenschäden. Erstere treten entweder bald nach einer Bestrahlung auf (Erythem, akutes Strahlensyndrom) oder nach längerer Zeit (Strahlenkatarakt, Beeinträchtigung der Fruchtbarkeit). Zu den deterministischen Wirkungen zählen auch Schäden bei Neugeborenen infolge einer Bestrahlung des Fötus im Mutterleib (*teratogene Effekte*). Im zeitlichen Auftreten nehmen sie eine Mittelstellung zwischen akuten und Langzeitwirkungen ein, da sie nur während des Zeitraums der Schwangerschaft induziert werden können. Deterministische Schäden treten nur dann auf, wenn ein bestimmtes Maß zerstörter oder beschädigter Zellen überschritten wird; man spricht von einer *Schwellendosis*. Oberhalb dieser Schwelle sind die Wirkungen dosisabhängig: je höher die Strahlendosis, desto größer der Schaden. Die Schwelle liegt so hoch, dass sie durch in der Nahrung vorhandene Radionuklide praktisch nicht überschritten werden kann. Im Zusammenhang mit Radioaktivität in Lebensmitteln richtet sich daher unser ganzes Interesse auf stochastische Wirkungen, insbesondere Krebserkrankungen, die viele Jahre nach einer Bestrahlung auftreten können. Die *Latenzzeit* beträgt 5–10 Jahre bei Leukämie und bis zu mehreren Jahrzehnten bei anderen bösartigen Tumoren. Stochastisch heißt zufallsbedingt: die Höhe der Dosis bestimmt die Eintrittswahrscheinlichkeit des Schadens, nicht dessen Schwere.

Die Schädlichkeit ionisierender Strahlen für Lebewesen beruht auf der durch die Ionisierungsenergie bewirkten Veränderung oder Zerstörung wichtiger Bausteine der Zellen, aus denen die Organismen bestehen. Die Strahlen können direkt auf Zellbausteine einwirken oder indirekt, indem aus in der Zelle vorhandenem Wasser sehr reaktionsfähige Bruchteile (freie Radikale, Elektronen) gebildet werden, die ihrerseits Zellsubstanzen angreifen können.

Die strahlenempfindlichsten Zellbestandteile sind die Riesenmoleküle der Desoxyribonukleinsäure (nach dem englischen Namen DNA abgekürzt), in denen die Erbinformation des betreffenden Lebewesens gespeichert ist. Die DNA besteht aus Purin- und Pyrimidinbasen, die über Zucker- (Desoxyribose) und Phosphorsäurereste kettenförmig aneinander hängen und räumlich als Doppelhelix angeordnet sind (Abb. 1.13 a). Die Reihenfolge, in der die Basen einander folgen, stellt die genetische Information dar, nach der Proteine synthetisiert werden, wie die Enzyme, die die Funktionen der Zelle steuern. Ein Bruch in der Kette oder eine Veränderung an einer Base (Abb. 1.13 b) kann zu einer falschen Codierung der Erbinformation und so zu fehlgeleiteter Proteinsynthese, zum Beispiel zu mangelnder Enzymaktivität, führen. Solche DNA-Schäden entstehen sehr leicht, nicht nur durch Einwirkung ionisierender Strahlen, sondern auch durch Wärme, mechanische Kräfte oder vielerlei chemische Substanzen, die entweder von außen in die Zelle gelangen oder im Zellstoffwechsel gebildet werden. Allein durch Oxidation entstehen in jeder Zelle des menschlichen Körpers pro Tag 10 000 DNA-Schäden [15]. Da der Körper des Menschen etwa 10^{14} Zellen enthält, widerfahren ihm täglich 10^{18} oxidative DNA-Schädigungen.

Zum Schutz der Erbinformation haben alle Lebewesen im Lauf der Evolution Mechanismen entwickelt, die DNA-Schäden entgegenwirken. Ohne diese Schutzsysteme hätte sich Leben auf der Erde nicht entfalten können, da in der Urzeit eine sehr viel intensivere Umweltstrahlung vorhanden war als heute. Es gibt Reparaturenzyme, die gebrochene DNA-Ketten wieder zusammenfügen, veränderte Basen aus der Kette herausschneiden oder sonstige Defekte beseitigen können [16]. Welche wichtige Rolle die Reparatur von Strahlenschäden für die Lebensvorgänge spielt, mag das Vorhandensein von 130 Genen zeigen, die in Hefezellen (*Saccha-*

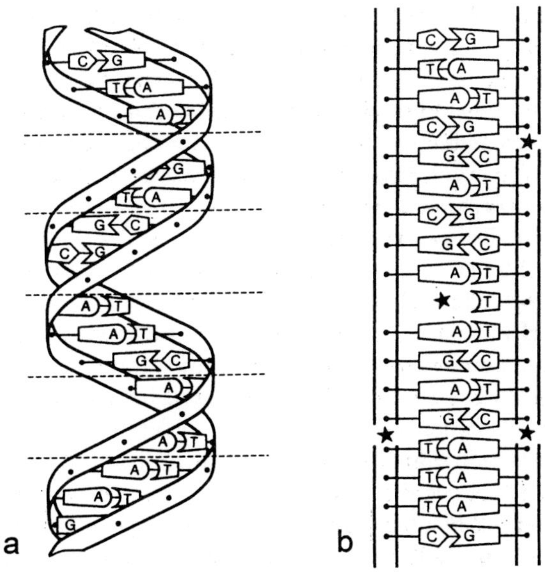

Abb. 1.13 a) Räumliche Darstellung (Doppel-Helix) des Erbträgers DNA. b) Zweidimensionale Darstellung mit drei Beispielen von Strahlenschäden (durch Sternchen markiert): Einzelstrangbruch (oben), Basenschaden (Mitte), Doppelstrangbruch (unten), nach Quelle: [14]. Die DNA besitzt ein Grundgerüst aus zwei parallel verlaufenden, schraubenförmig gewundenen Fäden, die aus Ketten von Desoxyribosemolekülen bestehen, die über Phosphorsäurereste miteinander verbunden sind. Zur Innenseite der Schraube sind an die Desoxyribose vier Basen angelagert: Adenin (A), Thymin (T), Cytosin (C) und Guanin (G), wobei sich immer A und T sowie C und G gegenüberliegen (Basenpaar). Jeweils drei Basenpaare bilden die kleinste Verschlüsselungseinheit (Codon), angedeutet durch die gestrichelten horizontalen Linien in a). Ein Gen besteht aus mehreren hundert Codons, ein Chromosom aus vielen Millionen Codons. Nach der durch die Codons des Gens festgelegten Reihenfolge werden außerhalb des Zellkerns Aminosäuren zu Proteinen zusammengefügt.

romyces cerevisiae) für den Schutz vor ionisierenden Strahlen sorgen [17]. Die Autoren dieser Arbeit vermuten in den noch nicht vollständig aufgeklärten Bereichen des Hefezellengenoms weitere 40 Strahlenschutzgene. Beim Menschen ist ein mindestens ebenso vielfältiges Reparatursystem anzunehmen.

Gelingt die Reparatur eines DNA-Schadens nicht, kann die geschädigte Zelle aus dem Zellverband ausgeschieden werden, ein Vorgang der als *Apoptosis* bezeichnet wird und der auch ohne Strahleneinwirkung stattfindet, da im lebenden Organismus ständig neue Zellen gebildet werden und vorhandene Zellen absterben. Eine strahleninduzierte Erhöhung der Zelltötungsrate führt nur dann zu einem Schaden in dem bestrahlten Gewebe, wenn die Zahl der abgetöteten Zellen relativ groß ist. Wird ein DNA-Schaden nicht repariert und die geschädigte Zelle nicht ausgeschieden, kann der Schaden bei folgenden Zellteilungen weitergegeben werden. Im Erbgut dieser Zelllinie hat eine *Mutation* stattgefunden.

Aus der genetisch veränderten Zelle kann sich eine Krebserkrankung entwickeln. Es sind jedoch weitere Mutationen in den veränderten Zellen notwendig, ehe es zum klinischen Krankheitsbild Krebs kommt [18]. Das menschliche Erbgut enthält eine Reihe von Tumorunterdrückungsgenen, deren Aufgabe es ist, diese Umwandlung von Zellen mit geschädigter DNA in Krebszellen zu verhindern [19]. In der Forschung über genetische Einflussfaktoren bei der strahleninduzierten Krebsentstehung sind in den letzten Jahren große Fortschritte erzielt worden [20]. Es liegt im Wesen des stochastischen Prozesses, dass im Einzelfall der Ausgang der komplexen Vorgänge, die von der ursprünglich geschädigten Zelle zum Tumor führen, nicht vorhergesagt werden kann. Es ist auch nicht möglich, strahleninduzierte Tumore von solchen zu unterscheiden, die zum Beispiel durch eine mutagene Substanz induziert wurden.

Wirkt in kurzer Zeit eine hohe Strahlendosis auf einen Organismus, können die Strahlenschutzsysteme überfordert werden; bleibende Strahlenschäden können auftreten, bis hin zum Tod des Organismus. Diese wichtige Rolle des Zeitfaktors bei der Entstehung von Strahlenschäden wurde schon in den Gründerjahren der Strahlenbiologie als Ergebnis von Bestrahlungsversuchen an Mäusen erkannt [21]. Wie Tab. 1.5 zu entnehmen ist, überlebten um so mehr Tiere, je mehr die Gesamtdosis zeitlich aufgeteilt wurde. Die Abnahme der Strahlenwirkung mit zunehmender Zeit, in der eine Strahlendosis einwirkt, zeigt sich nicht nur im Bereich letaler Dosen, sondern auch bei geringer Strahlenexposition, wie sich an verschiedenen Biomarkern, zum Beispiel strahlenbedingten Veränderungen an Roten Blutkörperchen [22] erkennen lässt. Zur Beurteilung biologischer Strahlenwirkungen muss man also nicht nur die Dosis, sondern auch die *Dosisleistung* (oder Dosisrate) kennen, d.h. die Dosis pro Zeiteinheit, meist in Sv oder mSv pro Stunde angegeben.

Der Säugetierorganismus enthält Keimzellen in den Gonaden (Hoden, Eierstöcke) und somatische Zellen in den übrigen Geweben. *Genetische Strahlenwirkungen* in den Keimzellen können sich auf die Nachkommen auswirken, während *somatische Strahlenwirkungen* nur in dem von der Strahlung getroffenen Individuum auftreten. Wenn die Abwehrmechanismen des Organismus versagen, können als Spätfolge einer Bestrahlung sowohl somatische (Krebs) wie genetische Wirkungen auftreten. Wie man durch Versuche an Mäusen festgestellt hat, erfordern genetische Strahlenschäden eine höhere Strahlendosis als somatische. Bei den überlebenden Opfern der Atombombenexplosionen von Hiroshima und Nagasaki hat man vermehrt bestimmte Krebserkrankungen festgestellt, nicht jedoch genetische Wirkungen bei deren Nachkommen. Auch sonstige epidemiologische Studien haben keine Hinweise auf strahleninduzierte genetische Defekte beim Menschen geliefert [23][5)]. In einem der neuesten Übersichtsartikel zu diesem Thema heißt es kategorisch: *„No one has seen a single radiation-induced genetic disease so far in humans“* [25].

5) Das bedeutet nicht, dass ionisierende Strahlen keine bleibenden Veränderungen im Erbmaterial des Menschen auslösen könnten. Die Erkennung solcher Veränderungen wird routinemäßig zur nachträglichen Bestimmung der Strahlendosis benutzt, der eine Person ausgesetzt war [24].

Tab. 1.5 Einfluss des Zeitfaktors bei Ganzkörperbestrahlung von Mäusen mit einer Dosis von 10 Sv, nach [21]

Bestrahlungsbedingungen	***Anteil der überlebenden Versuchstiere (%)***
einmalig, kurzzeitig	0
10×1 Sv in 10 Tagen	10
10×1 Sv, verteilt auf 16 Tage	30
12×750 mSv plus 2×500 mSv, verteilt auf 18 Tage	60
20×500 mSv in 20 Tagen	70

1.6 Inkorporierte Radionuklide

Wie in den folgenden Kapiteln noch ausführlich zu besprechen sein wird, kommen in Lebensmitteln und in Trinkwasser natürliche und künstliche Radionuklide vor. Die Körperzellen können nicht zwischen radioaktiven und stabilen Isotopen unterscheiden. In der Nahrung enthaltene Radionuklide werden wie die entsprechenden stabilen Nuklide im Verdauungstrakt mehr oder weniger vollständig resorbiert, in Körpergewebe eingebaut („inkorporiert") und unterschiedlich schnell wieder ausgeschieden.

Bei Risikoabschätzungen wird zwischen von außen auf den Körper einwirkender oder von einem im Körper vorhandenen Radionuklid ausgehender ionisierender Strahlung nicht differenziert. Die gelegentlich zu hörende Vermutung oder Behauptung, das Strahlenrisiko gelte nur für vom Menschen künstlich erzeugte Radionuklide oder durch Apparate erzeugte Strahlen, an natürliche Strahlung dagegen habe sich der menschliche Organismus im Lauf der Evolution gewöhnt, ist unzutreffend. Wenn der Körper von einer bestimmten effektiven Dosis ionisierender Strahlung getroffen wird, dann spielt es für die dadurch ausgelöste strahlenbiologische Wirkung keine Rolle, ob die Strahlung aus natürlichen oder künstlichen, internen oder externen Quellen kommt, gleiche Dosisleistung vorausgesetzt.

Die vom Körper aufgenommene Strahlendosis wird mitbestimmt durch die Aufenthaltsdauer des betreffenden Radionuklids im Organismus, die man durch die *biologische Halbwertszeit* charakterisiert. Man versteht darunter die Zeit, in der die Hälfte der in einem Organ oder im Gesamtkörper abgelagerten Menge eines bestimmten Stoffes auf natürlichem Wege ausgeschieden wird. Die physikalische Halbwertszeit haben wir bereits kennengelernt. Bei Radionukliden mit sehr langer physikalischer Halbwertszeit wird die Aufenthaltsdauer im Körper allein durch die biologische Halbwertszeit bestimmt. Bei Radionukliden mit kurzer physikalischer Halbwertszeit ergibt sich die Aufenthaltsdauer im Körper aus dem Zusammenwirken von radioaktivem Zerfall und physiologischer Ausscheidung. Für die *effektive Halbwertszeit* HZ_{eff} gilt:

$$\mathrm{HZ_{eff}} = \frac{\mathrm{HZ_{phys}} \times \mathrm{HZ_{biol}}}{\mathrm{HZ_{phys}} + \mathrm{HZ_{biol}}} \quad \text{oder} \quad \frac{1}{\mathrm{HZ_{eff}}} = \frac{1}{\mathrm{HZ_{phys}}} + \frac{1}{\mathrm{HZ_{biol}}}$$

wobei HZ_{phys} für die physikalische, HZ_{biol} für die biologische Halbwertszeit steht. Die effektive Halbwertszeit ist für die Strahlenwirkung eines inkorporierten Radionuklids von entscheidender Bedeutung. Für eine Reihe von Radionukliden, angeordnet nach absteigender HZ_{phys}, werden in Tab. 1.6 die drei Arten von Halbwertszeiten genannt. Die Daten zeigen, dass bei den sehr langlebigen Radionukliden, wie Th-232, HZ_{eff} und HZ_{biol} identisch sind, während bei den kurzlebigen, wie Th-231, eher HZ_{eff} und HZ_{phys} übereinstimmen. Die Tabelle macht weiterhin deutlich, dass die biologische (und damit auch die effektive) Halbwertszeit eines Radionuklids für ein bestimmtes Organ und den gesamten Organismus unterschiedlich sein kann. Dies gilt beispielsweise für Iod, das in der Schilddrüse gespeichert und dort sehr viel fester gebunden wird als im übrigen Körper.

Die biologischen Halbwertszeiten in Tab. 1.6 sind bei einigen Radionukliden vereinfacht dargestellt, somit auch die effektiven Halbwertszeiten. So ist Strontium in Knochen in drei Kompartimenten lokalisiert ([26], S. 55), aus denen es mit sehr unterschiedlichen biologischen Halbwertszeiten ausgeschieden wird. Die biologische Halbwertszeit von Cäsium im Ganzkörper beträgt bei einem ein Jahr alten Kind 13, bei einem zehnjährigen 50, bei einem erwachsenen Mann 110 Tage, einer erwachsenen Frau 65 Tage. Auf die Einzelheiten der komplexen Biokinetik der Radionuklide im menschlichen Körper soll aber hier nicht weiter eingegangen werden.

Tab. 1.6 Physikalische und (auf den erwachsenen Menschen bezogene) biologische und effektive Halbwertszeiten einiger Radionuklide (a = Jahre, d = Tage, h = Stunden)

Element	*Symbol*	*Strahlung*	HZ_{phys}	HZ_{biol}	HZ_{eff}
Thorium-232	$^{232}_{84}Th$	α/γ	$1{,}4\times10^{10}$ a	Ganzkörper 25 a	25 a
				Knochen 200 a	200 a
Uran-238	$^{238}_{92}U$	α/γ	$4{,}5\times10^{9}$ a	Knochen 300 d	300 d
Kalium-40	$^{40}_{19}K$	β/γ	$1{,}3\times10^{9}$ a	58 d	58 d
Plutonium-239	$^{239}_{94}Pu$	α/γ	$2{,}4\times10^{4}$ a	Knochen 200 a	198 a
Radium-226	$^{226}_{88}Ra$	α/γ	$1{,}6\times10^{3}$ a	Knochen 45 a	43,8 a
Cäsium-137	$^{137}_{55}Cs$	β/γ	30,2 a	Ganzkörper 110 d	109 d
				Muskulatur 140 d	138 d
Strontium-90	$^{90}_{38}Sr$	β	28,6 a	Knochen 49 a	18,1 a
Tritium	$^{3}_{1}H$	β	12,3 a	12 d	11,9 d
Cäsium-134	$^{134}_{55}Cs$	β/γ	2,1 a	Ganzkörper 110 d	96 d
				Muskulatur 140 d	118 d
Strontium-89	$^{89}_{38}Sr$	β/γ	50,5 d	Knochen 49 a	50,4 d
Phosphor-32	$^{32}_{15}P$	β	14,2 d	Knochen 3 a	14 d
				Leber 18 d	7,9 d
Iod-131	$^{131}_{53}I$	β/γ	8,0 d	Schilddrüse 80 d	7,3 d
				sonstige Organe 7 d	3,7 d
Thorium-231	$^{231}_{90}Th$	β/γ	25,5 h	Ganzkörper 25 a	25,5 h
				Knochen 200 a	25,5 h

Es gibt ferner den Begriff der *effektiven ökologischen Halbwertszeit*, der sich auf das Verschwinden eines Radionuklids aus einem Ökosystem bezieht. Damit kann beispielsweise das Wasser eines Binnensees und der in ihm lebenden Organismen gemeint sein, in dem die Aktivitätskonzentration eines Radionuklids einerseits durch dessen HZ_{phys}, andererseits durch Abfluss von kontaminiertem und Zufluss von unkontaminiertem Wasser abnimmt, ausgedrückt durch die ökologische Halbwertszeit $HZ_{öko}$. Für die effektive ökologische Halbwertszeit gilt:

$$\frac{1}{HZ_{eff}} = \frac{1}{HZ_{phys}} + \frac{1}{HZ_{öko}}$$

Um die durch Ingestion einer bestimmten Becquerelzahl eines bestimmten Radionuklids verursachte Dosis zu ermitteln, multipliziert man die Zahl der inkorporierten Bq mit einem *Dosiskoeffizienten* (Bq/Sv), der die physikalischen, chemischen und biologischen Eigenschaften des betreffenden Nuklids berücksichtigt. Da viele Stoffwechseleigenschaften und anatomische Gegebenheiten, wie die relative Organgröße, vom Lebensalter abhängen, gelten unterschiedliche Dosiskoeffizienten für verschiedene Altersgruppen. Listen solcher altersbezogenen Dosiskoeffizienten [27] ermöglichen die Berechnung der Äquivalentdosis für bestimmte Organe (Leber, Schilddrüse usw.) und der effektiven Dosis für den Gesamtkörper. Dabei wird zwischen *Inhalationsdosis* und *Ingestionsdosis* unterschieden, da es eine Rolle spielt, ob das betreffende Radionuklid nur in den Atmungsorganen oder im ganzen Körper verteilt vorhanden ist. Zur Berechnung der effektiven Dosis nach Ingestion werden in Tab. 1.7 Dosiskoeffizienten für einige natürliche und künstliche Radionuklide genannt. Die effektive Dosis bezieht sich auf einen Zeitraum von 50 Jahren bei Erwachsenen, 70 Jahren bei Kindern. Da der nach Ablauf von 50 bzw. 70 Jahren eventuell noch wirkende Dosisanteil meist nicht ins Gewicht fällt, spricht man auch von *effektiver Lebenszeitdosis*. Um zu betonen, dass von im Körper vorhandenen (inkorporierten) Radionukliden nicht nur im Jahr der Aufnahme, sondern während der gesamten Dauer des Vorhandenseins im Körper eine Strahlenwirkung ausgeht, wird auch der Begriff *Folgedosis* (engl. *committed dose*) verwendet.

Berechnungsbeispiel 1: Ein Lebensmittel enthalte 1000 Bq Cäsium-137/kg. Davon würden 200 g verzehrt, also 200 Bq Cs-137. Für ein einjähriges Kind hat dies eine effektive Dosis von $200 \times 0{,}021$ oder 4,2 µSv zur Folge, für einen Erwachsenen 2,6 µSv.

Berechnungsbeispiel 2: Die Strontium-90-Aktivität von Milch betrage 100 Bq/L. Für ein einjähriges Kind, das ein Jahr lang täglich 1 L dieser Milch trinkt, ergibt sich eine effektive Dosis von $365 \times 100 \times 0{,}23$ oder 8395 µSv $\approx$ 8,4 mSv, für einen Erwachsenen $365 \times 100 \times 0{,}028$ oder 1022 µSv $\approx$ 1,0 mSv.

Tab. 1.7 Dosiskoeffizienten (µSv/Bq) für drei Altersklassen zur Berechnung der effektiven Dosis als Folge der Ingestion von Radionukliden, nach [27]

Radionuklide	*Altersklasse*		
	≤1 Jahr	*7–12 Jahre*	*>17 Jahre*
a) natürliche			
Tritium, als HTO	0,000064	0,000023	0,000018
Tritium, organisch	0,00012	0,000057	0,000042
Kohlenstoff-14	0,0014	0,0008	0,00058
Kalium-40	0,062	0,013	0,0062
Rubidium-87	0,015	0,0031	0,0015
Blei-210	8,4	1,9	0,69
Polonium-210	26	2,6	1,2
Radium-226	4,7	0,80	0,28
Radium-228	30	3,9	0,69
Thorium-228	3,7	0,14	0,072
Thorium-230	4,1	0,24	0,21
Uran-234	0,37	0,074	0,049
Uran-238	0,34	0,068	0,045
b) künstliche			
Strontium-89	0,036	0,0058	0,0026
Strontium-90	0,23	0,060	0,028
Iod-131	0,18	0,052	0,022
Cäsium-134	0,026	0,014	0,019
Cäsium-137	0,021	0,010	0,013
Plutonium-239/240	4,2	0,27	0,25
Americium-241	3,7	0,22	0,20

1.7 Wirkung niedriger Strahlendosen

Umfangreiche und über Jahrzehnte fortgeführte Beobachtungen an Radiotherapiepatienten, an beruflich strahlenexponierten Personen und an Überlebenden der Kernwaffenexplosionen von Hiroshima und Nagasaki haben gezeigt, dass das Risiko des strahlenbedingten Krebstodes mit zunehmender Strahlendosis linear zunimmt [28]. Im Bereich hoher Strahlendosen (ab etwa 500 mSv) ist dieser Zusammenhang statistisch gut gesichert. Je geringer die Dosis, desto unsicherer ist die Dosis-Wirkungs-Beziehung. Die epidemiologischen Untersuchungen werden in der Absicht fortgesetzt, die noch bestehenden Unsicherheiten zu beseitigen oder mindestens zu verringern. Neue Erkenntnisse erhofft man sich vor allem von der Weiterverfolgung der Lebensschicksale der über eine Million Personen, die seit Mitte der 1940er Jahre in der Nuklearindustrie tätig waren und von denen man recht genau weiß, welchen Strahlendosen sie ausgesetzt waren [29].

In Hiroshima und Nagasaki gab es im Jahr 1945 etwa 100 000 Überlebende. Bei 86 572 von diesen war eine nachträgliche Dosisbestimmung möglich. Diese Grup-

Tab. 1.8 Im Zeitraum 1950–1990 erwartete und festgestellte Krebstodesfälle unter den Überlebenden der Kernwaffenexplosionen über Hiroshima und Nagasaki, nach [30]

Dosis [Sv]	*Anzahl Personen*	*Leukämie*				*Differenz (Spalten 3–5)*	*Sonstige Krebserkrankungen*				*Differenz (Spalten 8–10)*
		Festgestellte Todesfälle		*Erwartete Todesfälle*			*Festgestellte Todesfälle*		*Erwartete Todesfälle*		
		Anzahl	*%* [a)]	*Anzahl*	*%* [a)]	*Anzahl*	*Anzahl*	*%* [a)]	*Anzahl*	*%* [a)]	*Anzahl*
<0,005	36459	73	0,20	64	0,17	9	3013	8,26	3055	8,38	–42
0,005–0,1	32849	59	0,18	62	0,19	–3	2795	8,51	2710	8,25	85
0,1–0,2	5467	11	0,20	11	0,20	0	504	9,22	486	8,89	18
0,2–0,5	6308	27	0,43	12	0,19	15	632	10,02	555	8,80	77
0,5–1,0	3202	23	0,43	7	0,22	16	336	10,49	263	8,21	73
1,0–2,0	1608	26	1,62	4	0,25	22	215	13,37	131	8,15	84
>2,0	679	30	4,42	2	0,29	28	83	12,22	44	6,48	39
Gesamt	86572	249	0,29	162	0,19	87	7578	8,75	7244	8,37	334

a) bezogen auf Spalte 2.

Tab. 1.9 Berechnung zusätzlicher Krebstodesfälle pro 100 000 Personen nach einmaliger Bestrahlung mit 0,1 Sv (Annahme: Röntgen-, Gamma- oder Elektronenstrahlung; lineare Extrapolation), nach [32]

	Krebstodesfälle gesamt	***durch Leukämie***	***durch sonstige Krebsarten***
Männer			
zusätzliche Todesfälle	770	110	660
90% Vertrauensbereich	540–1240	50–280	420–1040
% der normalen Häufigkeit	3,7	15	3,3
Frauen			
zusätzliche Todesfälle	810	80	730
90% Vertrauensbereich	630–1160	30–190	550–1020
% der normalen Häufigkeit	5	14	4,7

pe wird seit Jahrzehnten gesundheitlich überwacht und die erhobenen Daten werden im Rahmen des japanisch-amerikanischen LSS-Projekts (*Life Span Study*) systematisch ausgewertet. Einige Ergebnisse dieser Überwachung werden in Tab. 1.8 wiedergegeben. Die festgestellten Todesfälle durch Leukämie und sonstige Krebserkrankungen werden verglichen mit den nach der japanischen Bevölkerungsstatistik ohne Kernwaffeneinwirkung zu erwartenden Todesziffern.

Im Zeitraum 1950 bis 1990 gab es unter diesen Überlebenden 87 mehr Leukämietodesfälle und 334 mehr sonstige Krebstodesfälle als normalerweise zu erwarten. Die erwarteten 162 Leukämietodesfälle sind 0,19% der Gesamtpopulation von 86 572 Personen (Leukämie ist also eine relativ seltene Krankheit). Festgestellt wurden in der Dosisgruppe „1–2 Sv" 26 Todesfälle oder 1,62% der zu dieser Gruppe gehörenden 1608 Personen; in der „>2 Sv"-Gruppe von 679 Personen gab es 30 Todesfälle oder 4,42% – ein deutlicher Anstieg gegenüber den erwarteten 0,19%. Dagegen ist im Dosisbereich unter 0,2 Sv kein klarer Zusammenhang mit der Strahlendosis erkennbar. Die Häufigkeit der festgestellten Todesfälle liegt geringfügig über oder unter oder bei 0,19%.[6)]

Ähnlich sieht es bei den sonstigen Krebserkrankungen aus. Die 7244 erwarteten Todesfälle sind 8,4% von 86 572. In der Dosisgruppe „>2 Sv" verstarben 83 Personen, das sind 12.2% von 679 – also auch hier ein deutlicher Anstieg. Unterhalb 0,2 Sv ist die Abweichung von den erwarteten 8,4% gering, in der untersten Dosisgruppe gab es deutlich weniger Todesfälle als erwartet. Dies ist eine sehr grobe Betrachtungsweise, die weder das Geschlecht noch die unterschiedliche Alterszusammensetzung der Gruppen festgestellter Todesfälle berücksichtigt. Es sollte hier nur anhand eines konkreten Beispiels gezeigt werden, wie schwierig es im Niedrigdosisbereich wird, klare Aussagen über den Dosis-Wirkungs-Zusammen-

6) Die in den Dosisgruppen etwas unterschiedlichen Prozentzahlen erwarteter Todesfälle beruhen auf der etwas unerschiedlichen Alters- und Geschlechtszusammensetung der Gruppen.

hang zu machen, selbst wenn die Lebensdaten einer so großen Bevölkerungsgruppe zur Verfügung stehen. Die Daten werden bei [30] und [31] genauer analysiert.

Wie in Tab. 1.9 dargestellt, nimmt das BEIR Komitee[7)] aufgrund der Erfahrungen mit Überlebenden der Kernwaffenexplosionen in Japan an, dass von 100 000 Personen, die einmalig einer Ganzkörperdosis von 0,1 Sv (100 mSv) ausgesetzt waren, im Lauf des weiteren Lebens etwa 800 zusätzlich an Krebs sterben werden, das sind etwa 4% mehr als es der normalen Krebstodesrate von ca. 20 000 von 100 000 Personen entspricht [32].

Die Daten in Tab. 1.9 beruhen auf dem Schicksal von Personen, die mit hoher Strahlendosis und hoher Dosisleistung bestrahlt wurden und auf der linearen Extrapolation der Ergebnisse auf die relativ geringe Dosis von 0.1 Sv. Wie anhand von Tab. 1.5 ausgeführt wurde, ist die biologische Wirkung bei hoher Dosisleistung stärker als bei geringer Dosisleistung. Im praktischen Strahlenschutz geht es meist um niedrige Strahlendosen und geringe Dosisleistungen. Um dies zu berücksichtigen, geht man bei Risikoabschätzungen meist von 500 zusätzlichen Krebstoten pro 100 000 Personen bei 0,1 Sv aus, statt von den oben genannten 800 [11]. Die große Spanne des in Tab. 1.9 angegebenen 90%-Vertrauensbereichs hängt damit zusammen, dass das strahleninduzierte Krebsrisiko durch zahlreiche Faktoren beeinflusst wird. Nicht nur die Dosisleistung, Lebensalter und Geschlecht spielen eine Rolle, sondern auch die Lebensweise, insbesondere die Art der Ernährung, der Missbrauch von Alkohol und Tabak, die Anwendung bestimmter Arzneimittel und nicht zuletzt die genetische Veranlagung.

Die untere Nachweisgrenze zur Bestimmung des strahlenbedingten Krebsrisikos liegt auch bei sehr großen Studien, wie den an Atombombenopfern in Japan durchgeführten, bei 50 bis 100 mSv. Bei Personen, die im Mutterleib (*in utero*) bestrahlt worden waren, liegt die Untergrenze etwa bei 20 mSv. Wegen der relativ geringen Zahl zusätzlich erkrankter oder verstorbener Personen ist jedoch die Risikoberechnung in den Gruppen mit niedriger Strahlenexposition mit besonders großer Unsicherheit behaftet. Bei Dosen unter 20 mSv sind Hinweise auf eine gesundheitsschädliche Wirkung bisher nicht festgestellt worden [33].

Beim Strahlenschutz geht man davon aus, dass sich das strahlenbedingte Risiko linear bis Null extrapolieren lässt, dass also eine Schwellendosis nicht existiert (LNT-Hypothese: *linear no-threshold*). Basierend auf der in Tab. 1.9 angegebenen Zahl von ca. 800 zusätzlichen Krebstoten pro 100 000 Personen bei 100 mSv, bedeutet diese lineare Extrapolation, dass die einmalige Dosis von 10 mSv 800 zusätzliche Todesfälle pro 1 Million Personen verursacht und die Dosis von 1 mSv 800 pro 10 Millionen – und so weiter. So kann man selbst für kleinste Strahlendosen, wenn man diese auf große Personenkollektive bezieht, eine gewisse Zahl von Krebstoten errechnen. Diese Zahl von errechneten, rein hypothetischen Fällen wird häufig als gesicherte biologische Realität dargestellt und zur Begründung für die Forderung nach immer aufwändigeren Strahlenschutzmaßnahmen herangezogen.

7) Committee on the Biological Effects of Ionizing Radiations, National Research Council, National Academy of Sciences, Washington, DC.

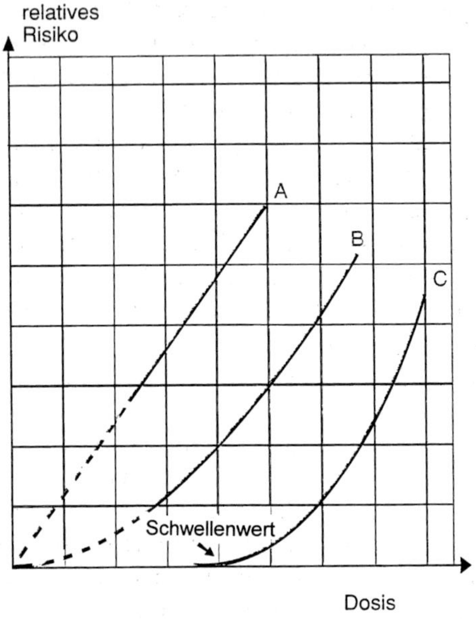

Abb. 1.14 Genereller Verlauf der Extrapolationsmöglichkeiten aus dem Bereich bekannter Dosis-Risiko-Beziehung (hohe Strahlendosen, durchgezogene Linien) in den Bereich kleiner Strahlendosen (unterbrochene Linien). A: lineare Extrapolation. B: linear-quadratische Extrapolation. C: Verlauf mit Schwellenwert.

Um die Frage, ob das Risiko tatsächlich bis in den unteren mSv- oder gar in den µSv-Bereich hinein linear abnimmt (Kurve A in Abb. 1.14) oder ob es stärker als linear abnimmt (linear-quadratisch, Kurve B) oder ob es auch für die Eintrittshäufigkeit von Krebserkrankungen eine Schwellendosis gibt, wie man sie bei deterministischen Strahlenwirkungen kennt (Kurve C), wird unter Strahlenschutzexperten seit Jahrzehnten gerungen [34–36]. Bei der strahleninduzierten Leukämie entspricht die Dosis-Wirkungsbeziehung dem linear-quadratischen Modell [11, 32].

Wie sehr die Wissenschaft mit der Frage nach gesundheitlichen Wirkungen geringer Strahlendosen beschäftigt ist, zeigt die hohe Zahl von Publikationen auf diesem Gebiet. Im vergangenen Jahrzehnt hat außerdem fast in jedem Jahr eine internationale wissenschaftliche Tagung zu diesem Thema stattgefunden, häufig mit Vorträgen, deren Autoren auf der Basis epidemiologischer Studien oder von Tierversuchen die LNT-Hypothese in Frage stellen [37]. Auch Ergebnisse von In vitro-Untersuchungen (Bestrahlung von Zellkulturen) sind als unvereinbar mit der LNT-Hypothese interpretiert worden [38, 39]. Diesen Zweiflern stehen aber immer auch Verteidiger der LNT-Hypothese gegenüber, wie D. J. Strom in [40].

Nicht nur Verfechter der Anwendung von radioaktiven Heilwässern und Radonkuren schreiben niedrigen Strahlendosen eine gesundheitsfördernde, lebensverlängernde Wirkung zu, ein Phänomen, das man als *Strahlenhormesis* bezeichnet [41–44]. Es erscheinen immer wieder Veröffentlichungen, in denen die Hormesis-Hypothese entweder angegriffen [45] oder verteidigt wird [46]. In einigen epidemiologischen Studien war die Sterblichkeit in der durch berufliche Tätigkeit strahlenexponierten Gruppe deutlich geringer als in der nicht exponierten Vergleichsgruppe [47, 48]. Bei beruflich stärker strahlenexponierten Personen in dem für seine radioaktiven Quellen und Bergwerksstollen bekannten Kurort Badgastein stellte man eine deutlich größere Effizienz der DNA-Reparatursysteme fest als bei schwächer exponierten Personen [49]. Schon vor Jahren wurde mitgeteilt, allerdings mit nicht fundierter Dokumentation, die Bevölkerung des Gasteiner Tals weise die niederste Quote an Krebstodesfällen im Salzburger Land auf [50]. In USA sind, im Vergleich zu Bewohnern der Südstaaten, bei Bewohnern der Rocky Mountains Staaten die Krebssterbeziffern um 25% niedriger, obwohl sie einer dreifach höheren natürlichen Strahlendosis ausgesetzt sind [51]. Wie in Kapitel 2 berichtet wird, gibt es mehrere epidemiologische Studien an Bevölkerungsgruppen, die in Regionen mit relativ hoher natürlicher Bodenradioaktivität leben und die eine höhere Lebenserwartung oder sonstige Anzeichen eines besseren allgemeinen Gesundheitszustands aufweisen, als Kontrollgruppen in Gebieten mit normaler Untergrundstrahlung.

Über einen längeren Zeitraum applizierte niedrige Ganzkörperbestrahlung kann zu einer besseren immunologischen Abwehrleistung führen und gleichzeitig die bei der Immunabwehr beteiligten Zellen strahlenresistenter machen [52, 53]. Langzeit-Untersuchungen an Patienten mit rheumatoider Arthritis ergaben eine günstige Wirkung von Radon-Badekuren [54] – um nur eine der zahlreichen Veröffentlichungen über Erfolge mit Radonkuren zu nennen. Beobachtungen hormetischer Strahlenwirkungen beim Menschen werden durch Hunderte von Veröffentlichungen unterstützt, die über bei Protozoen, Wirbellosen und Säugetieren beobachtete biopositive Wirkungen schwacher Strahlendosen berichten. Nach schwacher Bestrahlung von Pflanzen oder deren Samen hat man Steigerungen des Wachstums und der Ernteerträge festgestellt.

Während die Hormesis-Hypothese in den 1980er Jahren überwiegend ignoriert wurde oder auf vernichtende Ablehnung stieß, wird sie in neuerer Zeit zunehmend positiv gesehen [55]. Dazu trägt sicher bei, dass Hormesis auch außerhalb des Gebiets der Strahlenbiologie als ein in der Natur weit verbreitetes Phänomen erkannt wird. In der Toxikologie sind viele Stoffe bekannt, die bei geringer Dosierung gesundheitsfördernd, bei höherer Dosierung schädlich wirken [44]. Die Zeitschrift *Critical Reviews in Toxicology* hat ihr ganzes Juli-Heft 2001 dem Thema *Scientific foundations of hormesis* gewidmet. Im Januar 2003 erschien bei CRC-Press das erste Heft der neuen Zeitschrift *Nonlinearity in Biology, Toxicology, Medicine*. Don Luckey, der als Erster Argumente für die Existenz der Strahlenhormesis vortrug [56], vertritt neuerdings sogar den Standpunkt, eine gewisse Dosis ionisierender Strahlen sei lebensnotwendig. Er empfiehlt eine zusätzliche Strahlendosis (extern oder intern) von 4 mSv/Monat und maximal 40 mSv im Jahr [57][8]. Der

8) T. D. Luckey, Professor an der University of Missouri, inzwischen emeritiert, reiste 1980 durch viele Länder, auch die Bundesrepublik, um bei Ministerien, Forschungsorganisationen und sonstigen potentiellen Geldgebern Mittel zur Unterstützung von Forschungsarbeiten auf diesem Gebiet zu beantragen. Seine Bemühungen waren überall erfolglos, da die für die Mittelvergabe zuständigen Personen oder Gremien sich nicht dem Vorwurf aussetzen wollten, eine Unterstützung der Hormesisforschung diene der Verharmlosung der Gefahren der Kernenergie. K. Aurand [58] wies 1991 auf die völlige Vernachlässigung dieses Gebiets in der Forschung hin. Geändert hat sich seither nicht viel, jedenfalls nicht in Deutschland. Das Thema Strahlenhormesis gilt hier weiterhin als heißes Eisen.

Wert dieser Empfehlung steht hier nicht zur Diskussion – aber man kann die Zusammenhänge zwischen Strahlendosis und biologischer Wirkung nicht (nicht mehr) erörtern, ohne das Thema Strahlenhormesis wenigstens als diskussionswürdig anzuerkennen.

Die Frage nach dem Verlauf der Dosis-Wirkungskurve im Bereich geringer Strahlendosen ist nicht nur von akademischem Interesse. Die Vorstellung, dass auch geringste Strahlendosen unerwünschte Wirkungen haben, gibt immer wieder Anlass zur Verschärfung von Strahlenschutzmaßnahmen, die hohe Kosten verursachen und die traumatische Folgen für betroffene Bevölkerungsgruppen haben können, wie die Zwangsevakuierung von Hunderttausenden aus Gebieten in der Nähe von Tschernobyl – ein Thema, das in Kapitel 4 ausführlicher behandelt wird. Wenn z. B. die Grenzwerte für Radionuklide in Lebensmitteln herabgesetzt werden, erfordert die Einhaltung dieser Vorschrift erhöhte Ausgaben bei Lebensmittelproduzenten wie bei der amtlichen Lebensmittelüberwachung. Wenn Abraumhalden eines ehemaligen Uranbergwerks für eine land- oder forstwirtschaftliche Nutzung vorbereitet werden sollen, sind die erforderlichen Sanierungsmaßnahmen um so aufwändiger, je niedriger der Höchstwert für die Bodenradioaktivität festgesetzt wird. Die amerikanische Bundesbehörde *Environmental Protection Agency* (EPA) hat auf der Basis der LNT-Hypothese rein rechnerisch ermittelt, in den USA seien jährlich 5000 bis 20 000 Todesfälle durch Lungenkrebs auf radioaktives Radon in Wohnhäusern zurückzuführen (mehr darüber in Kapitel 2) und hat 1989 eine Öffentlichkeitskampagne durchgeführt, um Hausbesitzer dazu zu bewegen, ihre Gebäude auf Radongehalte überprüfen und gegebenenfalls sanieren zu lassen. Leser der EPA-Broschüren wurden aufgefordert: *Protect your family against Radon... the silent killer. The sooner you fix your Radon problem, the safer you and your family will be.* Die von EPA propagierten Sanierungsmaßnahmen scheiterten an den immensen Kosten, die sie verursacht hätten. Die Hauptwirkung der EPA-Kampagne war ein Schüren der Strahlenängste und eine weitere Verunsicherung der Bevölkerung [59].

Es gibt bisher keinen Beweis für die Existenz oder für das Fehlen einer Schwellendosis für die strahleninduzierte Krebsentstehung. Beweise zu erbringen dürfte auch in Zukunft schwierig, vielleicht unmöglich sein. Weder kann man vorhersagen, welches Individuum in einer strahlenexponierten Population Krebs bekommen wird, noch kann man, wenn Krebs bei einem Individuum auftritt, beweisen, dass eine Strahlenexposition die Ursache war. In einer der jüngsten Veröffentlichungen zu diesem Thema [60] wird erklärt, weder experimentelle noch epidemiologische Ergebnisse könnten jemals statistisch genügend Beweiskraft haben, um diese Debatte zweifelsfrei zu entscheiden; und weiter: „Die einzige Lösung dieses Problems liegt im genauen Verstehen der Mechanismen der Strahlenwirkung auf molekularer Ebene" (hierzu auch [61]). Nach [62] sollte erst gar nicht versucht werden, die LNT-Hypothese als bewiesen hinzustellen. Sie sei eine pragmatische Annahme zum Zweck des Strahlenschutzes. *„There is no need for a fruitless LNT-controversy"* heißt es dort.

Tatsächlich ist die LNT-Hypothese die Basis des von der Internationalen Strahlenschutzkommission (ICRP) eingeführten ALARA-Prinzips (*as low as reasonably achievable*). Danach ist die Strahlenexposition des Menschen so niedrig zu halten, wie das vernünftigerweise erreichbar ist. Aber wo hören die Vorsichtsmaßnahmen auf, vernünftig zu sein, wo beginnt die Unvernunft? In Kapitel 4 werden aus der Zeit unmittelbar nach der Tschernobyl-Katastrophe Beispiele für groben Missbrauch des ALARA-Prinzips genannt. Manche Politiker übertrumpften sich damals gegenseitig mit Forderungen nach immer noch niedrigeren Grenzwerten für Radioaktivität in Lebensmitteln, Sandkisten oder Schwimmbädern. Das Festhalten an der Vorstellung, auch kleinste Strahlendosen bedeuteten ein Gesundheitsrisiko, hat nach Ansicht mancher Fachleute eine weitverbreitete Strahlenphobie bewirkt, die gesundheitlich nachteilige Wirkungen nach sich zieht, weil zum Beispiel Frauen auf Mammographie verzichten oder Patienten mit Verdacht auf Lungentuberkulose eine Röntgenuntersuchung der Lungen ablehnen [63, 64].

Manche „alternativen" Kreise sind gegen jegliches Rütteln am ALARA-Prinzip und der LNT-Hypothese. Versuche zu deren Modifikation oder Abschaffung führen sie auf den Wunsch der US-Regierung zurück, die Kosten für die Entsorgung radioaktiv kontaminierter Anlagen der Uran- und Plutoniumindustrie nicht ins Astronomische steigen zu lassen [65]. Wie sehr aus einem wissenschaftlichen Disput inzwischen ein politischer geworden ist, zeigt das Hin und Her um die Zusammensetzung des BEIR VII-Komitees. Einige Strahlenschutzfachleute, die Zweifel an der Gültigkeit der LNT-Hypothese im Niedrigdosisbereich geäußert hatten und die, neben LNT-Befürwortern, in das BEIR VII-Komitee berufen worden waren, wurden vom National Research Council aus diesem Komitee wieder abberufen, nachdem Antikernkraftgruppen gegen ihre Berufung protestiert hatten [66]. Andererseits gibt es Strahlenschutzexperten, die ein Monitoring von effektiven Strahlendosen, die unter 100 mSv/Jahr liegen, für überflüssig, ja für reine Geldverschwendung halten, da gesundheitsschädliche Wirkungen erst ab 100 mSv/Jahr nachweisbar seien (J. R. Cameron in [40]).

Die seit Jahrzehnten über Wert oder Unwert der LNT-Hypothese geführte Diskussion scheint neuerdings bei der international tonangebenden ICRP zur Anerkennung einer gewissen Reformbedürftigkeit des bisherigen Strahlenschutzkanons geführt zu haben. Aus dem ALARA-Prinzip soll ein ALARP-Prinzip werden *(as low as reasonably practicable)* [67]. Es wird für die Kommission nicht einfach sein, zwischen wissenschaftlichen, politischen und ideologischen Argumenten einen Weg zu finden, der sich als gangbar erweist. In Deutschland hat die Strahlenschutzkommission (SSK) in ihrer Sitzung vom 13. April 2000 eine Stellungnahme zum ICRP-Vorschlag eines neuen Strahlenschutzkonzepts formuliert. Darin werden die Reformbemühungen der ICRP grundsätzlich begrüßt, die internationale Diskussion darüber müsse jedoch ausführlich und ohne Zeitdruck geführt werden, um einen möglichst weiten Konsens in der Beurteilung des Strahlenschutzes und der zugrunde liegenden Konzepte zu erreichen. Diese internationale Diskussion ist voll in Gang; sie beherrscht schon seit einiger Zeit jede nationale oder internationale Tagung von Strahlenschutz-Fachleuten. Während ukrainische Autoren auf schlechte Erfahrungen mit den bisherigen ICRP-Grundsätzen nach der Katastrophe von Tschernobyl hinweisen und dringend die Reform fordern [68], sehen andere Autoren in den Reformvorschlägen logische und ethische Fehler [69, 70]. Eine baldige Einigung von Reformgegnern und -befürwortern ist wohl nicht in Aussicht.

2
Natürliche Radionuklide in Lebensmitteln

Der Hauptanteil der ionisierenden Strahlung, die auf alle Lebewesen einwirkt, stammt aus natürlichen Quellen. Von der Sonne und aus dem entfernteren Weltraum kommt die *kosmische Strahlung*, auch Höhenstrahlung genannt. Von natürlichen Radionukliden im Boden, die auch in Baumaterialien enthalten sein können, kommt die *terrestrische Strahlung*. Neben diesen von außen einwirkenden Strahlen (*externe Strahlenexposition*) gibt es die von innen einwirkenden, die von in der Atemluft sowie in Trinkwasser und Lebensmitteln vorhandenen Radionukliden stammen (*interne Strahlenexposition*). Uns wird im Folgenden ganz überwiegend das Vorkommen von Radionukliden in Lebensmitteln und die aus dem Verzehr resultierende *Ingestionsdosis* interessieren. Um deren Bedeutung richtig einschätzen zu können, muss sie auch mit der externen Strahlenexposition und mit der durch Einatmen von Radionukliden verursachten *Inhalationsdosis* verglichen werden.

Die in Lebensmitteln pflanzlicher und tierischer Herkunft vorhandene natürliche Radioaktivität wird durch die Anwesenheit der in Tab. 2.1 genannten Radionuklide verursacht. Die Liste ist nicht vollständig; es gibt etwa 70 natürliche Radionuklide, deren Beitrag zu der in Lebensmitteln und im menschlichen Körper vorhandenen Radioaktivität meist so gering ist, dass sie hier unberücksichtigt bleiben können.

Man unterscheidet *kosmogene Radionuklide*, die durch Kernreaktionen der kosmischen Strahlung mit Bestandteilen der Luft ständig neu entstehen und *primordiale Radionuklide*, die noch aus der Zeit der Entstehung unseres Sonnensystems vorhanden sind. Zahlenangaben in den folgenden Abschnitten sind, soweit nicht anders angegeben, Berichten des *United Nations Scientific Committee on the Effects of Atomic Radiation* (UNSCEAR) [71–74] entnommen [1)].

1) Die in der Tabelle für die Aufnahme (Bq pro Jahr und Person) genannten Daten sind von UNSCEAR weltweit verwendete Referenzwerte. Je nach den bei der Berechnung angenommenen Verzehrsgewohnheiten und der Zusammensetzung der Lebensmittel werden teilweise erheblich davon abweichende Zahlen genannt. Beispielsweise für Po-210: Japan 220 Bq [75], Großbritannien 32 [76], Europäische Union 28,5–55 Bq [77].

Tab. 2.1 In Lebensmitteln und im menschlichen Körper vorkommende natürliche Radionuklide, nach [71–74] (a = Jahre, d = Tage)

Radionuklid	***Strahlung***	***Physikal. Halbwertszeit***	***Zufuhr (Bq pro Jahr und Person)***	***Der menschliche Körper (70 kg) enthält (Bq)***
Kosmogenen Ursprungs				
Kohlenstoff-14	β	5730 a	20000	3500
Tritium	β	12,3 a	50 [a)]	5 [a)]
Beryllium-7	γ	53,3 d	1000	25
Primordialen Ursprungs				
Kalium-40	β, γ	$1{,}3 \times 10^9$ a	33000	4000
Rubidium-87	β	$4{,}7 \times 10^{10}$ a	700	600
Uran-Reihe				
Uran-238	α	$4{,}5 \times 10^9$ a	5,7	1
Uran-234	α	$2{,}4 \times 10^5$ a	5	4
Thorium-230	α	$7{,}5 \times 10^4$ a	3,0	0,4
Radium-226	α, γ	1600 a	22	1,2
Blei-210	β	22,3 a	30	20
Polonium-210	α	138,4 d	58	15
Thorium-Reihe				
Thorium-232	α	$1{,}4 \times 10^{10}$ a	1,7	0,2
Radium-228	β	5,8 a	15	0,4
Thorium-228	α, γ	1,9 a	3,0	0,4

a) UNSCEAR gibt höhere Werte für Zufuhr (500 Bq) und Körpergehalt (20 Bq) von Tritium an, die noch aus einer Zeit stammen, als höhere Tritium-Konzentrationen in der Biosphäre gefunden wurden als heute.

2.1 Kosmogene Radionuklide

Zu den Radionukliden kosmogenen Ursprungs zählen Kohlenstoff-14, Tritium und Beryllium-7. Die hauptsächlich aus Protonen und α-Teilchen bestehende kosmische Primärstrahlung trifft in der oberen Atmosphäre der Erde auf Bestandteile der Luft, vor allem Stickstoff, Sauerstoff und Argon. Beim Zusammenprall werden Atomkerne zertrümmert, wodurch neue Kerne und energiereiche Teilchen (Neutronen, Protonen u. a.) entstehen, die weiterfliegen und weitere Kerne zertrümmern können, bis die eingestrahlte Energie aufgebraucht ist. Die bei diesen komplexen Interaktionen entstehende Sekundärstrahlung erreicht die Biosphäre.

Kohlenstoff-14

entsteht durch Reaktion eines Stickstoffatoms mit einem Neutron, wobei auch ein Proton gebildet wird. Man drückt diesen Vorgang durch folgende Gleichung aus:

$$^{14}_{7}N + ^{1}_{0}n \longrightarrow ^{14}_{6}C + ^{1}_{1}p \quad \text{(Entstehung von C-14)}$$

Jährlich werden so $1{,}5\times10^{15}$ Bq C-14 gebildet, im Gleichgewicht mit dem radioaktiven Zerfall. Der Gesamtbestand von C-14 auf der Erde (*global inventory*) wird auf $12{,}7\times10^{18}$ Bq geschätzt, davon 1,9% in der Troposphäre und Stratosphäre, 4% in der Festlandsoberfläche und Biosphäre und 94,2% in den Weltmeeren.

Der gebildete Kohlenstoff-14 wird zu Kohlendioxid oxidiert und kann so in die Nahrungskette gelangen. C-14 zerfällt mit einer physikalischen Halbwertszeit von 5730 Jahren unter Bildung von stabilem Stickstoff und eines Elektrons:

$$^{14}_{6}\mathrm{C} \longrightarrow {}^{14}_{7}\mathrm{N} + {}^{0}_{-1}\mathrm{e} \qquad \text{(Zerfall von C-14)}$$

Alle Lebewesen inkorporieren C-14 in dem Verhältnis zum stabilen C-12, das in der Erdatmosphäre vorherrscht. Mit dem Tod endet der Einbau von C-14, während der Zerfall des C-14 fortschreitet. Das Verhältnis C-14/C-12 wird also in totem organischen Material, wie zum Beispiel in Lebensmittelresten, die als Grabbeilagen in archäologischen Fundstätten vorkommen, im Lauf der Zeit immer kleiner. Die Messung des C-14-Gehalts zur Altersbestimmung von Materialproben ist zu einem wichtigen Instrument der Altertumsforschung geworden [2)]. Im Gegensatz zu den aus heutigem biologischen Material gewonnenen Produkten, wie Alkohol oder Essig aus Wein, enthalten die entsprechenden aus Petroleum erzeugten Produkte kein C-14. Man kann daher durch Bestimmung des C-14-Gehalts erkennen, ob alkoholische Getränke oder Haushaltsessig durch Zusatz von synthetischen Erzeugnissen verfälscht wurden [78].

Der in der Biosphäre – und damit auch in Lebensmitteln – vorhandene Kohlenstoff enthält von Natur aus etwa 230 Bq C-14/kg. Der 70 kg „Standardmensch" enthält 13 kg Kohlenstoff, entsprechend 3000 Bq C-14. Eine Gesamtnahrungsstudie an Frauen in Südwestdeutschland ergab eine mittlere Tageszufuhr von 56 Bq, entsprechend 20 300 Bq/Jahr [79]. In Japan wurde bei Männern eine Zufuhr von 56 Bq/Tag ermittelt [75]. Die C-14-Aktivität in Lebensmitteln variiert entsprechend dem Trockensubstanzgehalt – und damit dem Kohlenstoffgehalt – erheblich. In einem wasserreichen Lebensmittel wie Kopfsalat misst man etwa 5 Bq/kg Frischgewicht, in Getreidekörnern etwa 100 Bq/kg [80], in Nüssen 148 Bq/kg [81].

Tritium

Der Zusammenprall von Neutron und Stickstoffatom kann auch zur Bildung von Tritium (H-3 oder T abgekürzt) und stabilem Kohlenstoff-12 führen:

$$^{14}_{7}\mathrm{N} + {}^{1}_{0}\mathrm{n} \longrightarrow {}^{3}_{1}\mathrm{H} + {}^{12}_{6}\mathrm{C} \qquad \text{(Entstehung von Tritium)}$$

2) Im Verlauf der Industrialisierung im 19./20. Jahrhundert wurden vermehrt fossile Brennstoffe (die zu alt sind, um noch C-14 zu enthalten) verfeuert und dadurch wurde der C-14-Gehalt der Biosphäre verdünnt (nach dem Entdecker dieses Phänomens, dem Geophysiker H. E. Suess, als *Suess Effekt* bezeichnet). Andererseits wurde durch Kernwaffenexplosionen im 20. Jahrhundert der C-14-Gehalt der Biosphäre erhöht (Kapitel 3). Bei Altersbestimmungen mittels Radiokarbonmethode müssen diese Veränderungen im C-14/C-12-Verhältnis berücksichtigt werden.

Tab. 2.2 Aktivitätskonzentration natürlicher Radionuklide in Trinkwasser und anderen Wasservorkommen in Deutschland [mBq/L, Mittelwerte (M) und Höchstwerte (HW)], nach [82], für U-238 ergänzt nach [83]

Radionuklid	*Trinkwasser*		*Mineralwasser*		*Grundwasser*	*Oberflächenwasser*	*Meerwasser der Nord- und Ostsee*
	M	*HW*	*M*	*HW*	*HW*	*HW*	*HW*
Kohlenstoff-14	–		–				6,7
Tritium	–		–		400	100	100
Beryllium-7	–		–				3,4
Kalium-40	70	800	1500	16 000	15 000	2000	12 300
Uran-238	5	310	53	2800	200	40	44
Radium-226	5	32	23	310	400	30	8
Blei-210	1	170	–		70		2
Polonium-210	0,5	40	–				1,9
Thorium-232	0,1	4	–		70	0,4	0,029
Radium-228	3	23	–			10	8
Thorium-228	–		–				0,3

Es werden etwa 72×10^{15} Bq H-3 jährlich gebildet; der Gesamtbestand von Tritium auf der Erde wird auf $1{,}3 \times 10^{18}$ Bq geschätzt, davon 65% in den Weltmeeren, 27% in der Festlandsoberfläche und der Biosphäre und 8% in Troposphäre und Stratosphäre. Mit einer Halbwertszeit von 12,3 Jahren zerfällt Tritium unter Abgabe eines Elektrons zu stabilem Helium-3:

$$^{3}_{1}\text{H} \longrightarrow {}^{3}_{2}\text{He} + {}^{0}_{-1}\text{e} \qquad \text{(Zerfall von Tritium)}$$

Das entstandene Tritium wird in Gegenwart von Sauerstoff zu HTO oxidiert. Während Grundwasser aus großen Tiefen tritiumfrei ist und Regenwasser etwa 1 Bq/L aufweist, enthält Oberflächenwasser, wie in Tab. 2.2 angezeigt, um 0,1 Bq T/L. Pro Tag nimmt ein Erwachsener etwas mehr als 0,1 Bq T mit Wasser und Lebensmitteln zu sich – rund 50 Bq im Jahr. Im Körper des Menschen sind bei 70 kg Körpergewicht 45 kg Wasser enthalten, entsprechend 4,5 Bq T, wenn man Gleichgewicht mit der Konzentration im Oberflächenwasser annimmt. Für den Tritiumanteil des in Proteinen, Kohlenhydraten und Fetten vorhandenen Wasserstoffs stellt sich das Gleichgewicht langsamer ein als für den als HTO vorliegenden [84]. Im Körper des Erwachsenen verhält sich Tritium zu 97% als HTO mit einer biologischen Halbwertszeit von 10 Tagen, zu 3% als organisch gebundenes Tritium mit einer HZ_{biol} von etwa 40 Tagen [85]. In der Zeit der atmosphärischen Kernwaffenversuche war die Tritiumkonzentration, wie die des C-14, in der Biosphäre erheblich höher als heute (Kapitel 3).

Da Erdöl und daraus gewonnene synthetische Produkte kein Tritium enthalten, kann man durch Bestimmung des Tritiumgehalts eine Verfälschung angeblich naturreiner Aromastoffe durch Syntheseprodukte erkennen [86].

Beryllium-7

Das kosmogene Beryllium-7 zerfällt mit einer physikalischen Halbwertszeit von 53 Tagen unter Abgabe von γ-Strahlung zu stabilem Lithium-7. Regenwasser enthält 0,7 Bq Be-7/L. In Blattgemüse werden um 12, in Getreide um 3 Bq/kg gefunden.

2.2
Primordiale Radionuklide ohne Zerfallsreihe

Bei der Entstehung der Erdmaterie war die natürliche Radioaktivität um ein Vielfaches höher als heute. Damals gebildete kurzlebige Radionuklide sind inzwischen verschwunden. Noch vorhanden sind, neben den Gliedern der im folgenden Abschnitt zu besprechenden Zerfallsreihen, etwa 20 Radionuklide mit sehr langer Halbwertszeit, die sich nur durch einen einzigen Zerfallsschritt in stabile Nuklide umwandeln.

Kalium-40

Von diesen primordialen Radionukliden ist Kalium-40 wegen seines relativ hohen Beitrags zur externen und internen Strahlenexposition von Bedeutung. Es zerfällt mit einer physikalischen Halbwertszeit von über einer Milliarde Jahren teils unter Elektronenausstoß zu Calcium-40, teils unter Abgabe von γ-Strahlung zu Argon-40. Das in der Natur vorhandene Kalium besteht zu 93,26% aus dem stabilen Isotop K-39, zu 6,73% aus dem ebenfalls stabilen K-41 und zu 0,0117% aus radioaktivem K-40, was dem Kalium eine spezifische Aktivität von 31 Bq/g K verleiht.

Kalium ist das siebthäufigste Element in der Erdkruste, zu der es 2,6 Gewichtsprozent beiträgt. Weltweit rechnet man mit einem K-40-Mittelwert von 400 Bq/kg im Boden. Besonders konzentriert kommt Kalium in manchen Salzseen und in Kalisalzlagern vor; reines Kaliumchlorid hat eine spezifische Aktivität von 16 200 Bq/kg. Wie Tab. 2.3 zu entnehmen ist, enthalten viele Gesteinsarten, die auch als Baumaterial verwendet werden, mehrere hundert oder um 1000 Bq/kg [87]. Die Strahlenexposition im Inneren von Häusern hängt daher zum großen Teil von den Baustoffen ab, die bei der Errichtung des Gebäudes verwendet wurden.

In der menschlichen Ernährung sind es vor allem die Lebensmittel pflanzlicher Herkunft, die Kalium enthalten. Als besonders kaliumreich gelten Bananen, Kartoffeln, Trockenobst, Spinat und Champignons. Man kann die Kaliumgehalte den Nährwerttabellen entnehmen, wie sie auch in vielen Kochbüchern wiedergegeben werden. Multipliziert man die Kaliumkonzentration (g/kg) mit 31 Bq/g, so erhält man die spezifische Aktivität in Bq/kg Lebensmittel. Die durchschnittliche tägliche Kaliumzufuhr Erwachsener beträgt 2–4 g Kalium, entsprechend 60–125 Bq K-40, wobei dic Zufuhr bei Vegetariern an der oberen Grenze dieses Bereichs liegen kann.

Tab. 2.3 Spezifische Aktivität von Kalium-40, Thorium-232 und Radium-226 in einigen Gesteinsarten, nach [87]

Gesteinsart	*Herkunft*	*Ra-226 (Bq/kg)*	*Th-232 (Bq/kg)*	*K-40 (Bq/kg)*
Fränkischer Schiefer	Hof	29,6	55,5	999
Kalkstein	Pfalz	<7,4	11,1	<37
Granit	Italien	37	62,9	925
Basalt	Hessen	29,6	22,2	44
Basalt	Pfalz	44,4	48,1	222
Basalt	Prag	55,5	33,3	444
Rheinsand	Speyer	18,5	11,1	407
Bimsstein	Neuwieder Becken	74	70,3	1036

Der Organismus des Mannes enthält etwa 150 g Kalium, der der Frau 100 g, entsprechend 4650 bzw. 3100 Bq K-40. [3)] Kalium ist ein für den Menschen essentieller Nährstoff. Es ist das häufigste Kation der intrazellulären Flüssigkeit und bestimmt weitgehend den intrazellulären osmotischen Druck. Eine Verminderung der Kaliumzufuhr, wie sie törichterweise gelegentlich zur Reduktion der internen Strahlenexposition empfohlen wurde, kann zu schweren Mangelzuständen führen. Kaliummangel verursacht in erster Linie neuromuskuläre Symptome wie Schwäche der Skelettmuskulatur, Erschlaffung der glatten Muskulatur bis hin zu Darmlähmung und Funktionsstörungen des Herzens. Die Kaliumkonzentration im Körper wird homöostatisch kontrolliert. Wird mit der Nahrung mehr Kalium zugeführt als zur Erhaltung des homöostatischen Gleichgewichts erforderlich, wird vermehrt Kalium über die Nieren ausgeschieden.

Rubidium-87

Dieser β-Strahler zerfällt mit der besonders langen physikalischen Halbwertszeit von 47 Milliarden Jahren zu Strontium-87. Seine auf der Erde vorhandene Menge hat in den etwa 4,5 Milliarden Jahren der Erdgeschichte nur um 5% abgenommen. Im Gesamtrubidium ist Rb-87 zu 27,8% enthalten, das stabile Rb-85 zu 72,2%. In Meerwasser findet man 0,1 Bq Rb-87/L und in Meerestieren 0,3–3 Bq/kg. Mit der Nahrung werden pro Tag 2–3 mg Rubidium aufgenommen [91], mit einer spezifischen Aktivität von 890 Bq/g, somit 1,8–2,7 Bq/Tag. Über die Vertei-

3) Da Muskelfleisch einen recht konstanten Kaliumgehalt hat, während der Fettanteil des Körpers kein Kalium enthält, kann man durch Messung der vom Körper ausgehenden K-40-γ-Strahlung die Muskelmasse eines lebenden Menschen oder z. B. den Fleischgehalt in Schweineschinken bestimmen [88]. Mit zunehmendem Alter nimmt der Muskelanteil des Körpers und damit der K-Gehalt pro kg Körpergewicht ab. Japanische Autoren haben bei einer Gruppe von Männern 23 Jahre lang die K-40-Konzentration im Körper bestimmt und in diesem Zeitraum (bis etwa zum 60. Lebensjahr) eine 14%ige Abnahme der K-Konzentration festgestellt [89] – eine Bestätigung älterer Befunde in Deutschland [90].

lung dieses Elements in verschiedenen Lebensmitteln und in Organen des menschlichen Körpers ist noch wenig bekannt.

2.3 Primordiale Radionuklide der Zerfallsreihen

Während aus leichteren Radionukliden im Allgemeinen beim radioaktiven Zerfall ein stabiles Tochterelement in einem Schritt gebildet wird, führt der Zerfall schwerer Radionuklide meist über mehrere instabile Zwischenstufen zum stabilen Endprodukt. Man kennt drei Zerfallsreihen, von denen nur in zwei, der Uran-238-Reihe (Abb. 2.1 a) und der Thorium-232-Reihe (Abb. 2.1 b) Radionuklide vorkommen, die einen nennenswerten Beitrag zur natürlichen Radioaktivität von Lebensmitteln liefern. Der Tab. 2.1 ist zu entnehmen, welche Glieder der Zerfallsreihen zur Ingestionsdosis beitragen.

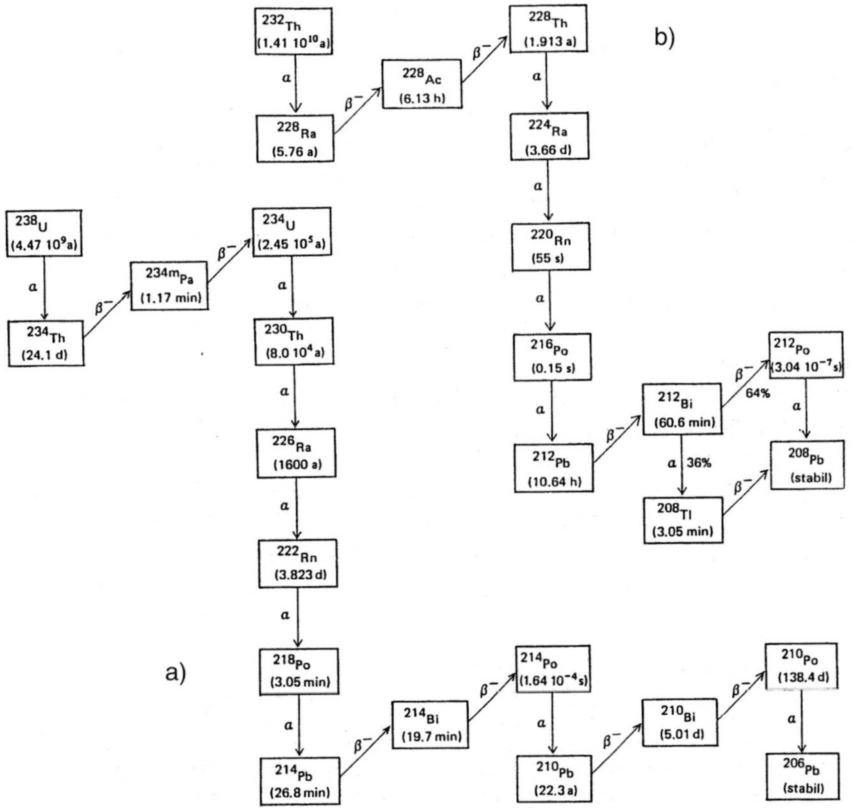

Abb. 2.1. a) Die Uran-Zerfallsreihe. b) Die Thorium-Zerfallsreihe. Die Pfeile lassen die Zerfallsart (α- oder β-Zerfall) erkennen; in Klammern sind die Halbwertszeiten angegeben.

Tab. 2.4 Spezifische Aktivität [mBq/kg Frischgewicht] natürlicher Radionuklide in Lebensmitteln und Trinkwasser, nach [74]

Lebensmittel	*U-238*[a)]	*Th-232*	*Th-230*	*Th-228*	*Ra-228*	*Ra-226*	*Pb-210*	*Po-210*
Milchprodukte	1	0,3	0,5	0,3	5	5	15	15
Fleischprodukte	2	1	2	1	10	15	80	60
Getreideprodukte	20	3	10	3	60	80	50	60
Blattgemüse	20	15	20	15	40	50	80	100
Wurzelgemüse und Obst	3	0,5	0,5	0,5	20	30	30	40
Fischprodukte	30	10	10	100	–	100	200	2000
Trinkwasser	1	0,05	0,1	0,05	0,5	0,5	10	5

a) Das Tochternuklid U-234 ist immer in etwa gleicher spez. Aktivität vorhanden wie U-238.

Weltweite Mittelwerte für deren Vorkommen in Lebensmitteln und in Trinkwasser bietet Tab. 2.4

Die Aufnahme von Radionukliden der Uran- und Thorium-Reihen mit der Nahrung ist mengenmäßig gering, trägt aber nicht unerheblich zur Strahlenexposition bei, da es sich hier überwiegend um α-Strahler handelt und die biologische Wirksamkeit der α-Strahlen stärker ist als die der γ-Strahlen (Kapitel 1). Gebietsweise oder bei bestimmten Verzehrsgewohnheiten kann die Aufnahme solcher α-Strahler erheblich über dem weltweiten Durchschnitt liegen. Im Gegensatz zu den kosmogenen Radionukliden und K-40 ist die Verteilung der Radionuklide der Zerfallsreihen in verschiedenen Erdregionen sehr unterschiedlich. Sie wird einerseits durch die geologischen Vorkommen der Mutternuklide der Zerfallsreihen, U-238 und Th-232, bestimmt, andererseits durch die physikalischen und chemischen Eigenschaften der Mutter- und Tochternuklide. Während beispielsweise die Wasserlöslichkeit von Thoriummineralien sehr gering ist, gehört Radium zu den Erdalkalimetallen und verhält sich chemisch ähnlich wie Barium und Calcium. Die gute Wasserlöslichkeit mancher Radiumsalze trägt zur Verteilung des aus Th-232 entstehenden Ra-228 und dessen Tochternukliden bei. Das zu den Edelgasen gehörende Radon, das als Rn-220 in der Thoriumreihe und als Rn-222 in der Uranreihe vorkommt, kann aus dem Erdboden entweichen und sich und die daraus gebildeten Tochternuklide über die Atmosphäre global verteilen.

Uran

Dieses Element ist in Böden weit verbreitet. Es kommt in der Erdrinde mit einem Durchschnittsgehalt von 2 g/t vor und ist damit häufiger als zum Beispiel Silber und Gold. Durch Auswaschung von Uran aus Böden gelangt das Element in die Ozeane, deren Wasser recht konstant 3,3 µg/L enthält. In einem km^3 Meerwasser sind demnach 3 t Uran vorhanden. Von den natürlichen Uranisotopen 234, 235 und 238 ist U-238 am häufigsten (99,28%). Die höchste spezifische Aktivität hat U-234 mit $2{,}3 \times 10^8$ Bq/g (U-238: $1{,}2 \times 10^4$, U-235: $8{,}0 \times 10^4$ Bq/g). Die Uranisotope sind α-Strahler. Einige der aus ihnen entstehenden Radionuklide der Zerfallsreihen wandeln sich unter Abgabe von β- und zum Teil auch γ-Strahlung in Tochternuklide um. Uranhaltige Gesteine senden daher alle drei Strahlenarten aus. U-235 und U-238 sind primordiale Nuklide, während U-234 als Zerfallsprodukt des U-238 entsteht.

Wie alle chemischen Elemente der Erdkruste ist Uran auch in der Nahrung enthalten. Dabei spielt, wie bei anderen Radionukliden, deren in Mineralien vorkommende Verbindungen sehr wenig wasserlöslich sind, die Ablagerung von Bodenstaub auf Blättern und Früchten eine erhebliche Rolle [92]. Da die spezifische U-238-Aktivität in Böden etwa tausendfach höher ist als in Gemüse, können schon kleine Mengen anhaftenden Bodenstaubs die Messwerte erhöhen. Von Gemüse mit gekräuselter oder zerklüfteter Blattoberfläche, wie Petersilie oder Grünkohl, lassen sich anhaftende Bodenpartikel besonders schlecht abwaschen. Bei solchen Erzeugnissen findet man daher die höchsten Uranaktivitäten [93]. Dazu trägt auch bei, dass feine, besonders schwer abwaschbare Bodenpartikel (Durchmesser bis 40 µm) um den Faktor 10 höhere Aktivitäten aufweisen als gröbere (40–1000 µm) [94]. Von Wurzelgemüse wird durch einfaches Waschen kaum Uran entfernt, wohl aber durch kräftiges Bürsten und erst recht durch Schälen [95].

Meerestiere können Uran aus Meerwasser anreichern, wie die Angaben der Tab. 2.4 für Urangehalte in Fischprodukten zeigen. Unter dieser Bezeichnung werden hier nicht nur Erzeugnisse aus Fischen gemeint, sondern auch solche aus anderen Meeresfrüchten, die viel höhere Urangehalte haben als Fische. Nach britischen Angaben enthalten Meeresfische um 3,9, Krebstiere (*Crustacea*) 35 und Weichtiere (*Mollusca*) 900 mBq U-238/kg [81]. Auch Wildpilze – in der Tabelle nicht berücksichtigt – haben oft höhere Urangehalte als die meisten anderen Lebensmittelgruppen. Das mag an der meist klebrigen Oberfläche liegen, von der sich Bodenpartikel besonders schlecht abwaschen lassen. Die Zufuhr durch Trinkwasser ist örtlich sehr unterschiedlich, da die U-238-Konzentration im Leitungswasser nach Tab. 2.2 von <0,5 bis 310 mBq/L reichen kann. Wie eine Untersuchung der täglichen Uranausscheidung im Urin gezeigt hat, hängt diese stark vom Urangehalt der täglich eingenommenen Getränke ab [96]. In der erwähnten Gesamtnahrungsstudie an Frauen in Südwestdeutschland nahmen die Versuchspersonen mit Nahrung und Getränken im Mittel pro Tag 30 mBq U-238 und 52 mBq U-234 zu sich, mit einem vor allem durch unterschiedlichen Konsum von Mineralwasser verursachten großen Schwankungsbereich (U-238: 11–155, U-234: 14–450 mBq) [79] (leider enthält die der Tab. 2.2 zugrunde liegende Quelle keine Daten über Urangehalte in Mineralwässern). So unterschiedlich wie in der Zufuhr ist der Urangehalt in menschlichen Knochen: 0,4–51 µg Uran/kg Knochenasche [97]. Die Resorption des in Nahrung oder Trinkwasser enthaltenen Urans im menschlichen Verdauungstrakt ist gering, nach [98] etwa 1% der Zufuhr.

Thorium

ist in der Erdrinde mit einem Durchschnittsgehalt von 10 g/t enthalten, 5mal so häufig wie Uran. Tab. 2.3 informiert über das Vorkommen von Th-232 in einigen Gesteinsarten. Thoriumverbindungen sind wenig wasserlöslich und die sehr geringen Anteile von Thoriumisotopen in der Nahrung werden kaum resorbiert. Die geringen Mengen Th-230 (aus der Uran-Reihe) und Th-232 und -228 (aus der

Thorium-Reihe), die doch in die Blutbahn gelangen, werden in den Knochen gespeichert und haben dort eine sehr lange biologische Halbwertszeit (Tab. 1.6). Während die drei genannten Th-Isotope in Böden häufig im Verhältnis 1:1:1 vorkommen, dominiert Th-228 in pflanzlichen [99] wie in tierischen [100] Lebensmitteln. Ursache dafür ist wahrscheinlich die Abstammung des Th-228 von Radium-228 in der Thorium-Zerfallsreihe. Gut lösliche Radiumverbindungen werden von Pflanzen über die Wurzeln aufgenommen und gelangen über das Futter auch in Tiere. Beim Zerfall des Ra-228 wird, über das äußerst kurzlebige Actinium-228, Th-228 gebildet (Abb. 2.1 b). Auffallend ist ein relativ hoher Th-228-Gehalt in brasilianischen Paranüssen (10–40 Bq/kg). Vermutlich stammt der Th-228-Gehalt der Paranüsse des sehr alt werdenden Baumes *Bertholletia excelsa* aus dessen gespeichertem Ra-228. Dagegen scheinen die Thoriumgehalte anderer pflanzlicher Produkte vor allem durch anhaftende feinste Erdpartikel bedingt zu sein, die während des Wachstums der Pflanze als Staub auf den Blättern abgelagert werden und nicht oder nur sehr schwer abwaschbar sind. Bei den meisten Lebensmitteln pflanzlicher Herkunft liegt die spezifische Aktivität der drei Thoriumisotope bei unter 10 mBq/kg Frischgewicht [99]. In Blattgemüse werden um 20 mBq Th-230/kg gefunden, von den beiden anderen Thoriumisotopen je 15 Bq/kg. Mit 100 mBq/kg Th-228 ragt in der Übersicht (Tab. 2.4) die spezifische Aktivität von Meeresprodukten heraus. In Weichtieren (wie Austern) wurden um 460 mBq Th-228, 330 mBq Th-232 und 260 mBq Th-230 gemessen [81].

Radium

Auch die Radiumisotope 226 (Uranreihe) und 228 (Thoriumreihe) sind, der weiten Verbreitung der Mutternuklide der Zerfallsreihen entsprechend, in allen Böden vorhanden. Radium-226 wird normalerweise in Konzentrationen von 3–140 Bq/kg gefunden [101]. Weit höhere Gehalte treten in bestimmten Gebieten Indiens, Brasiliens und Neuseelands auf. Über Ra-228-Gehalte in Böden gibt es viel weniger Angaben; diese liegen meist in der gleichen Größenordnung wie bei Ra-226. Gehalte in Paranüssen liegen für beide Radiumisotope bei Mittelwerten von 50 Bq/kg, Einzelwerte oft erheblich höher [102, 103]. Nach Tab. 2.4 erreicht Ra-226 nur in Meeresprodukten Mittelwerte von 100 mBq/kg. Über das Vorkommen von Ra-228 in Lebensmitteln und sonstigem biologischen Material liegen viel weniger Daten vor als über Ra-226 [104], wohl einfach deshalb, weil Ra-228 kein γ-Strahler und daher schwieriger zu messen ist. In den wenigen Untersuchungen, in denen beide Isotope in derselben Lebensmittelprobe gemessen wurden, überwog manchmal Ra-226, manchmal Ra-228. Für Erwachsene in Sao Paolo, einer Stadt, die nicht zu Brasiliens Gebieten mit erhöhter Bodenradioaktivität zählt, wird eine Jahresaufnahme von 53 Bq Ra-228 angegeben, ein Mehrfaches des in Tab. 2.1 genannten weltweiten Referenzwerts von 15 Bq, dagegen nur 17 Bq Ra-226 [105]. Im menschlichen Körper verhält sich Radium ähnlich wie Calcium, wird also vor allem in Knochen eingebaut. Das Skelett enthält mehr als 70% des im Körper vorhandenen Radiums.

Blei und Polonium

Blei-210 kommt ebenfalls in allen Lebensmittelgruppen vor, weniger in Produkten tierischer als in solchen pflanzlicher Herkunft. Bei den pflanzlichen Erzeugnissen sind es vor allem solche mit großer spezifischer Oberfläche (wie Petersilie, Grünkohl und Beerenobst), die höhere Aktivität aufweisen [106]. Unter den tierischen Erzeugnissen zeigten Rinder- und Schweineleber eine etwa 10fach höhere Aktivität als dazugehörige Fleischproben [106]. Hinsichtlich Pb-210 und erst recht Po-210 ragen in Tab. 2.4 die Werte für Meeresprodukte besonders heraus. Mollusken (wie Austern, Muscheln, Tintenfische) können Polonium aus dem Meerwasser stark anreichern. In ihrem essbaren Anteil werden um 20 Bq Po-210/kg gefunden [71], gelegentlich jedoch bis zu 1200 Bq/kg [107]. Japanische Autoren fanden bei Küstenbewohnern mit hohem Verzehr von Meeresprodukten eine jährliche Aufnahme von im Mittel 200 Bq Po-210 und 110 Bq Pb-210 [108]. Auch in Brasilien trägt der Verzehr von Meeresprodukten stark zur Zufuhr von Po-210 bei [109]. Während im menschlichen Organismus Pb-210 vor allem in den Knochen gespeichert wird, ist Po-210 mehr oder weniger gleichmäßig in den Weichteilen des Körpers verteilt.

Beide Isotope sind Folgeglieder des gasförmigen Radon-222 in der Uran-Zerfallsreihe, was ihre weite Verbreitung in der Biosphäre erklärt. Von Pb-210 und Po-210 werden jährlich normalerweise 30 bzw. 58 Bq pro Person aufgenommen [74]. Nomadisierende Lappländer mit hohem Verzehr von Rentierfleisch nehmen dagegen jährlich 140 Bq Pb-210 und 1400 Bq Po-210 zu sich [71]. Für Rentiere sind Flechten eine wichtige Nahrungsquelle – also Pflanzen, die sich durch besonders große spezifische Oberfläche auszeichnen. So findet eine starke Akkumulation von Po-210 und Pb-210 in der Nahrungskette Flechten–Rentiere–Rentierhalter statt [110, 111].

Das in Tabakblättern vorhandene Po-210 verdampft in der Zigarettenglut und wird eingeatmet. Das Rauchen von 10 Zigaretten/Tag verdoppelt die Aufnahme von Po-210 [112], ein Befund der kürzlich erneut bestätigt wurde [113].

2.4
Natürliche Radionuklide in Trinkwasser und Mineralwässern

Einige Daten über natürliche Radionuklidgehalte von Trink- und Mineralwasser in Deutschland enthält Tab. 2.2. Ein weiteres, dort nicht erwähntes Radionuklid ist das Uran-234. Obwohl U-238 mengenmäßig viel häufiger vorkommt, überwiegt in Gewässern meist die Aktivität des U-234 [114–116][4]. In Frankreich gibt es Trinkwasserquellen mit einem Ra-226-Gehalt von bis zu 2,7 [71], in Portugal

4) Uran in Gesteinen liegt meist als wasserunlösliches U^{4+} vor. Nach Oxidation zum besser löslichen U^{6+} kann es im Grundwasser transportiert werden, meist als Uranyldi- oder Trikarbonat-Anion. Die Löslichkeit des Urans hängt daher vom Redoxpotential, dem pH-Wert und dem Kohlendioxid-Partialdruck im Wasser ab. Die im Vergleich zu U-238 höhere Aktivität des U-234 wird durch dessen selektive Mobilisierung durch Rückstoß beim α-Zerfall (*alpha recoil*) erklärt [115].

bis zu 2,2 Bq/L [117]. Grundwasser in Finnland hat bis zu 5,5 [118], in Schweden bis zu 2,5 Bq/L Ra-226 [119]. Wasser aus Heilquellen weist an manchen Orten höhere Radionuklidgehalte auf als sonstige Mineralwässer. In Abano Terme, Italien, wurde bis 6,4 Bq/L [120] und in Thermalwässern Kroatiens bis 4,4 Bq/L Ra-226 gefunden [121]. Bemerkenswert ist auch, dass der höchste Radioaktivitätsbeitrag in allen Wasservorkommen von K-40 stammt. Manche Mineralwässer enthalten mit bis zu 16 Bq/L mehr Kalium als das Wasser der Nord- und Ostsee mit 12 Bq/L.

Ausführliche Angaben über die Konzentration natürlicher Radionuklide in Wasservorkommen waren vom Institut für Wasser-, Boden- und Lufthygiene des damaligen Bundesgesundheitsamtes bereits 1974 veröffentlicht worden [122], weitere Ergebnisse kamen 1987 dazu [123]. Sowohl diese älteren als auch die in Tab. 2.2 zusammengefassten neueren Befunde sind im Vergleich zu den genannten Ergebnissen aus anderen europäischen Ländern eher als niedrig zu bezeichnen, liegen sie doch – mit Ausnahme der K-40-Pegel – nicht im Bq- sondern im mBq-Bereich. Zu Tab. 2.2 ist noch anzumerken, dass die zugrundeliegenden Daten mit Ausnahme der Radionuklide Ra-226 und K-40 überwiegend aus Gebieten erhöhter natürlicher Radioaktivität (Erzgebirge, Vogtland) stammen [82] und daher höher liegen als die Mittelwerte für das gesamte Bundesgebiet.

Umso unverständlicher war es, dass in der ARD–WDR-Sendung *plusminus* am 11. April 2000 unter der reißerischen Programmzeile „Gesundheitsgefahr durch deutsche Mineralwässer" verkündet wurde, *plusminus* habe 16 Mineral- und Heilwässer auf Radium-226 prüfen lassen und die Befunde seien „erschütternd". Bei sieben Proben wurden weniger als 100 mBq/L gefunden, vier hatten 100–200 und sieben hatten über 200, mit einem Höchstwert von 510 mBq/L. Wohlgemerkt: mBq, nicht Bq. Ohne klarzustellen, dass diese Ergebnisse völlig den seit Jahrzehnten bekannten Befunden entsprachen und statt diese Zahlen durch Hinweis auf in der Nahrung und im menschlichen Körper vorhandene sonstige Radionuklide natürlicher Herkunft zu relativieren, verstanden es die Autoren, bei den Zuschauern den Eindruck zu erwecken, sie hätten einen Skandal aufgedeckt: deutsches Mineralwasser verseuchter als die Abwässer von Uran-Wiederaufbereitungsanlagen! Korrekte Information? Wen interessiert das? Hauptsache die Einschaltquote stimmt.

Inzwischen hat das Bundesamt für Strahlenschutz über Untersuchungen an 401 in Deutschland erhältlichen Mineralwässern berichtet, in denen Ra-226, Ra-228, U-234, U-235, U-238, Po-210, Pb-210 und Ac-227 bestimmt wurden. In keinem Fall wurden bedenklich hohe Aktivitäten festgestellt (Pressemitteilung des BfS vom 30. 9. 2002. Die Ergebnisse können unter www.bfs.de/presse als pdf-Datei heruntergeladen werden).

Die Beurteilung eines Gesundheitsrisikos durch Strahlenexposition kann, wie in Kapitel 1 dargelegt, nicht allein auf der Basis einer Bq-Zahl erfolgen. Vielmehr muss die effektive Dosis mit Hilfe der für jedes Radionuklid bekannten Dosiskoeffizienten (Tab. 1.7) berechnet und in der Dosiseinheit Sv ausgedrückt werden. Welcher effektiven Dosis der Mensch durch externe und interne Strahlenexposition ausgesetzt ist und welche Faktoren die Gesamtdosis beeinflussen, wird Thema der folgenden Abschnitte sein.

2.5
Durch zivilisatorische Maßnahmen und Lebensstil beeinflusste Strahlenexposition

Kosmische Strahlung

Die kosmische Strahlung entsteht auf der Sonne und im weiter entfernten Weltraum. Ihre nach Durchgang durch die Atmosphäre auf der Erdoberfläche ankommenden Bestandteile und Umwandlungsprodukte enthalten eine „harte Komponente", vorwiegend Mesonen, deren Energie so groß ist, dass sie meterdicke Betonwände durchdringen können, und eine „weiche Komponente" aus Elektronen, Positronen und γ-Strahlen. In Meereshöhe beträgt der Anteil der Mesonen an der kosmischen Strahlung etwa 90%, derjenige der weichen Komponente 10%. Mesonen sind geladene Elementarteilchen, deren Masse zwischen der von Elektronen und Protonen liegt. Sie zerfallen in Bruchteilen von Sekunden – je nach ihrer Ladung – in ein Elektron oder Positron und zwei Neutrinos. Der weiche Anteil der kosmischen Strahlung wird auf dem Weg durch die Lufthülle teilweise absorbiert, so dass die Dosisleistung der auf den Menschen einwirkenden Strahlung von der Höhenlage abhängt (Abb. 2.2). In Meereshöhe erzeugt die kosmische Strahlung in Mitteleuropa eine γ-Ortsdosisleistung von 32 Nanosievert/Stunde und eine Neutronen-Dosisleistung von 3,6 nSv/h. Daraus ergibt sich eine mittlere effektive Dosisleistung von etwa 0,3 mSv pro Jahr. Ein Umzug von Hamburg nach Oberstdorf bedeutet eine zusätzliche Strahlenexposition von 0,14 mSv/Jahr durch Höhenstrahlung.

Fernflüge finden in 10–12 km Höhe statt. Die auf Passagiere und Flugpersonal einwirkende Dosis hängt nicht nur von der Flughöhe und der Flugdauer ab, sondern auch von der geographischen Breite. In Polnähe ist die Dosisleistung in der üblichen Flughöhe drei- bis viermal so hoch wie in Äquatornähe. Je nach Flug-

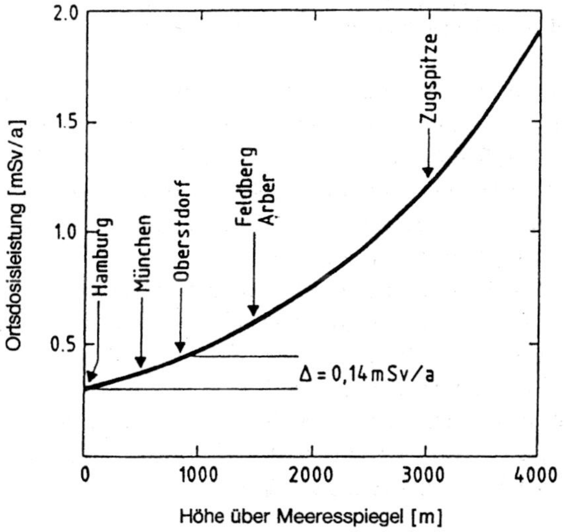

Abb. 2.2 Dosisleistung kosmischer Strahlung in Abhängigkeit von der Höhe über dem Meeresspiegel. Quelle: [5].

stundenzahl und geflogenen Routen wurden für das Flugpersonal Jahresdosen von 1–6 mSv/Jahr berechnet [124]. Die Novelle der Strahlenschutzverordnung vom 20.7.2001 [125] bezieht in § 103 Flugpersonal in die Strahlenschutzanforderungen mit ein. Die Betreiber von Flugzeugen werden zur Ermittlung der Strahlenexposition ihres fliegenden Personals verpflichtet, sobald die effektive Dosis im Kalenderjahr 1 mSv überschreiten kann. Der Grenzwert für fliegendes Personal für die effektive Dosis beträgt – wie bei anderen beruflich strahlenexponierten Personen – 20 mSv pro Kalenderjahr.

Seit etwa 20 Jahren durchgeführte Untersuchungen über mögliche Einflüsse der berufsbedingten Strahlenexposition auf die Gesundheit des Flugpersonals haben keine konsistenten Hinweise auf einen Zusammenhang zwischen flugbedingter effektiver Dosis und Krebshäufigkeit geliefert [124]. Diese Untersuchungen werden weltweit mit 80000 Teilnehmern von mehreren Fluggesellschaften fortgesetzt, um eine möglichst aussagekräftige Datenbasis zu erlangen. Für die Passagiere bedeutet ein Flug, beispielsweise von Frankfurt/M nach New York und zurück, eine zusätzliche externe Strahlenexposition von rund 0,1 mSv. Bei transkontinentalen Viel-Fliegern können Jahresdosen von 1 mSv und mehr zustande kommen. [5)]

Terrestrische Strahlung

Das Vorkommen in Böden von K-40 und der γ-strahlenden Radionuklide der Zerfallsreihen verursacht die terrestrische Strahlung. Je nach den geologisch-mineralogischen Verhältnissen sind von Ort zu Ort deutliche Unterschiede in der durch terrestrische Strahlung verursachten Dosis möglich. Wie Abb. 2.3 zu entnehmen ist, herrschen im Flachland Norddeutschlands Dosisleistungen von 30 bis 70 nSv/h vor, während das Niveau der terrestrischen Strahlung in Bergregionen mit Granitformationen, die einen erhöhten Gehalt an Uran und Radium aufweisen, Werte von über 150 nSv/h erreicht. Im Bayerischen Wald und im Schwarzwald werden lokal über 200 nSv/h gemessen. Im Allgemeinen trägt die γ-Strahlung von K-40 und Radionukliden der Uran- und der Thorium-Zerfallsreihen je etwa ein Drittel zur Gesamtdosis bei. Ein Umzug von Potsdam (< 30 nSv/h) nach Baden-Baden (um 100 nSv/h) würde mindestens eine Verdreifachung der durch terrestrische Strahlung im Freien bewirkten Strahlendosis mit sich bringen. In Norwegen, mit viel Granitböden, liegt der Mittelwert der terrestrischen Dosis im Freien bei 73 und stellenweise werden 1200 nSv/h erreicht [74].

In *Gebäuden* wird die externe Strahlenexposition vorwiegend von der spezifischen Aktivität der verwendeten Baumaterialien und nur zu einem geringen Teil durch die geologischen Verhältnisse im Untergrund bestimmt. Ein Blick zurück auf Tab. 2.3 lässt erhebliche Unterschiede im Radionuklidgehalt verschiedener Gesteinsarten erkennen, die zum Teil auch im Hausbau verwendet werden. Holz ist

5) Wer wissen möchte, mit welcher Strahlendosis bei einem bestimmten Flug zu rechnen ist, kann die Antwort unter <www.gsf.de/epcard> vom GSF-Forschungszentrum für Umwelt und Gesundheit in Neuherberg bekommen. Der Berechnung für beliebige Flugrouten liegt das Programm EPCARD zugrunde (European Program Package for the Calculation of Aviation Route Doses).

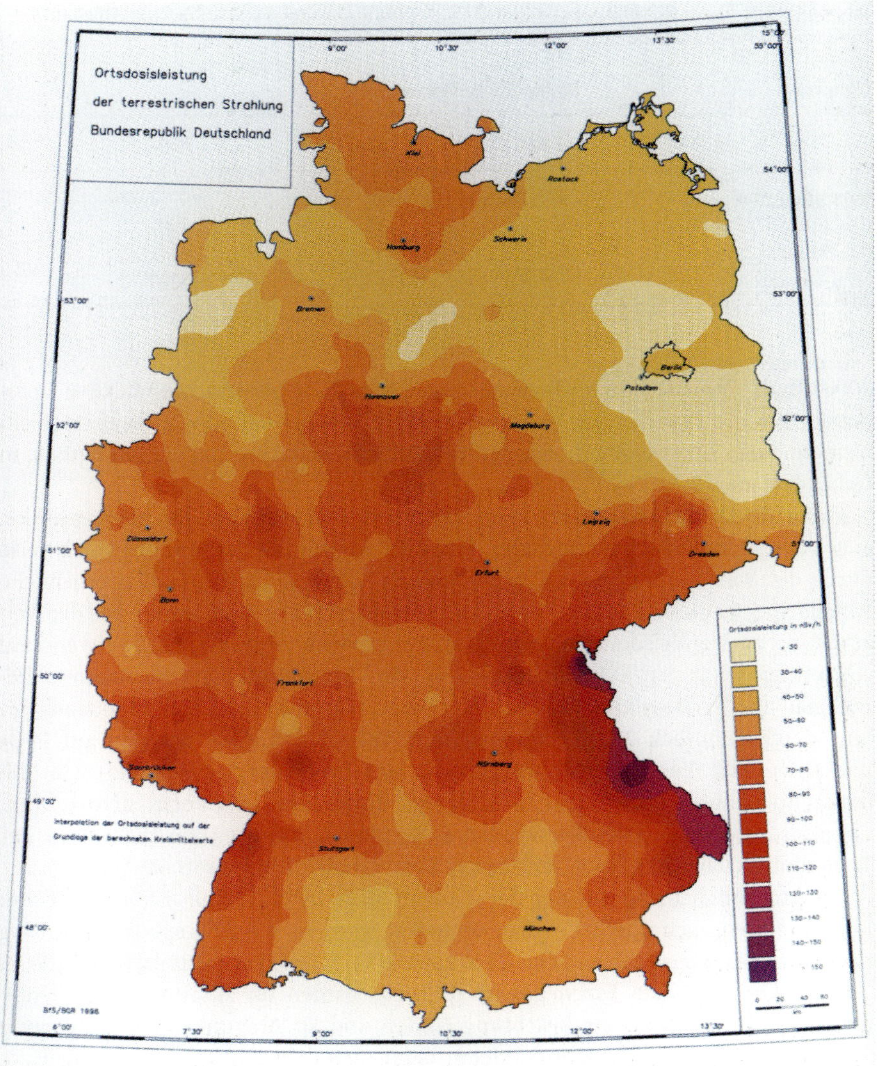

Abb. 2.3 Ortsdosisleistung der terrestrischen Strahlung in der Bundesrepublik Deutschland. Quelle: Bundesamt für Strahlenschutz.

praktisch frei von γ-strahlenden Radionukliden. Im Vergleich zum Wohnen in einem Holzhaus kann das Wohnen in einem Steinhaus eine zusätzliche externe Strahlenexposition von bis zu 1,5 mSv/a zur Folge haben [87]. Als Mittelwert der von Baustoffen ausgehenden γ-Ortsdosisleistung in Gebäuden gilt in Deutschland 80 nSv/h, mit einem Wertebereich von 20–700 nSv/h. Weltweit gibt es erhebliche Unterschiede. In den USA, mit vielen Holzhäusern, beträgt der Mittelwert 38 nSv/h, in Schweden, mit vielen Natursteinhäusern, 110, mit Höchstwerten bis

Tab. 2.5 Spezifische Aktivität von Radium-226, Thorium-232 und Kalium-40 in verschiedenen Düngerarten, nach [82]

Düngerart	***Bq/kg Trockenmasse***		
	Ra-226	***Th-232***	***K-40***
Superphosphat	230–520	15–44	52–140
PK-Dünger	370	15	5900
PN-Dünger	310	30	41
NPK-Dünger	270	15	5200

2000 nSv/h [74]. Die durch die terrestrische Strahlung verursachte effektive Dosis beträgt für die Bevölkerung in Deutschland im Mittel 0,4 mSv/a, dazu trägt ein fünfstündiger Aufenthalt im Freien etwa 0,1 und ein 19-stündiger Aufenthalt in Gebäuden etwa 0,3 mSv/a bei [82].

Außer durch die Bautechnik kann die örtliche terrestrische Strahlenexposition auch durch andere zivilisatorische Eingriffe beeinflusst werden, beispielsweise durch die Verwendung von *Phosphatdüngern*. Rohphosphate enthalten erhebliche Anteile von Kalium, Radium, Uran und Thorium [127]. Auch wenn bei der Verarbeitung zu Handelsdüngern ein Teil davon entfernt wird, führt die Verwendung von phosphathaltigen Düngern (Tab. 2.5) dem Boden beträchtliche Radionuklidmengen zu. In Deutschland erhält der Hektar landwirtschaftlichen Bodens im Jahr durchschnittlich 25 kg Phosphat- und 35 kg Kalidünger (bezogen auf P_2O_5 und K_2O) [128]. Ein Eisenbahnwaggon mit 40 t PK-Dünger transportiert 236 Millionen Bq Kalium-40 und rund 15 Millionen Bq Radium-226, woran sich vernünftigerweise niemand stört. Wir werden in Kapitel 4, wenn es um die Folgen der Tschernobylkatastrophe geht, auf diesen Sachverhalt zurückkommen.

Die ursprüngliche Verteilung der Radionuklide in der Natur ist im Lauf von Jahrhunderten auch durch Bergbau verändert worden. Die Anfänge des Bergbaus reichen bis in die prähistorische Zeit zurück und seit dem Mittelalter wurde in großem Umfang nach Erzen geschürft. Diese kamen oft zusammen mit Uranerzen vor, die damals keine Beachtung fanden und als Abraum in der Umgebung abgelagert wurden. In Bergbauregionen findet man daher oft erhöhte Urangehalte in Ackerböden und entsprechend erhöhte Gehalte von Tochternukliden, wie Radium-226. Dies wirkt sich stellenweise auch auf die Radionuklidgehalte der dort produzierten Lebensmittel aus. Stärker als durch den Bergbau in früheren Jahrhunderten hat sich die Umweltkontamination durch die Urangewinnung in einigen Gebieten Sachsens und Thüringens nach dem Zweiten Weltkrieg ausgewirkt.

Die *Sowjetische Aktiengesellschaft Wismut* begann 1946 unter strenger Geheimhaltung mit dem Abbau von Uranerz im Raum Johanngeorgenstadt im sächsischen Erzgebirge und der Produktion von Uran für das Nuklearprogramm der Sowjetunion. Später expandierte „die Wismut" nach Thüringen (Ronneburg) und wurde 1954 in *Sowjetisch-Deutsche Aktien-Gesellschaft Wismut* umbenannt. Bis zur Einstellung des Förderbetriebs 1989 produzierte sie mit zeitweise über 400 000 Beschäftigten 220000 t Uran und war damit der drittgrößte Uranproduzent der Welt. Diese Zahlen deuten das Ausmaß der Aktivitäten und ihrer Folgen an. Vor allem im ersten Jahrzehnt wurde weder auf die Gesundheit der Berg- und Hüttenarbeiter noch auf die Schonung der Umwelt Rücksicht genommen. Von nicht abgedeckten riesigen Abraumhalden konnte der Wind radioaktiven Staub verwehen. Grubenwässer und Abwässer aus der Uranerzaufbereitung wurden ungeklärt in Bäche und Flüsse geleitet oder sickerten in den Untergrund. Seit 1991 werden die Hinterlassenschaften der „wilden Jahre“ der Urangewinnung saniert. Die Kosten dafür werden mit 6,5 Milliarden € angegeben [129]. Das Bundesamt für Strahlenschutz hat ein Altlastenkataster angelegt, das über die von Ort zu Ort stark schwankende radioaktive Kontamination in den betroffenen Regionen informiert.

Nach Auffassung der Strahlenschutzkommission, einem Beratergremium des Bundesumweltministeriums, gilt ein Radiumgehalt des Bodens von 200 Bq/kg als Obergrenze des Normalbereichs. Bis zu dieser Obergrenze können Flächen landwirtschaftlich oder gärtnerisch uneingeschränkt genutzt werden. Bei einer spezifischen Aktivität von bis zu 1000 Bq/kg ist Forst- und Grünlandwirtschaft möglich. Nur geringe Flächen weisen Aktivitäten von über 1000 Bq/kg auf und sind für derartige Nutzungen gesperrt. Trinkwasser wird über Fernleitungen von außerhalb des Bergbaugebiets liegenden Talsperren oder Quellen herangeführt. Durch Verzehr örtlich erzeugter Lebensmittel ist die dortige Bevölkerung einer geringfügig erhöhten Strahlenexposition ausgesetzt. Nach Angaben des Bundesamts für Strahlenschutz ist der Beitrag von Radionukliden der Uran-Zerfallsreihe zur Ingestionsdosis, der normalerweise 0,06 mSv/a beträgt, im Raum Ronneburg nur wenig (auf 0,10 mSv/a) erhöht. Gesundheitliche Bedenken richten sich nicht gegen das Vorkommen der Spuren von Uran, Thorium und anderer natürlicher Radionuklide in Lebensmitteln und Trinkwasser, sondern gegen die Inhalation der als Zerfallsprodukte gebildeten Edelgase Radon-220 und -222. Die schweren Gesundheitsschäden, die viele im Uranerzbergbau tätige Bergarbeiter davongetragen haben, werden in erster Linie auf die Einatmung dieser Gase zurückgeführt, oft in Kombination mit der Wirkung von Staub (Silikose), Dieselabgasen und Zigarettenrauch [129].

Die natürliche Verteilung der Radionuklide in der Umwelt wird auch durch den Betrieb von *Kohlekraftwerken* und in geringerem Umfang durch den von Ölkraftwerken verändert. Fossile Brennstoffe enthalten K-40 und Radionuklide der Zerfallsreihen. Bei der Verbrennung werden diese Radionuklide in der Asche angereichert, die zum Teil als Flugasche in die Atmosphäre gelangt und sich auf dem Boden ablagert. Dies führt zu erhöhter externer Strahlenexposition und Inhalationsdosis der Bevölkerung und zu verstärkter Aufnahme in Lebensmittel, somit zu erhöhter interner Strahlenexposition. Die dadurch zustande kommende effektive Dosis für die Bevölkerung liegt zwischen 0,001 und 0,1 mSv/a. Sie ist damit, bezogen auf die gleiche Kraftwerksleistung, etwa gleich groß wie die Jahresdosis der Bevölkerung durch Emission künstlicher Radionuklide aus Kernkraftwerken [126]. In westlichen Industriestaaten konnte durch Nutzung verbesserter Filtertechnik ein immer größerer Anteil der Flugasche aus der Abluft von fossilbeheizten Kraftwerken entfernt und so das Problem entschärft werden. Im osteuropäischen

Raum gibt es noch viele Kraftwerke, die nicht mit moderner Filtertechnik ausgerüstet sind und eine entsprechend stärkere Strahlenexposition der Bevölkerung bewirken [130, 131].

Inhalation von Radon

Wo die Mutternuklide Uran oder Thorium im Boden vorhanden sind, können die flüchtigen Tochternuklide der Uran- und der Thorium-Zerfallsreihe, Radon-222 (oft kurz Radon genannt) und Radon-220 (auch als Thoron bezeichnet), durch Erdspalten in die Atmosphäre entweichen oder aus dem Boden heraus diffundieren. Sie können so auch durch Kellerräume in Häuser gelangen und sich dort anreichern – um so mehr, je besser die Häuser im oberirdischen Bereich abgedichtet sind. Die nach der Ölkrise von 1974 einsetzende verstärkte Wärmeisolierung von Gebäuden hat durch verbesserte Abdichtung von Fenstern und Außentüren die Ansammlung von Radon in Wohn- und Geschäftsräumen begünstigt. Durch Einatmen von Radon wird eine Inhalationsdosis verursacht, die deutlich höher ist als die gesamte Ingestionsdosis.

Weil die Einatmung von Radon/Thoron so stark zur gesamten Strahlenexposition beiträgt, hat das Radonproblem die Strahlenschutzexperten und Politiker in den letzten Jahren stark beschäftigt – in manchen anderen Ländern noch mehr als in Deutschland. Während man im Bundesgebiet in Innenraumluft durchschnittlich 50 Bq/m^3 misst, mit Höchstwerten von bis zu 10 kBq/m^3, liegt in Schweden der Mittelwert bei 108 Bq/m^3, mit Höchstwerten von 85 kBq/m^3 [74]. In den Heilstollen von Badgastein beträgt die mittlere Aktivitätskonzentration 44 kBq/m^3, bei Maximalwerten von 160 kBq/m^3.

Gegenmaßnahmen in Wohngebäuden, wie Versiegelung von Kellerböden und -wänden und verbesserte Ventilation in den Obergeschossen, sind kostspielig. Ab welchem Radonpegel solche Maßnahmen empfehlenswert sind oder gar gesetzlich vorgeschrieben werden sollen, ist Gegenstand lebhafter Auseinandersetzungen [59, 132, 133]. Von der Europäischen Kommission wird empfohlen, bei Neubauten dafür Sorge zu tragen, dass eine Konzentration von 200 Bq/m^3 nicht überschritten wird und in Altbauten Sanierungsmaßnahmen durchzuführen, sobald Werte höher sind als 400 Bq/m^3. In 7,6% der Wohnungen in Norwegen liegt die Radonkonzentration bei über 200 Bq/m^3 [134]. Da es mit Lebensmitteln nichts zu tun hat, können wir dieses wichtige Thema hier nicht vertiefen.

Wie sehr eine unterschiedliche Radonexposition für die nationalen Unterschiede in der Gesamtdosis aus natürlichen externen und internen Strahlenquellen verantwortlich ist, macht Abb. 2.4 deutlich[6)]. In Europa haben Finnland und Schweden mit über 6 mSv/Jahr die höchste, die Niederlande und das Vereinigte Königreich mit etwa 2 mSv/Jahr die geringste natürliche Strahlenexposition. Der weltweite Mittelwert liegt bei 2,4 mSv [135].

6) Da die englischsprachige Beschriftung auch für nicht der englischen Sprache mächtige Leser leicht verständlich sein dürfte, wurde auf Anfertigung einer deutschen Version dieser Abbildung verzichtet.

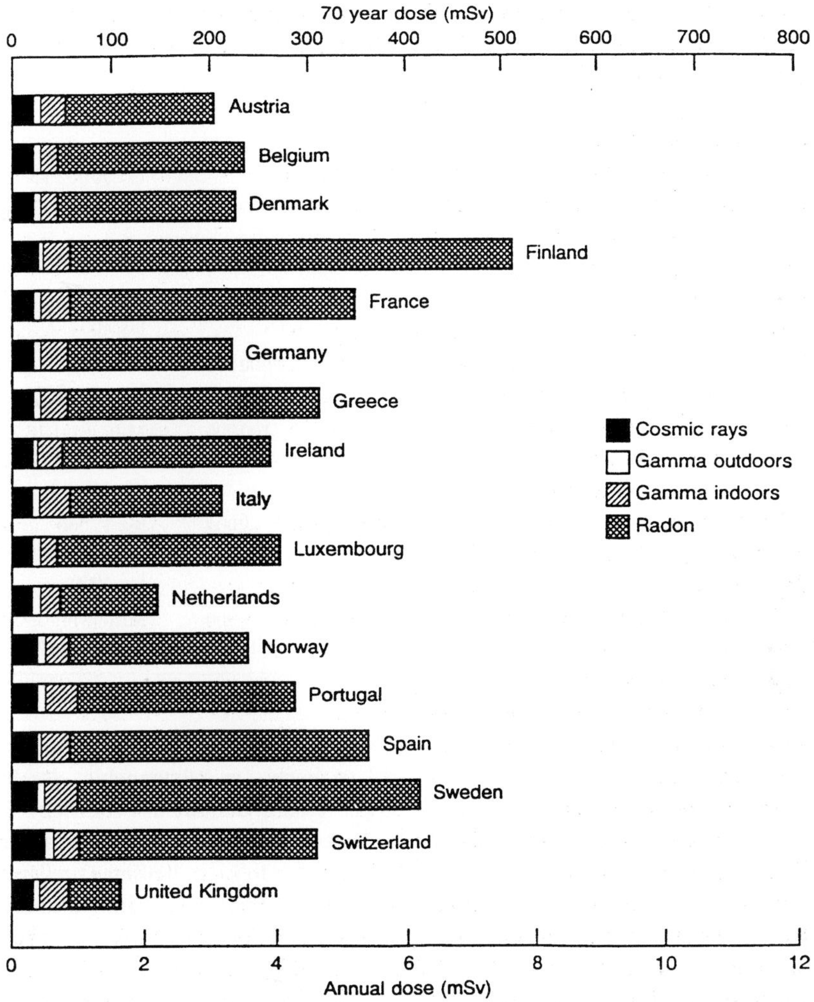

Abb. 2.4 Durch externe und interne natürliche Strahlenquellen verursachte mittlere jährliche (untere Skala) und Lebenszeitdosis (obere Skala) in 17 europäischen Ländern. Quelle: [135].

2.6 Regionen hoher natürlicher Umweltradioaktivität

Es gibt weltweit eine Reihe von Gebieten, deren Böden sich durch eine ungewöhnlich hohe natürliche Radioaktivität auszeichnen. Häufig ist das Vorkommen des Minerals Monazit, das zu etwa 10% aus Thorium besteht, die Ursache. Einige der auffallendsten Beispiele werden in Tab. 2.6 genannt. Wie erwähnt, gilt für die γ-Ortsdosisleistung der terrestrischen Strahlung in Deutschland ein Mittel-

Tab. 2.6 Einige Gebiete mit Böden hoher natürlicher Radioaktivität, nach [74]

Land	*Region*	*Charakteristik der Region*	*Wohn-bevölkerung*	*Ortsdosisleistung im Freien (nSv/h)*
Brasilien	Guarapari	Monazitsande, Küstengebiet	73 000	bis 170 auf Straßen, bis 90 000 an Stränden
	Minas Gerais und Goias			bis 1300
China	Yangjiang Guangdong	Monazitpartikel	80 000	Mittelwert 370
Ägypten	Nildelta	Monazitsande	(?)	bis 400
Frankreich	Zentralmassiv Südwesten	Granit, Schiefer Uranmineralien	7 000 000	bis 400 bis 10 000
Indien	Kerala und Madras	Monazitsande, Küstengebiet	100 000	Mittelwert 1800
	Ganges-Delta		(?)	bis 440
Iran	Ramsar	Heiße Quellen	2000	bis 17 000 Mittelwert 700
	Mahallat			bis 4000
Italien	Orvieto Campania	Vulkanboden	21 000 5 600 000	Mittelwert 560 Mittelwert 200

wert von 57 nSv/h im Freien. Der Mittelwert von 1800 im indischen Monazitsandgebiet von Kerala und Madras ist 31-mal so hoch. Im Küstengebiet des brasilianischen Guarapari wurden 90 000 nSv/h gemessen. Der für das iranische Ramsar genannte Höchstwert von 17 000 nSv/h bezieht sich nicht auf die gesamte Ortschaft Ramsar, sondern auf den Bereich in der Nähe der heißen Quellen, deren Wasser Ra-226 in beträchtlicher Konzentration enthält. Menschen kommen von weither, um in dem Quellwasser zu baden, dem Heilwirkung zugeschrieben wird. Die mittlere effektive Dosis der Bevölkerung durch terrestrische Strahlung wird für Kerala/Madras mit 4, für Guarapari und Ramsar mit 6 mSv/a angegeben, 10–15-mal so hoch wie der Mittelwert von 0,4 mSv/a in Deutschland. Für die Wissenschaft sind Gebiete, in denen die Wohnbevölkerung einer derartigen Dauerbestrahlung ausgesetzt ist, von hohem Interesse. Viele Untersuchungen galten der Radioaktivität der dort erzeugten Lebensmittel und dem Gesundheitsstand der dort lebenden Bevölkerung.

Wie zu erwarten, ergibt die landwirtschaftliche Produktion in Gebieten mit hoher Bodenradioaktivität Lebensmittel mit stark erhöhter spezifischer Aktivität bestimmter Radionuklide. Beispiele werden in Tab. 2.7 genannt. Im Vergleich zu den UNSCEAR-Referenzwerten in Tab. 2.4 erweist sich der mittlere Ra-226-Gehalt von Milch und Grüngemüse um etwa das 20fache, der Th-228-Gehalt von Getreideprodukten fast um das 200fache erhöht. Die Spannen zwischen Mittelwerten und Höchstwerten sind groß. Die jährliche Zufuhr von Ra-226 ist vom Referenzwert von 22 Bq auf Werte zwischen 140 und 250 Bq erhöht [72]. Die in diesen Ge-

Tab. 2.7 Spezifische Aktivität einiger Radionuklide in Lebensmitteln in Regionen erhöhter natürlicher Radioaktivität [mBq/kg]. Mittelwerte (M) und Höchstwerte (HW), nach [73]

Lebensmittel	*Land*	*Th-228*		*Ra-228*		*Ra-226*	
		M	*HW*	*M*	*HW*	*M*	*HW*
Kuhmilch	Brasilien	–		–		108	210
Hähnchenfleisch	Brasilien	–		262	355	86	163
Rindfleisch	Brasilien	–		96	111	44	59
Schweinefleisch	Brasilien	–		121	137	13	22
Getreideprodukte	Indien	536	5590	–		174	510
Grünes Gemüse	Indien	1670	5180	–		1110	2120
Karotten	Brasilien	–		–		411	485
Wurzel- u. Knollengemüse	Indien	21700	324000	–		1490	4780
Obst	Indien	2590	21900	–		296	688

bieten wohnende Bevölkerung ist demnach sowohl einer erhöhten externen wie einer erhöhten internen Strahlenexposition ausgesetzt.

Die in den Tabellen 2.6 und 2.7 genannten Gebiete sind keineswegs die einzigen, die durch hohe natürliche Radioaktivität in Böden und Nahrung auffallen. Nach einem Bericht aus Marokko [136] wird dort mit der Nahrung pro Tag und Person 1,16 Bq U-238 (=420 Bq/Jahr) und 0,94 Bq Th-232 (=340 Bq/Jahr) zugeführt, vor allem durch den Verzehr von Getreideprodukten. Verglichen mit den UNSCEAR-Referenzwerten in Tab. 2.1 ist das bei U-238 das 74fache, bei Th-232 das 200fache.

Epidemiologische Untersuchungen in Regionen mit hoher natürlicher Strahlenexposition

Untersuchungen über mögliche Einflüsse hoher Bodenradioaktivität auf Morbidität und Mortalität der dort lebenden Einwohner haben entweder keine Schadwirkungen oder eine signifikant verringerte Sterblichkeit konstatiert; beispielhaft seien [137, 138] zitiert. Solche Ergebnisse sind immer wieder in Frage gestellt worden, weil sie der LNT-Hypothese (linear no-threshold, Kapitel 1) widersprechen. Als Argument dient vor allem die Behauptung oder Vermutung, die untersuchte Population sei – weil für die Wissenschaft interessant – medizinisch besser versorgt als die übrige Bevölkerung. Jedenfalls gibt es keine wissenschaftlich fundierten Berichte über erhöhte Krebshäufigkeit oder vermehrte sonstige Gesundheitsschäden in Gebieten mit erhöhter natürlicher Radioaktivität.

Die wohl umfangreichste Untersuchung dieser Art wurde 1970–1985 in der Provinz Guangdong in China durchgeführt, wo es Monazitböden mit hohem Gehalt an Thorium, Uran und Radium gibt. Die dort lebende Bevölkerung ist einer effektiven natürlichen Dosis von 5,4 mSv pro Jahr ausgesetzt, um den Faktor 2,7 höher als die Kontrollpopulation in einem benachbarten Gebiet mit einer Strahlenexposition von 2,0 mSv. Bezogen auf einzelne Radionuklide sind die Unterschiede größer: die effektive Dosis durch Th-232 ist im Gebiet hoher Bodenaktivität um den Faktor 10, durch U-238 um den Faktor 300 erhöht [139]. In jedem Gebiet wurden 80 000 Personen erfasst. Zwischen den beiden Gebieten wurden keine Unterschiede in der organspezifischen, altersstandardisierten Krebsmortalität gefunden. Die gesamte Krebsmortalität war im Monazitgebiet geringer, jedoch war der Unterschied statistisch nicht signifikant. Auch hinsichtlich des Auftretens von Geburtsfehlern und Erbkrankeiten gab es keine Unterschiede [140–142]. Der vom *Committee on Biological Effects of Ionizing Radiation* (BEIR) der US Akademie der Wissenschaften veröffentlichte BEIR V-Bericht kommt bei der Auswertung dieser und zahlreicher weiterer Untersuchungen zu dem Schluss: „*No increase in the frequency of cancer has been documented in populations residing in areas of high natural background*" [32].

In solchen Gebieten mit erhöhter natürlicher Radioaktivität ist wiederholt eine erhöhte Häufigkeit von Chromosomenaberrationen in den zirkulierenden Lymphozyten der exponierten Personen gefunden worden, die jedoch nicht von beobachtbar erhöhter Krebsinzidenz begleitet war. Untersuchungen an Einwohnern von Ramsar, Iran, die effektiven Dosen von bis zu 260 mSv (!) im Jahr ausgesetzt waren, ließen keine anomalen hämatologischen, zytogenetischen oder auf Immunschwäche hinweisenden Befunde erkennen. Diesen Personen und einer Vergleichsgruppe aus einem Gebiet normaler Umweltradioaktivität wurden Lymphozyten entnommen, die *in vitro* mit einer Dosis von 1,5 Gy bestrahlt wurden. Die Lymphozyten der Versuchspersonen aus Ramsar reagierten mit 44% weniger strahleninduzierten Chromosomenaberrationen als die Lymphozyten der Kontrollpersonen. Die Autoren schließen aus diesen Ergebnissen auf eine vor Strahlenschäden schützende Adaptation der dauernd hohen Bestrahlungsdosen ausgesetzten Ortsbewohner [143]. Ähnliche Ergebnisse und Schlussfolgerungen gab es schon vor Jahrzehnten bei Untersuchungen an beruflich strahlenexponiertem Personal der Kurbetriebe von Badgastein [49].

2.7
Vergleich interne/externe Strahlenexposition

Zählt man in der letzten Spalte von Tab. 2.1 die Bq-Ziffern zusammen, so ergibt sich, dass der Körper eines Erwachsenen etwa 8000 Bq verschiedener Radionuklide enthält. Es finden also pro Sekunde etwa 8000 radioaktive Zerfälle natürlicher Radionuklide im Körper statt. Wie Tab. 2.1 ebenfalls zu entnehmen ist, wird dabei von K-40 γ- und β- und von C-14 und Tritium nur β-Strahlung abgegeben, von den Radionukliden der Zerfallsreihen auch α-Strahlung. Um die unterschiedlichen physikalischen Eigenschaften der inkorporierten Radionuklide, ihr Verhalten im Stoffwechsel und ihre Wirkungen vergleichen und bewerten zu können, muss die davon resultierende effektive Dosis berechnet werden. Dabei kann man entweder von der im Körper vorhandenen oder von der mit Speisen und Getränken täglich zugeführten Radioaktivität ausgehen.

Tab. 2.8 Ingestion natürlicher Radionuklide und resultierende effektive Dosis. Gesamtnahrung weiblicher Erwachsener, Raum Karlsruhe-Stuttgart [79]

Radionuklid	*Zufuhr/Tag (mBq/d ± 1s)*	*Zufuhr/Jahr (Bq/a)*	*Dosiskoeffizient (μSv/Bq)*	*Effektive Dosis (μSv)*
H-3	16780 ± 4120	6125	0,00002	0,12
C-14	55700 ± 10600	20330	0,00058	11,8
K-40	84870 ± 18960	30977	0,0062	192
Rb-87	2050 ± 401	748	0,0015	1,1
U-234	52 ± 92	19	0,049	0,9
U-238	30 ± 29	11	0,045	0,5
Th-228	46 ± 2,4	17	0,072	1,2
Th-230	9,4 ± 0,8	3,4	0,21	0,7
Th-232	5,9 ± 0,6	2,2	0,23	0,5

Ein Beispiel für die Anwendung der letzteren Methode wird durch Tab. 2.8 demonstriert. Im Rahmen einer 1981 [7)] an der Bundesforschungsanstalt für Ernährung durchgeführten Untersuchung erklärten sich 26 weibliche Versuchspersonen aus dem Raum Karlsruhe-Stuttgart im Alter von 25 bis 45 Jahren bereit, an vier Tagen von allem, was sie aßen und tranken, ein exaktes Duplikat aufzubewahren. Es ergaben sich so 104 Gesamtnahrungsproben, die homogenisiert, gefriergetrocknet oder verascht und auf 45 Inhaltsstoffe, darunter neun Radionuklide, untersucht wurden. In Tab. 2.8, Spalte 2, werden die Tageszufuhren der Radionuklide als arithmetische Mittelwerte mit Standardabweichungen wiedergegeben. Die Streuung der Ergebnisse war bei den beiden Uranisotopen sehr groß, bei den anderen Radionukliden teils erheblich, teils gering. Die aus den Mittelwerten der Tageszufuhr berechnete Jahreszufuhr (Spalte 3) wurde mit den der Tab. 1.7 entnommenen Dosiskoeffizienten (Spalte 4) multipliziert, um die effektive Dosis (Spalte 5) zu erhalten [79].

Das beschriebene Vorgehen zur Ermittlung der Zufuhr bestimmter Inhaltsstoffe der Nahrung bezeichnet man als *Duplikatmethode*. Häufiger wird die *Warenkorbmethode* angewendet: alle wesentlichen Lebensmittel werden untersucht („der ganze Warenkorb"). Verzehrsstatistiken entnimmt man, wie viel von den einzelnen Lebensmitteln durchschnittlich im Jahr verzehrt wird. Durch Multiplikation der Konzentration der interessierenden Inhaltsstoffe im Lebensmittel mit der jährlichen Verzehrsmenge erhält man die Jahreszufuhr des betreffenden Inhaltsstoffs. Nach der Warenkorbmethode geht UNSCEAR vor. Unter Verwendung der für verschiedene Altersgruppen unterschiedlichen Dosiskoeffizienten (Tab. 1.7) und an die Altersstufen angepassten Verzehrsmengen ergeben sich altersspezifische Werte der effektiven Dosis (Tab. 2.9). Die Warenkorbmethode hat einige Nachteile:

7) Die Erwähnung des Untersuchungstermins (1981) ist für die Zufuhr- und Dosisangaben für Tritium wichtig. Damals war die Tritiumkonzentration in der Biosphäre als Folge der atmosphärischen Kernwaffenversuche noch erheblich höher als heute. Die in Tab. 2.8 für Tritium genannte effektive Dosis für die Tritiumexposition ist für die heutige Situation auf 0,01 μSv zu reduzieren.

Zum Einen werden Rohprodukte analysiert; die Wirkung der industriellen oder küchenmäßigen Verarbeitung auf die Inhaltsstoffe bleibt unberücksichtigt oder erfordert die Anwendung von Korrekturfaktoren. Zum Anderen spiegeln amtliche Verzehrsstatistiken im Allgemeinen nicht die tatsächliche Nahrungsaufnahme wieder, sondern das Marktgeschehen, den Absatz der Lebensmittel. Seltener beruht die Warenkorbmethode auf echten Verzehrserhebungen, die auch regionale Unterschiede in den Verzehrsgewohnheiten berücksichtigen [144].

Bei der Duplikatmethode dagegen wird genau das analysiert, quantitativ und qualitativ, was eine bestimmte Versuchsperson an einem bestimmten Tag verzehrt hat. Der Nachteil der Duplikatmethode ist die aus Kapazitäts- und Kostengründen erforderliche Beschränkung auf eine relativ kleine Gruppe von Versuchspersonen und wenige Versuchstage. Wie repräsentativ das Ergebnis einer Gesamtnahrungsstudie nach der Duplikatmethode für die Gesamtbevölkerung ist, bleibt immer etwas unsicher. Es gibt noch eine häufig angewandte vereinfachte Variante der Duplikatmethode: aus verzehrfertigen Menüs von Kantinen, Wohnheimen, Kasernen oder anderen Einrichtungen der Gemeinschaftsverpflegung werden Tagesrationen für eine Person zusammengestellt und analysiert. Bei dieser Methode wird nicht berücksichtigt, dass manche Teilnehmer der Gemeinschaftsverpflegung nur einen Teil des Angebots verzehren, und dass von manchen Süßigkeiten und sonstige Zwischenmahlzeiten dazugekauft werden.

Wie sich aus den Angaben in Tab. 2.9 ergibt, stammen 58% der durch natürliche Strahlenquellen verursachten Ingestionsdosis von K-40, 23% von Po-210, 7% von Pb-210, 6% von den beiden Radiumisotopen, 4% von C-14 und 2% von Rb-87. Die anderen Radionuklide tragen zusammen weniger als 1% bei. Die in der Tabelle angegebenen Werte beruhen auf den von UNSCEAR festgesetzten weltweiten Referenzwerten für die spezifische Aktivität in bestimmten Lebensmitteln und für die Verzehrsmengen. Wie wir gesehen haben, können regionale Besonderheiten, wie erhöhte Radionuklidgehalte in Böden, zu erheblichen Abweichungen von den Referenzwerten der spezifischen Aktivität führen. Ebenso gibt es durch unterschiedliche Verzehrsgewohnheiten erhebliche Abweichungen von den Referenzwerten für Verzehrmengen. Hinsichtlich der Zufuhr von K-40 oder C-14 können die Abweichungen nicht groß sein, wohl dagegen bei der Zufuhr von Radionukliden der Uran- und Thorium-Zerfallsreihen. Bei Pb-210 und Po-210 spielt unterschiedlicher Verzehr von Meeresprodukten eine wichtige Rolle. Nach Tab. 2.9 tragen diese beiden Radionuklide zusammen 91 μSv zur effektiven Dosis bei. Ein erhöhter Verzehr von Meeresprodukten, insbesondere Mollusken, kann diesen Wert leicht verdoppeln. Für steinzeitliche Küstenbewohner mit aus Muschel- und Schalenfunden berechnetem Schalentieranteil von 8–23% der Gesamtnahrung wurde eine durch Pb-/Po-210 bedingte effektive Dosis von 4 mSv geschätzt [107]. Bei Lappländern, die sich überwiegend von Rentierfleisch ernähren, ist die normalerweise durch dieses Nuklidpaar verursachte effektive Dosis auf mehr als das 10fache erhöht [71]. Es sind aber meist kleinere Bevölkerungsgruppen, deren Ingestionsdosis erheblich von der aus Referenzwerten berechneten abweicht. National gültige Mittelwerte liegen im Allgemeinen nicht weit von dem in Tab. 2.9 angegebenen Wert von 298 μSv – oder abgerundet 0,30 mSv. In Grobritan-

Tab. 2.9 Durch Ingestion von natürlichen Radionukliden pro Jahr verursachte effektive Dosis, nach UNSCEAR

Radionuklide	***Effektive Dosis [μSv]***			
	Kleinkinder	***Kinder/Jugendliche***	***Erwachsene***	***Quelle***
U-238	0,23	0,26	0,25	UNSCEAR 2000 [74]
U-234	0,25	0,28	0,28	
Th-232	0,26	0,32	0,38	
Th-230	0,42	0,48	0,64	
Th-228	0,38	0,30	0,22	
Ra-228	31	40	11	
Ra-226	7,5	12	6,3	
Pb-210	40	40	21	
Po-210	180	100	70	
K-40	–	–	170	
Rb-87	–	–	6	UNSCEAR 1988 [72]
C-14	–	–	12	UNSCEAR 1993 [73]
Be-7	–	–	0,03	
H-3	–	–	0,01	
			Summe 298	

Tab. 2.10 Durch natürliche Strahlenquellen pro Jahr verursachte effektive Dosis [mSv], nach [74]

Quelle der Exposition	***Mittelwert***	***Wertebereich***	***Anmerkungen***
Kosmische Strahlung	0,38	0,3–1	Abhängig von Höhe über Meeresspiegel
Terrestrische Strahlung			Abhängig von Beschaffenheit des Bodens und der Baustoffe
Im Freien	0,07		
In Gebäuden	0,41		
Summe	0,48	0,3–0,6	
Inhalationsdosis			Abhängig von der Innenraumkonzentration der Radongase
Radon-222	1,15		
Radon-220	0,10		
Summe	1,25	0,2–10	
Ingestionsdosis			Abhängig vom Radionuklidgehalt der Lebensmittel und des Trinkwassers
K-40	0,17		
U- und Th-Reihen	0,12		
Kosmogene	0,01		
Summe	0,30	0,2–0,8	
Insgesamt	2,41	1–10	

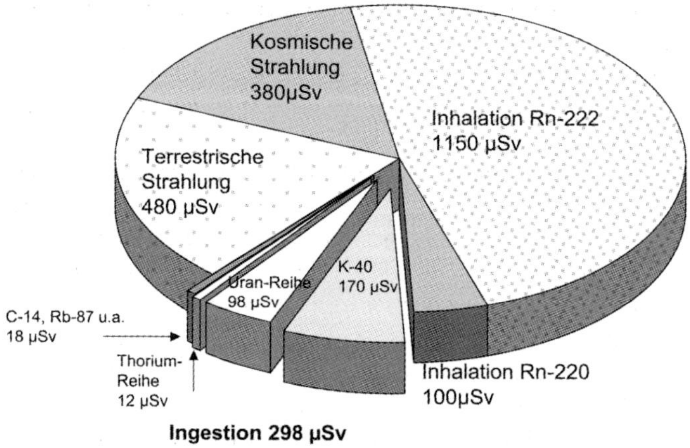

Abb. 2.5 Anteile der externen und internen Strahlenexposition durch natürliche Strahlenquellen. Weltweite Mittelwerte nach UNSCEAR [74].

nien wird ein Mittelwert von 0,30 mSv (Wertebereich 0,1–1,0) angegeben [145], in der Schweiz 0,38 [146], in Japan 0,32 [75], in Deutschland 0,30 mSv [82].

Um die Ingestionsdosis im Vergleich mit anderen natürlichen Strahlenquellen betrachten zu können, werden in Tab. 2.10 auch die Inhalationsdosis und die externe Exposition durch kosmische und terrestrische Strahlung berücksichtigt, berechnet nach den Referenzwerten von UNSCEAR für Erwachsene. Bemerkenswert ist nicht nur der relativ kleine Beitrag der Ingestionsdosis sondern auch der große Wertebereich der Gesamtdosis. Er ist vor allem durch örtlich sehr unterschiedliche Beiträge der Inhalationsdosis bedingt, aber auch durch den von der Höhenlage des Wohnorts abhängigen Beitrag der kosmischen und den von der Bodenbeschaffenheit und den Baumaterialien beeinflussten Beitrag der terrestrischen Strahlung. Lokal kommen auch Gesamtdosen von über 10 mSv/a vor. Die dort stärker ins Gewicht fallende Radonexposition bewirkt für Bewohner des Zentrums von Badgastein nach Angaben von 1986 eine Jahresdosis von 20–80 mSv, für das dortige Kurhauspersonal 20–200 mSv [147]. Inzwischen sind vermutlich Maßnahmen zur Verringerung der Exposition getroffen worden. Nach einer neueren Veröffentlichung beträgt die Jahresdosis für Lokführer, die die Patienten täglich in die Radonstollen fahren, 15 mSv, für die Ärzte 8 mSv. Der im Lauf einer zwei- bis dreiwöchigen Kur insgesamt 12 Stunden dauernde Aufenthalt der Patienten im Heilstollen erzeugt pro Kur und Person eine effektive Dosis von 1,8 mSv [148]. Mit Abb. 2.5 werden die Angaben der Tab. 2.10 graphisch verdeutlicht. Die 298 µSv der Ingestionsdosis sind 12,5% der Gesamtdosis von 2,4 mSv. Den größten Beitrag liefert die Inhalation von Radon-222 mit 48%. Von der terrestrischen Strahlung kommen 20%, von der kosmischen 16%.

Diese Angaben machen deutlich, dass durch Beachtung besonderer Diätempfehlungen die von natürlichen Strahlenquellen ausgehende effektive Dosis sehr wenig beeinflusst werden kann, da 87,5% der Gesamtdosis von anderen Quellen als der Ernährung stammen. Der Hauptbeitrag zur Ingestionsdosis kommt von der unverzichtbaren Kaliumzufuhr und alle übrigen Radionuklide sind in der Nahrung so weit verbreitet, dass eine Einschränkung des Verzehrs bestimmter Lebensmittel auf die Ingestionsdosis kaum einen Einfluss hätte, erst recht nicht auf die Gesamtdosis.

Das gilt selbst für Lebensmittel mit ungewöhnlich hohem Radionuklidgehalt, wie die Paranuss. Ein Erwachsener mit einem Jahresverzehr von 1 kg Paranüssen mit dem überdurchschnittlichen Gehalt von je 50 Bq Ra-226, Ra-228 und Thorium-228/kg, erhöht seine Ingestionsdosis, wie sich mit Hilfe der Dosiskoeffizienten in Tab. 1.7 errechnen lässt, um 14, 34,5 bzw. 3,6 µSv, insgesamt um 52,1 µSv. Seine Ingestionsdosis beträgt 350 statt 298 µSv, seine effektive Dosis durch natürliche Strahlenquellen 2.,45 statt 2,4 mSv – eine völlig unbedeutende Zunahme von 2%. Selbst wer 10 kg Paranüsse im Jahr essen möchte, würde nur auf 2,92 mSv Gesamtdosis kommen. Im Vergleich zu der natürlichen Schwankungsbreite von 1–10 mSv (Tab. 2.10) wäre das immer noch wenig.

Wie steht es mit dem Mineralwasserkonsum, der die Berichterstatter von *plusminus* so sehr erschüttert hat? Nehmen wir an, ein Erwachsener trinke ein Jahr lang täglich einen Liter Mineralwasser – und zwar nur die Marke mit der höchsten Ra-226-Konzentration, die in der *plusminus*-Sendung erwähnt wurde: 510 mBq/L. Das ergibt im Jahr eine Ra-226-Zufuhr von $510 \times 365 = 186\,150$ mBq oder 186 Bq. Multipliziert mit dem Dosiskoeffizienten für Ra-226 aus Tab. 1.7 ergibt dies eine effektive Dosis von 52 µSv. Durch den Konsum dieses Mineralwassers würde sich also für diese Person die Ingestionsdosis vom Normalwert 298 µSv auf 350 µSv erhöhen. Die Gesamtdosis aus natürlichen Quellen wäre 2,45 statt 2,4 mSv. Ein Flug von Frankfurt nach New York und zurück würde sich stärker auswirken (etwa 100 µSv kosmische Strahlung) als dieser sicher ganz ungewöhnliche Mineralwasserkonsum. Die Autoren der *plusminus*-Sendung wussten das vermutlich sehr wohl. Aber sie haben es verschwiegen, weil diese Information der Sendung jegliche Dramatik genommen hätte.

3
Künstliche Radionuklide in Lebensmitteln

3.1
Entdeckung der künstlichen Radioaktivität

Die ältere Tochter von Madame Curie, Irene Curie, studierte Physikalische Chemie, promovierte mit einem Thema über die α-Strahlung des Poloniums und wuchs in dem von Marie Curie gegründeten und geleiteten Pariser Radiuminstitut immer mehr in die Rolle der Nachfolgerin ihrer Mutter. Der Eheschließung 1926 mit Frédéric Joliot, einem Kollegen aus dem Radiuminstitut, folgten Jahre einer intensiven und fruchtbaren Zusammenarbeit in der Wissenschaft (Abb. 3.1).

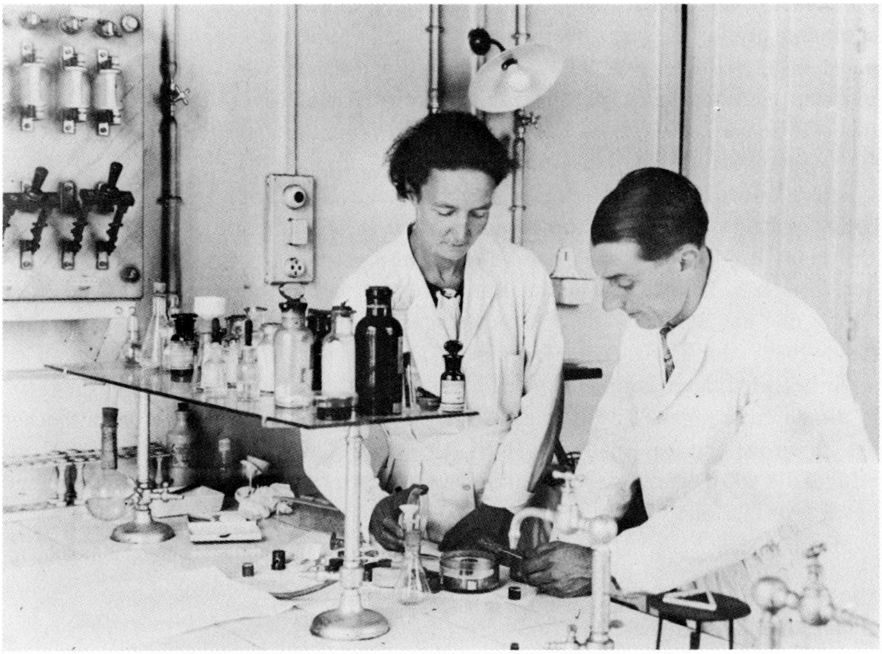

Abb. 3.1 Irene (1897–1956) und Frédéric Joliot-Curie (1900–1958), gemeinsame Entdecker der künstlichen Radioaktivität. Quelle: AIP Emilio Segrè Visual Archives, Physics Today Collection.

Der größte Erfolg der beiden war die Entdeckung der *künstlichen Radioaktivität* 1934, wofür ihnen bereits ein Jahr später der Nobelpreis für Chemie verliehen wurde. Sie hatten beobachtet, dass beim Beschuss von Aluminium mit α-Strahlen das instabile, in der Natur nicht vorkommende Phosphorisotop P-30 entstand, unter Abgabe eines Neutrons:

$$^{27}_{13}\mathrm{Al} + ^{4}_{2}\mathrm{He} \longrightarrow ^{30}_{15}\mathrm{P} + ^{1}_{0}\mathrm{n} \qquad \text{(Entstehung von P-30)}$$

P-30 zerfällt mit einer Halbwertszeit von 2.5 Minuten unter Abgabe eines Positrons zum stabilen Silizium-30:

$$^{30}_{15}\mathrm{P} \longrightarrow ^{30}_{14}\mathrm{Si} + ^{0}_{1}\mathrm{e} \qquad \text{(Zerfall von P-30)}$$

In den folgenden Jahren wurden sowohl von den Joliot-Curies als auch von anderen Forschergruppen viele weitere künstliche (oder anthropogene) Radionuklide hergestellt – nicht nur durch Beschuss verschiedener Elemente mit α-Strahlen, sondern auch mit Protonen und Deuteronen. Die Wirksamkeit dieser aus positiv geladenen Teilchen bestehenden Strahlenarten ist begrenzt, da sie von den positiven Ladungen der Protonen im Atomkern abgestoßen werden. Der italienische Physiker Enrico Fermi (1901–1955) erkannte 1934 als erster, dass Neutronen sich für Kernprozesse besonders gut eignen, da sie ladungsfrei sind und von einem getroffenen Kern nicht abgestoßen, sondern aufgenommen werden. Das dabei entstandene, um eine Masseneinheit schwerere Isotop, ist meist instabil und wandelt sich unter Emission von β-Teilchen in das nächst höhere Element um. Auf diese Weise wurde in Fermis Institut eine große Zahl von künstlich radioaktiven Elementen erzeugt. Was Fermi am meisten beschäftigte, war der Gedanke, bei Bestrahlung von Uran mit Neutronen müssten Elemente mit Ordnungszahlen über 92, also *Transurane* entstehen. Diese Idee wurde von mehreren anderen Forschergruppen aufgegriffen und es entstand ein regelrechtes Wettrennen um das erste Transuranelement.

Fermi kehrte von Stockholm, wo er 1938 den Nobelpreis für Physik erhalten hatte, nicht in das faschistische Italien zurück, sondern ging an die Columbia University in New York, wo er seine Bemühungen zur Gewinnung von Transuranen fortsetzen konnte. Zu einem Konkurrenten wurde ihm an der University of California in Berkeley der Erfinder des Zyklotrons, Ernest O. Lawrence (1901–1958), der mit dieser Maschine α-Teilchen, Protonen und Deuteronen so stark beschleunigen konnte, dass sie trotz der Abstoßungskräfte des Atomkerns in diesen eindrangen. In England war es vor allem die Gruppe um den Entdecker des Neutrons, James Chadwick (1891–1974) am Cavendish Laboratory in Cambridge, die von Fermis Ideen stimuliert wurde. Am Radiuminstitut in Paris beteiligten sich die Joliot-Curies am Wettlauf um die Transurane.

3.2 Entdeckung der Kernspaltung

Von ähnlicher Bedeutung für die Radiochemie und die Kernphysik, wie die genannten Institute in England, Frankreich und USA, war damals in Deutschland

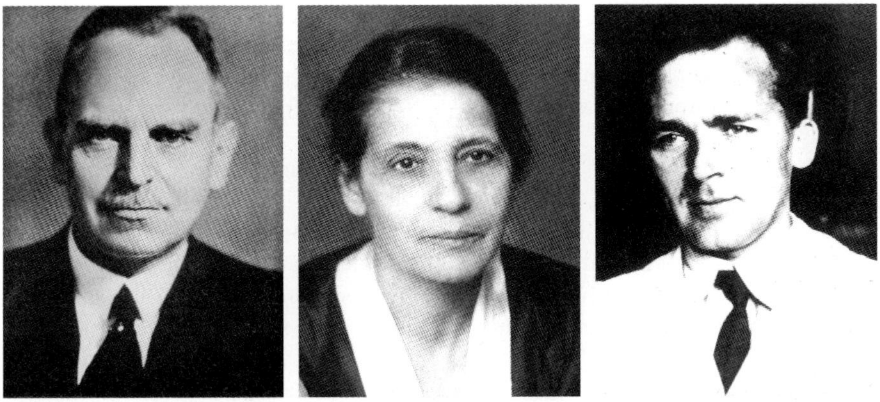

Abb. 3.2 Otto Hahn (1879–1968), Lise Meitner (1878–1968) und Fritz Straßmann (1902–1980), gemeinsame Entdecker der Uranspaltung. Quelle: Deutsches Museum, München (O.H.); Verlag Wiley-VCH (L.M. und F.S.).

das Kaiser-Wilhelm-Institut für Chemie in Berlin-Dahlem. Hier wirkten, neben anderen bedeutenden Forschern, die Chemiker Otto Hahn und Fritz Straßmann und – bis zu ihrer erzwungenen Emigration nach Schweden – die Physikerin Lise Meitner (Abb. 3.2). Ihre Versuche, durch Beschuss von Uran mit Neutronen Isotope mit der Ordnungszahl 93 oder 94 herzustellen, waren zwar ebensowenig von Erfolg gekrönt wie die von Fermi, sie führten jedoch zu der für die Kernphysik grundlegend wichtigen und in der Folge für die Menschheit schicksalhaften Entdeckung der *Kernspaltung* des Urans.

Statt der erwarteten Transuranisotope trat bei Beschuss von Uran mit Neutronen Barium auf. In ihrer Veröffentlichung über diesen Befund, die am 6. Januar 1939 in der Zeitschrift *Die Naturwissenschaften* erschien, drückten Hahn und Strassmann ihre Skepsis gegenüber den eigenen Befunden aus: die Entstehung von Barium aus Uran widerspreche allen bisherigen Erfahrungen der Kernphysik. Aber schon kurz danach, in einem Artikel, der am 10. Februar 1939 erschien, lautete ihre Schlussfolgerung: „Die Entstehung von Bariumisotopen aus Uran wurde endgültig bewiesen“. [1]

1) Die von Hahn und seinen Kollegen vergeblich gesuchten Transurane wurden bald darauf mit Hilfe des 60-Zoll-Zyklotrons der Universität von Kalifornien in Berkeley entdeckt. Bei der Bestrahlung von U-238 mit schnellen Neutronen erhielten E. M. McMillan und P. H. Abelson ein Radionuklid mit einer HZ von 2,3 Tagen. Durch radiochemische Analyse zeigten sie 1940, dass es sich dabei um ein Isotop des Elements 93 handelte, das durch β-Zerfall aus dem unter Neutronenbestrahlung entstandenen U-239 entstand. Noch im gleichen Jahr wurde Element 94 von G. T. Seaborg und Mitarbeitern durch Beschuss von U-238 mit Deuteronen gewonnen. Die beiden Transurane erhielten die Namen Neptunium und Plutonium. Das spaltbare Isotop Pu-239 gewann bald darauf große Bedeutung als Kernwaffenmaterial. McMillan und Seaborg teilten sich 1951 den Nobelpreis für Chemie. Lawrence hatte schon 1939 für die Erfindung des Zyklotrons den Nobelpreis für Physik erhalten.

Das in Natururan neben dem Hauptbestandteil U-238 im Verhältnis von 140:1 vorhandene U-235 kann, wie weitere Untersuchungen zeigten, durch Beschuss mit abgebremsten („thermischen“) Neutronen in zwei Spaltprodukte mittleren Atomgewichts zerbrechen, wobei mehrere Neutronen freigesetzt werden:

$$^{235}_{92}\mathrm{U} + ^{1}_{0}\mathrm{n} \longrightarrow ^{144}_{56}\mathrm{Ba} + ^{89}_{36}\mathrm{Kr} + 3\,^{1}_{0}\mathrm{n} + 210\ \mathrm{MeV} \quad \text{(Beispiel einer Kernspaltung)}$$

Bei der hier gezeigten Reaktion entsteht neben Ba-144 ein Isotop des Edelgases Krypton. Die Spaltung kann jedoch auch zu anderen Nuklidpaaren führen, wie Strontium-90 und Xenon-133, Yttrium-91 und Iod-133. So werden bei der Kernspaltung rund 100 verschiedene Nuklide gebildet, die in der Mehrzahl radioaktiv sind und mit unterschiedlichen Halbwertszeiten in stabile Endprodukte übergehen. Im Urankern werden die Nukleonen (gemeinsame Bezeichnung von Protonen und Neutronen) mit einer Energie von 7,6 MeV pro Nukleon gebunden. In den Spaltproduktkernen beträgt die Bindungsenergie pro Nukleon 8,5 MeV. Die Differenz von 0,9 MeV je Nukleon wird bei der Kernspaltung freigesetzt. Der Urankern besitzt 235 Nukleonen, es werden also pro Spaltung $235 \times 0{,}9 = 211$ MeV freigesetzt, meist abgerundet als 210 MeV angegeben. Diese Energiefreisetzung hat Lise Meitner gemeinsam mit dem ebenfalls aus Deutschland vertriebenen O. R. Frisch aufgrund theoretischer Betrachtungen vorausgesagt. Die Entstehung von mehreren Neutronen bei der Spaltungsreaktion, von Frédéric Joliot und Mitarbeitern kurz nach dem Erscheinen der Veröffentlichungen von Hahn und Straßmann erkannt, bildet die Voraussetzung für eine *Kettenreaktion*. Wenn drei Neutronen auf drei weitere U-235-Kerne treffen, können neun Neutronen entstehen und so weiter. Der Spaltungsprozess pflanzt sich lawinenartig fort. Verläuft die Kettenreaktion unkontrolliert, kommt es zur Explosion, zur plötzlichen Freisetzung einer ganz ungeheuren Energie. Verläuft der Prozess kontrolliert, kann er zur Umwandlung der thermischen Energie in elektrische Energie genutzt werden. Diese zunächst nur theoretischen, ebenso erschreckenden wie faszinierenden Möglichkeiten waren den Atomforschern klar. Der Physiker Siegfried Flügge konnte darüber noch 1939 einen Artikel veröffentlichen[2)]. Kurz darauf begann der Krieg in Europa; Veröffentlichungen über die Kernspaltung gab es zunächst nicht mehr. Otto Hahn wurde 1944 der Nobelpreis für Chemie zugesprochen, den er aber erst nach dem Krieg in Empfang nehmen konnte.

Bei den Experimenten von Hahn und Straßmann konnte es nicht zu einer Kettenreaktion kommen, da bei dem geringen U-235-Gehalt des Natururans die bei einer Kernspaltung freigesetzten Neutronen nicht auf genügend andere spaltbare Kerne treffen. Eine Kettenreaktion erfordert eine bestimmte *kritische Masse* von spaltbarem Material. In den folgenden Jahren kamen die Bemühungen zur technischen Nutzung der Kernspaltung in Deutschland glücklicherweise nicht über

2) Flügge in *Naturwissenschaften* 27 (1939) 402–410: „...1 m^3 U_3O_8 genügt zur Aufbringung der Energie, welche nötig ist, um 1 km^3 Wasser (Gewicht 10^{12} kg) 27 km hochzuheben!... [Es] liegt hier wohl zum ersten Male ein Fall vor, bei dem die technische Nutzbarmachung der ungeheuren, in den Atomkernen gebundenen Energiebeträge auch zu technischen Zwecken in greifbare Nähe gerückt ist“.

den Bau eines Versuchsreaktors (der Ausdruck Atommeiler wurde damals verwendet) in einem Felsenkeller bei Haigerloch/Württemberg hinaus, in dem wegen Materialmangels nur 85% der kritischen Mindestmenge von U-235 vorhanden waren, eine sich selbst erhaltende Kettenreaktion also nie erreicht wurde.

Anders in den Vereinigten Staaten. In einem Brief vom 6. August 1939 an den Präsidenten F. D. Roosevelt empfahl Albert Einstein die militärische Nutzung der Kernenergie. Die Roosevelt-Regierung hat daraufhin keine überstürzten Beschlüsse gefasst. Man weiß heute, dass nicht nur Einstein, sondern auch viele andere engagierte Atomphysiker auf Regierungsbeamte und hohe Militärs mit dringlichen Mahnungen einwirkten, das Feld der Atomforschung dürfe nicht den Deutschen überlassen werden. Angesichts der Bedrohung durch Hitlers Deutschland und durch das ebenso auf Aggression bedachte Japan, das zu dieser Zeit schon große Teile Chinas besetzt hatte, ordnete der Präsident die Bildung eines „Beratungsausschusses für Uran" an, um die Vor- und Nachteile eines staatlichen Engagements auf diesem Gebiet prüfen zu lassen.

Nicht nur in den Vereinigten Staaten wurden solche Überlegungen angestellt. In Großbritannien gab es seit Rutherfords Tagen eine Reihe erfolgreicher Atomforscher. Wie ihre amerikanischen Kollegen trieb sie der Gedanke um, die Deutschen arbeiteten an der Entwicklung einer Atombombe. Hinweise der Geheimdienste legten diesen Schluss nah. Nach ihrem Einmarsch in das Sudetenland sperrten die Deutschen den Verkauf von Uranerz aus den Minen der böhmischen Seite des Erzgebirges – vermutlich, weil sie diese Erze für eigene Zwecke aufarbeiten wollten. Und von norwegischen Agenten erfuhren die Briten, dass die Deutschen nach der Besetzung von Norwegen die dort vorhandene Anlage für die Produktion von Schwerem Wasser auf volle Leistung hochgefahren hatten. Schweres Wasser kann, wie Graphit, in Kernreaktoren als Neutronenmoderator verwendet werden. Es bremst schnelle Neutronen ab und macht sie zu thermischen Neutronen, die für die Kernspaltung von U-235 geeignet sind[3)].

Am 11. Oktober 1941 schickte Präsident Roosevelt einen Brief an Premierminister Churchill, in dem er anregte, auf diesem wichtigen Gebiet alle weiteren Bemühungen koordiniert oder sogar gemeinsam durchzuführen. Am 6. Dezember 1941 trat eine Gruppe führender Wissenschaftler in Washington zusammen. Der Vorsitzende, J. B. Conant, Chemiker, Präsident der Harvard Universität, teilte dem Gremium die Entscheidung der US-Regierung mit: „dass die Aussicht, eine Atombombe zur Verwendung im gegenwärtigen Krieg herzustellen, groß genug ist, einen allumfassenden Kraftaufwand zu rechtfertigen". Der Beschluss zum Bau der Atombombe war gefasst. Am nächsten Tag bombardierten die Japaner die US-Flotte in Pearl Harbor und am 11. Dezember erklärte Hitler-Deutschland den Vereinigten Staaten den Krieg.

3) Bei der Kernspaltung entstehende *schnelle Neutronen* haben eine kinetische Energie von über 10^5 eV (Elektronenvolt). Damit sie mit größerer Wahrscheinlichkeit mit Atomkernen in Wechselwirkung treten können, müssen sie abgebremst, zu *thermischen Neutronen* gemacht werden. Diese heißen so, weil sie mit der Substanz, in der sie sich befinden, in thermischem Gleichgewicht sind. Sie haben eine kinetische Energie von bis zu 100 eV.

In USA und in Kanada, wo die meisten britischen Atomforscher unter Leitung von Sir James Chadwick (Nobelpreis 1935 für die Entdeckung des Neutrons) ihre Arbeiten fortsetzten, wurde mit wachsender Intensität über alle Aspekte der Uranspaltung geforscht. An der Columbia University in New York bauten Fermi und der ungarische Physiker Leo Szilard, Professor an der Berliner Universität, bis ihn die braune Diktatur zur Emigration zwang, aus Blöcken von Uranoxid und Graphit die ersten Vorstufen eines Kernreaktors. Sie hatten noch nicht genug hochreines Uranoxid und Graphit, um eine Kettenreaktion zu bewerkstelligen, erwarben aber wichtige Kenntnisse. Im Juni 1942 beauftragte Präsident Roosevelt die Armee, unter strikter Geheimhaltung die „Atombombe" zu entwickeln. Das gigantische Projekt unter dem Decknamen *Manhattan Engineer District,* in dem zeitweilig zwischen 100000 und 200000 Personen mitwirken sollten, konnte anlaufen. Es diente der Produktion von U-235 aus Natururan durch ein Gasdiffusionsverfahren (in Oak Ridge, Tennessee) und von Pu-239 in Kernreaktoren (in Hanford, Washington), der Kernwaffenentwicklung (in Los Alamos, New Mexico, unter der wissenschaftlichen Leitung von Robert Oppenheimer) und der Forschung an mehreren Universitäten.

Auf der Grundlage der an der Columbia University erlangten Kenntnisse entstand der erste von Menschen errichtete Kernreaktor [4)] unter der Leitung von Enrico Fermi in einer alten Halle unter den Tribünen des Sportstadions der Universität von Chicago. Die Geheimhaltung war so perfekt, dass selbst der Universitätspräsident von diesen Aktivitäten nichts wusste. Fermi lebte unter dem Decknamen Dr. Farmer. In einem Holzgestell wurden Blöcke aus hochreinem Uran und Uranoxid und – zum Abbremsen der Neutronen – Blöcke von hochreinem Graphit aufeinander geschichtet, durchzogen von Röhren, in denen Cadmium- und Borstäbe bewegt werden konnten. Diese beiden Elemente absorbieren Neutronen. Befinden sich die Kontrollstäbe voll im Reaktor, absorbieren sie so viele Neutronen, dass eine Kettenreaktion nicht möglich ist. Je weiter die Kontrollstäbe aus dem Reaktor herausgezogen werden, desto mehr Neutronen können auf U-235-Kerne treffen und diese unter Freisetzung weiterer Neutronen spalten. Werden die im Natururan vorhandenen U-238-Kerne von thermischen Neutronen getroffen, kann über die instabilen Zwischenstufen Uran-239 (HZ 23 Minuten) und Neptunium-239 (HZ 2,3 Tage) das langlebige Plutonium-239 (HZ 24000 Jahre) entstehen („Brutreaktion"). Pu-239 ist – wie U-235 – spaltbar. Am Nachmittag des 2. Dezember 1942 wurden die Kontrollstäbe erstmals so weit herausgezogen, dass eine sich selbst erhaltende Kettenreaktion ablief. Der Reaktor wurde kritisch, wie es im Fachjargon heißt. Die Möglichkeit einer *kontrollierten Kettenreaktion* war erwiesen, das Atomzeitalter angebrochen. Die Information über dieses Ereignis in einem verschlüsselten Telefongespräch mit Conant ist in die Geschichte der Atomforschung eingegangen: *Der italienische Seefahrer ist in der Neuen Welt gelandet.*

4) Französische Wissenschaftler stellten 1972 fest, dass die Uran- und Plutonium-Gehalte der in den Oklo-Minen in Gabun gefundenen Erze sich durch die Annahme einer nuklearen Kettenreaktion erklären lassen, die vor etwa 2 Milliarden Jahren stattfand und rund zwei Millionen Jahre andauerte. Die Interpretation, dass es dort einen natürlichen Kernreaktor in der Erde gab, wird inzwischen in den Geowissenschaften weithin akzeptiert.

Am 16. Juli 1945 wurde in der Wüste von Alamogordo, New Mexico, die erste *unkontrollierte Kettenreaktion* ausgelöst, der erste nukleare Sprengsatz gezündet (Deckname: *Trinity*). Bei dieser Testexplosion war Pu-239 das spaltbare Material, in Hanford „erbrütet" aus Reaktor-Uran. Die Sprengkraft von Kernwaffen wird in Tonnen TNT ausgedrückt, wobei TNT für den herkömmlichen Sprengstoff Trinitrotoluol steht. Die Testexplosion von Alamogordo entsprach der Sprengkraft von 22 000 t TNT. Am 6. August explodierte über Hiroshima *Little Boy*, die erste im Krieg eingesetzte Kernwaffe, mit einer Sprengkraft von 12 500 t TNT. Das Spaltmaterial war in diesem Fall U-235, in Oak Ridge durch Anreicherung aus Natururan gewonnen. Am 9. August 1945 folgte die Zündung der Bombe *Fat Man* über Nagasaki, mit dem gleichen Spaltmaterial und der gleichen Sprengkraft wie bei der Testexplosion von Alamogordo. In Hiroshima wurden etwa 65 000 Menschenleben ausgelöscht, in Nagasaki 36 000. Am 14. August erklärte Japan die bedingungslose Kapitulation. [5)]

3.3 Radioaktiver Fallout von Kernwaffenexplosionen

Zur Bezeichnung der sich auf der Erdoberfläche absetzenden Radionuklide aus Explosionen von Kernwaffen hat sich auch im deutschen Sprachgebrauch das Wort *Fallout* eingebürgert. Man unterscheidet lokalen, intermediären und globalen Fallout. Soweit es sich nicht um Gase wie Tritium handelt, lagern sich die bei einer Explosion freigesetzten Radionuklide an die in der Atmosphäre stets reichlich vorhandenen winzigen Staubteilchen (Aerosole) an. Grobkörnigere Teilchen sinken bald auf den Boden und bilden den *lokalen Fallout*, der im Abstand von bis zu etwa 500 km niedergeht. Sehr feinkörnige Teilchen können dagegen über weite Entfernungen verfrachtet werden. Wie weit, hängt vor allem von der Stärke der Explosion ab. Bei Detonationen im Kilotonnen-TNT-Bereich wurden die Radionuklide bis in Höhen von 10 bis 15 km emporgeschleudert und sanken innerhalb von zwei bis drei Monaten in einer Entfernung von wenigen tausend km als *intermediärer* oder *troposphärischer Fallout* auf die Erde. Die Ausbreitung der radioaktiven Wolke wurde in diesem Fall durch die meteorologischen Bedingungen be-

5) Auf die oft gestellte Frage, warum der von Einstein und anderen Wissenschaftlern der Alliierten befürchtete Wettlauf um die militärische Nutzung der Kernenergie nicht stattgefunden hat, warum die Deutschen den Versuch zum Bau einer Atombombe nicht unternahmen, antwortete Werner Heisenberg 1946: „Weil dieses Unternehmen während des Krieges nicht mehr gelingen konnte. Es konnte schon aus technischen Gründen nicht gelingen; denn selbst in Amerika, mit seinen viel größeren Reserven an Wissenschaftlern, Technikern und Industriepotential und einer ohne Feindeinwirkung arbeitenden Wirtschaft, ist die Bombe ja erst nach dem Ende des Krieges mit Deutschland fertig geworden .... Schließlich konnte, und das ist ein sehr wichtiger Punkt, das Unternehmen gar nicht begonnen werden wegen der psychologischen Voraussetzungen bei der Führung. Die Führung erwartete noch 1942 eine rasche Entscheidung des Krieges und ließ größere Unternehmen, die nicht einen baldigen Einsatz versprachen, nicht zu" [149]. K. Gottstein, langjähriger Mitarbeiter Heisenbergs, schrieb kürzlich, dieser habe sich in der paradoxen Situation befunden, Hitlers Sieg nicht zu wünschen – aber auch nicht die Niederlage Deutschlands [150].

stimmt, vor allem durch Windrichtung, Windstärke und Niederschläge. Bei Explosionen im Megatonnen-TNT-Bereich dagegen wurden feinkörnige Teilchen bis in Höhen von 40 km getragen, also weit über die Troposphäre hinaus in die Stratosphäre, von der sie erst nach Monaten oder Jahren, ostwärts wandernd, in die Tropause und Troposphäre zurücksanken und schließlich als *globaler Fallout* auf die Erdoberfläche niedergingen. Die weitaus meisten Nuklearexplosionen fanden auf der Nordhalbkugel statt und das Maximum der pro Flächeneinheit niedergegangenen Radioaktivität wurde zwischen dem 40. und 50. Grad nördlicher Breite gefunden. Ein Austausch zwischen Nord- und Südhalbkugel fand nur sehr allmählich statt.

Mit den ersten drei Kernwaffenexplosionen über New Mexico und Japan begann der Eintrag gewaltiger Mengen von künstlichen Radionukliden in die Umwelt. Von 1945 bis 1980 wurden weltweit 502 Testexplosionen in der Atmosphäre gezündet (Tab. 3.1).

Die Testbomben wurden manchmal auf Stahltürmen, also relativ nah am Erdboden, zur Explosion gebracht oder an Ballons in größerer Höhe schwebend oder mit Raketen in noch größere Höhe befördert, auch auf Pontons im Meer schwimmend oder in Meerwasser eingetaucht. Das Spektrum der erzeugten Radionuklide und die Ausbreitung der radioaktiven Wolke wurde durch diese unterschiedlichen Versuchsbedingungen erheblich beeinflusst. Hatte es sich zunächst nur um Kernspaltungs- (oder Fissions-) Waffen gehandelt, wurde im Mai 1951 (Test auf dem Eniwetok-Atoll im Pazifik) die erste *Wasserstoffbombe* der Vereinigten Staaten gezündet, im August 1953 die erste der Sowjetunion. Bei diesen *thermonuklearen* oder Fusions-Waffen entsteht die freiwerdende Energie aus der Verschmelzung von zwei leichteren Atomkernen in der folgenden Art:

$$^{2}_{1}\mathrm{D} + ^{2}_{1}\mathrm{D} \longrightarrow ^{3}_{2}\mathrm{He} + ^{1}_{0}\mathrm{n} + 3{,}27\ \mathrm{MeV}$$

(Verschmelzung von zwei Deuteriumkernen)

$$^{3}_{1}\mathrm{T} + ^{2}_{1}\mathrm{D} \longrightarrow ^{4}_{2}\mathrm{He} + ^{1}_{0}\mathrm{n} + 17{,}58\ \mathrm{MeV}$$

(Verschmelzung von einem Tritium- mit einem Deuteriumkern)

Tab. 3.1 Anzahl und Sprengkraft (Megatonnen TNT) der von verschiedenen Staaten durchgeführten atmosphärischen Kernwaffenversuche, nach [151]

Staat	***Anzahl***	***Zeitraum***	***Sprengkraft (Mt)***		
			Kernspaltung	***Fusion***	***Gesamt***
USA	195	1945–1962	81,5	72,2	153,7
UdSSR	219	1949–1962	85,3	162	247,3
Großbritannien	21	1952–1958	4,22	3,83	8,05
Frankreich	45	1960–1974	6,17	4,02	10,2
China	22	1964–1980	12,2	8,5	20,7
Gesamt	502	1945–1980	189	251	440

Fusionsreaktionen laufen erst bei extrem hohen Temperaturen ab („thermonuklear"). Man verwendet deshalb in Fusionswaffen Kernspaltungsbomben als Zünder. Fusionsmaterial, wie komprimiertes Deuterium oder Tritium, wird mitsamt dem Zünder von einem Mantel aus Uran-238 umkleidet, der zwei Aufgaben hat. Zum Einen soll er verhindern, dass die Explosion der Fissionsbombe das Deuterium oder Tritium vor der Verschmelzung auseinander treibt, zum anderen soll eine Kettenreaktion im U-238 die Explosionskraft verstärken. Die von der Fusionsreaktion gelieferten Neutronen verstärken wiederum die Kettenreaktion im Uranmantel. Die Sprengkraft der Fusionsbomben ist viel größer als die der Fissionswaffen. Ein kg U-235 liefert bei Spaltung 22 Millionen kWh, die Verschmelzung von Deuterium und Tritium zu 1 kg Helium 120 Millionen kWh. Zu den Spaltprodukten der Fissionsbombe kommen bei der Explosion einer Fusionsbombe Aktivierungsprodukte, die durch Einfang von einem oder mehreren Neutronen durch ein Nuklid gebildet werden, das dadurch zu einem Nuklid mit höherer Massenzahl wird, beispielsweise U-238 zu U-239.

Vor allem in den Jahren 1954 bis 1958 und dann nochmals 1961 und 1962 versuchten Amerikaner und Sowjets in einem dramatischen Wettlauf, sich gegenseitig mit noch häufigeren und noch gewaltigeren Explosionen zu übertreffen (Abb. 3.3 a und b).

Superbomben wurden vor allem von der Sowjetunion in den Jahren 1961 und '62 auf der Insel Nowaja Semlja im Nordmeer zur Explosion gebracht. Die größte davon hatte eine Sprengkraft von 50 Mt, entsprach also 4000 Hiroshima-Bomben mit 12,5 kt. Von den insgesamt 440 Mt Sprengkraft aller atmosphärischen Testexplosionen (Tab. 3.1) wurden 250 Mt allein im Zeitraum von September 1961 bis Dezember 1962 gezündet. Es waren vor allem die gewaltigen Wasserstoffbomben dieser Periode, die Radioaktivität bis in die Stratosphäre schleuderten und den globalen Fallout verursachten [152].

Die durch die massierten Kernwaffen-Testserien verursachte Zunahme der Umweltradioaktivität führte zu einer wachsenden Beunruhigung der Öffentlichkeit und löste immer stärkere Proteste aus. Es sollte nicht vergessen werden, dass diese Proteste zuerst von Wissenschaftlern formuliert wurden. Am 9. Juli 1955 appellierten die Nobelpreisträger Albert Einstein und Bertrand Russell an die Großmächte, das nukleare Wettrüsten zu beenden und kurz darauf schlossen sich 18 auf der Insel Mainau versammelte Nobelpreisträger diesem Appell an. Aus Göttingen kam im April 1957 der Aufruf von 18 Professoren gegen die militärische Nutzung der Atomenergie. Im Juni desselben Jahres protestierten 2000 Wissenschaftler gegen Atombombenversuche. Nach langen Verhandlungen kam es am 5. August 1963 zur Unterzeichnung eines Abkommens zur Beendigung von oberirdischen Kernwaffenversuchen durch USA und UdSSR. Atmosphärische Tests hat es zwar auch danach noch gegeben, 41 durch Frankreich (1966–1974) und 22 durch China (1964–1980), jedoch, wie Tab. 3.1 und Abb. 3.4 zu entnehmen ist, mit geringerer Sprengkraft und entsprechend geringerer Freisetzung von Radionukliden. Die neuen Mitglieder des „Atomklubs", Indien und Pakistan, haben nur unterirdisch getestet. Die Zahl der insgesamt durchgeführten unterirdischen Testexplosionen (fast 2000) übersteigt bei Weitem die der atmosphärischen. Dabei wurde

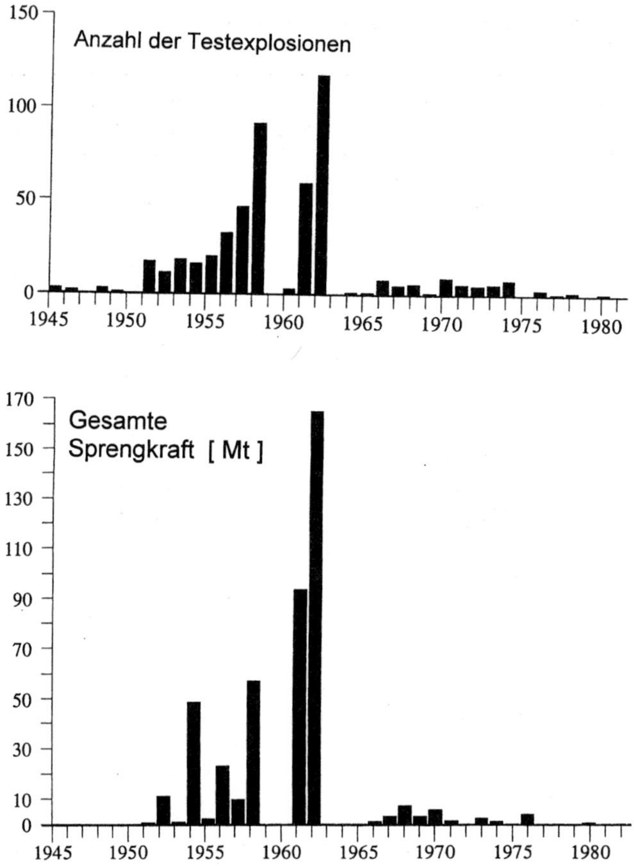

Abb. 3.3 a) Anzahl und b) gesamte Sprengkraft der pro Jahr durchgeführten oberirdischen Kernwaffenversuche, 1950–1980, nach [74].

aber, soweit bekannt gegeben, nur selten Radioaktivität freigesetzt – in Form von flüchtigen Radionukliden, die durch Erdspalten entwichen.

Man hat nach Kernwaffenexplosionen über 150 Spaltprodukte und einige Dutzend Neutronenaktivierungsprodukte identifiziert. Letztere entstehen nicht nur aus Bombenmaterial, sondern auch aus Reaktionen mit Nukliden des Erdbodens, der Luft und des Meerwassers und seiner Salze – je nach Umgebung, in der die Waffe gezündet wurde. Viele dieser Radionuklide entstehen entweder in sehr geringer Ausbeute oder ihre Halbwertszeit ist so kurz, dass sie schon sehr bald nicht mehr nachweisbar sind oder es handelt sich um Produkte wie die Edelgase, die in den Stoffwechsel der Lebewesen keinen Eingang finden. In Tab. 3.2 werden die in Hinblick auf Gesundheitsgefährdungen wichtigsten, bei Kernspaltungs- und Aktivierungsreaktionen entstehenden Radionuklide genannt [74]. Nach den Daten über die freigesetzte Radioaktivität scheint Tellur-132 das wichtigste Spaltprodukt im Fallout gewesen zu sein, mit 1,7 Mio. PBq oder $1{,}7 \times 10^{21}$ Bq. Durch

Tab. 3.2 Wichtige Radionuklide des globalen Fallout von atmosphärischen Kernwaffenversuchen, nach [74]

Element	Radionuklid	Halbwertszeit	Emittierte Strahlung	Freigesetzte Radioaktivität (PBq)
Spaltprodukte				
Strontium	Sr-89	50,5 Tage	β	117 000
	Sr-90	28,6 Jahre	β	622
Yttrium	Y-91	58,5 Tage	β	120 000
Zirkon	Zr-95	64,0 Tage	β, γ	148 000
Ruthen	Ru-103	39,3 Tage	β, γ	247 000
	Ru-106	1 Jahr	β, γ	12 200
Iod	I-131	8,0 Tage	β, γ	675 000
Tellur	Te-132	3,3 Tage	β, γ	1 700 000
Barium	Ba-140	12,7 Tage	β, γ	759 000
Cäsium	Cs-137	30,0 Jahre	β, γ	948
Cer	Ce-141	32,5 Tage	β, γ	263 000
	Ce-144	284 Tage	β, γ	30 700
Aktivierungsprodukte				
Wasserstoff	H-3	12,3 Jahre	β	186 000
Kohlenstoff	C-14	5730 Jahre	β	213
Mangan	Mn-54	312 Tage	β, γ	3 980
Eisen	Fe-55	2,7 Jahre	γ	1 530
Plutonium	Pu-239	24 065 Jahre	α, γ	6,52
	Pu-240	6537 Jahre	α, γ	4,35
	Pu-241	14,4 Jahre	α, β	142

seine kurze Halbwertszeit von 3,3 Tagen verschwand es jedoch relativ schnell aus der Umwelt. Zu den anderen in der Tab. genannten Radionukliden wird im folgenden Abschnitt mehr zu sagen sein.

Während der globale Fallout für eine weiträumige Ausbreitung der Radioaktivität sorgte, verteilten sich lokaler und intermediärer Fallout sehr unterschiedlich. In Tab. 3.3 wird dies für die Situation in den Vereinigten Staaten gezeigt. Von 1951 bis 1962 wurden etwa 100 Kernwaffen im Testgelände von Nevada im Westen der USA gezündet. Es handelte sich um Bomben mit Sprengkraft im Kilotonnen-Bereich, darunter keine Fusionswaffen. Der in USA niedergegangene Fallout enthielt etwa 14-mal so viel I-131 aus den Nevada-Tests wie aus dem globalen Fallout. Ähnlich, wenn auch nicht ganz so stark ausgeprägt, ist der Unterschied bei anderen kurzlebigen Radionukliden, wie Ba-140 oder Ce-141. Wie aus Tab. 3.3 nicht ersichtlich, aber [153] zu entnehmen, verursachte der lokale Fallout die stärkste Kontamination in Nevada und dem benachbarten Utah. Der intermediäre Fallout bewegte sich entsprechend der vorherrschenden Windrichtung nach Osten und brachte erhebliche Fallout-Konzentrationen bis Missouri und Iowa und, mit abnehmender Tendenz, bis zu den Staaten der Ostküste. Im weiter westlich gelegenen Kalifornien dagegen kam fast kein Fallout an (hierzu auch [154]). Noch viel stärkere regionale Kontaminationen verursachten die sowjetischen Testexplosio-

Tab. 3.3 In USA niedergegangener lokaler/intermediärer Fallout aus Kernwaffenversuchen in Nevada und aus globalem Fallout, nach [153]

Radionuklide	HZ_{phys}	***In den USA deponierte Fallout-Radioaktivität (PBq)***	
		aus Nevada-Tests	***aus globalem Fallout***
I-131	8,0 Tage	1500	110
Ba-140	12,7 Tage	1400	290
Ce-141	32,5 Tage	500	220
Ru-103	39,3 Tage	430	210
Sr-89	50,5 Tage	330	170
Zr-95	64,0 Tage	220	310
Ce-144	284 Tage	40	300
Ru-106	1 Jahr	24	160
Sr-90	28,6 Jahre	1,8	19
Cs-137	30,0 Jahre	2,3	28

nen von Semipalatinsk, Kasachstan [155], wo zwischen 1949 und 1989 über 450 atmosphärische und unterirdische Versuchsexplosionen stattfanden.

3.4
Radionuklide des Fallout in Lebensmitteln

Hinsichtlich ihres Vorkommens in der Nahrungskette und damit ihres Beitrags zur Strahlenexposition des Menschen sind vor allem die Radionuklide des Strontiums, Cäsiums und Iods relevant. Die beiden Ersteren wegen ihrer langen Halbwertszeit und physiologischen Eigenschaften, Letzteres wegen seiner starken Speicherung in der Schilddrüse. Strontiumionen verhalten sich physiologisch ähnlich wie Calciumionen, werden in das Knochengerüst inkorporiert und können dort sehr lang verbleiben (effektive Halbwertszeit 18,1 Jahre – vgl. Tab. 1.6). Cäsiumionen verhalten sich im Organismus ähnlich wie Kaliumionen, d. h. sie werden intrazellulär, vor allem in Muskelzellen, gespeichert. (Ein muskulöser Körper enthält daher pro kg mehr radioaktives Cäsium und Kalium als ein untrainierter.)

Strontium-90, Strontium-89 und Cäsium-137

Mit einem britischen Kernwaffentest auf der Monte Bello Insel nordwestlich von Australien gab es erstmals 1952 auch in der Südhemisphäre erzeugten Fallout. In Abb. 3.4 wird der Verlauf der Sr-90-Gehalte der Gesamtnahrung in New York und Argentinien in den Jahren 1954 bis 1979 dargestellt. Die höhere spezifische Aktivität auf der Nordhalbkugel und die mit einer gewissen Verzögerung nach dem Teststopabkommen von 1963 in beiden Hemisphären eingetretene Abnahme der Sr-90-Konzentration sind deutlich zu erkennen. Die Verzögerung hing einerseits mit dem noch lange nach dem Teststopabkommen aus der Stratosphäre niedergehenden globalen Fallout zusammen, andererseits auch mit dem zeitlichen Ab-

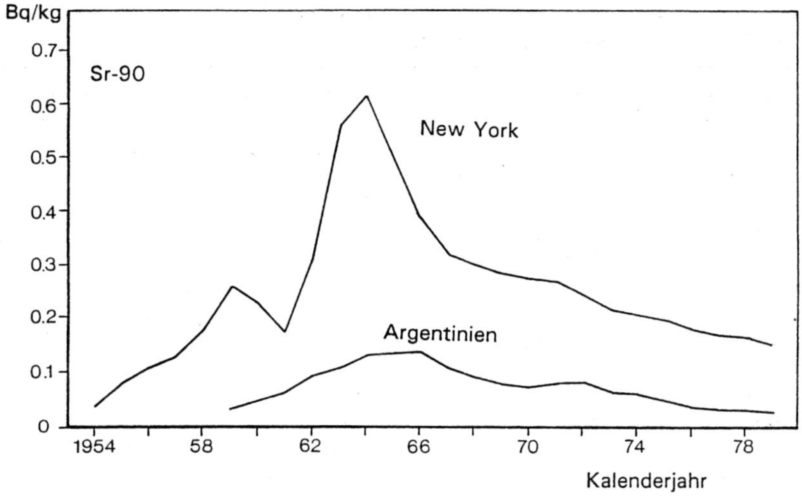

Abb. 3.4 Strontium-90 in Gesamtnahrungsproben in New York (1954–1979) und Buenos Aires (1959–1979), nach [71].

stand zwischen Ernte und Verzehr. Viele Lebens- und Futtermittel kommen erst nach längerer Lagerung, industrieller Verarbeitung und langen Transportwegen zum Verzehr.

Erhebliche Unterschiede der lokalen und regionalen Verteilung des Fallout wurden durch den Auswascheffekt des Regens verursacht. In Gegenden mit hohem Niederschlag wurden in stärkerem Maß Fallout-Radionuklide deponiert als in trockeneren Gegenden. Wie Tab. 3.4 zu entnehmen ist, enthielten Milch und Gesamtnahrung auf den Färöer Inseln in den 1970er Jahren erheblich höhere Sr-90-Konzentrationen als in anderen Regionen. Mit 280 Regentagen im Jahr und 1200–1700 mm Niederschlag gehören diese Inseln zu den regenreichsten Gebieten Europas. Ein enger Zusammenhang zwischen Niederschlägen und Fallout wurde auch in Norwegen bestätigt [156]. Werden größere Regionen betrachtet, so treten solche meteorologisch bedingten Unterschiede nicht mehr deutlich in Erscheinung. In der gemäßigten Zone der Nordhalbkugel war die Sr-90-Konzentration von Kanada bis Dänemark und Japan etwa gleich, im äquatornahen Indien etwas und in Argentinien und Chile deutlich geringer [71].

Der Höhepunkt der Kontamination der Lebensmittel durch Fallout von Kernwaffenversuchen wurde in der Bundesrepublik Deutschland 1964 erreicht, wie in Abb. 3.5 am Beispiel der Cs-137-Konzentration in Rind- und Schweinefleisch gezeigt wird. Bei den Produkten pflanzlicher Herkunft hatte Weizen, schon durch seinen geringeren Wassergehalt, eine deutlich höhere spezifische Aktivität als Kartoffeln und Kernobst (Tab. 3.5). Vor allem der fast ein Jahr auf dem Halm stehende Winterweizen konnte mehr Radiocäsium akkumulieren als Pflanzen mit kürzerer Vegetationszeit. Der Cs-137-Gehalt der Milch lag 1964 im Jahresmittelwert bei 6,2, der Sr-90-Gehalt bei 1,2 Bq/L. Sr-90-Gehalte in Fleisch waren immer

Tab. 3.4 Jahresmittelwerte der Strontium-90-Konzentration in Kuhmilch und Tageszufuhr durch Gesamtnahrung in verschiedenen Erdregionen, 1974–1980, nach [71]

Region	***Milch (Bq/L)***				***Gesamtnahrung (Bq/Tag×Person)***			
	1974	***1975***	***1976***	***1980***	***1974***	***1975***	***1976***	***1980***
Nordhemisphäre								
Kanada	0,2	0,2	0,1	0,08	0,3	0,2	0,2	–
Dänemark	0,2	0,2	0,2	0,1	0,4	0,3	0,2	0,2
Färöer Inseln	0,9	0,8	0,7	–	0,6	0,6	0,5	-
Frankreich	0,3	0,3	0,2	0,2	0,4	0,4	0,3	0,3
Bundesrep. Deutschland	0,3	0,1	0,1	0,1	0,4	0,3	0,3	0,3
Indien	0,1	0,09	0,06	–	0,2	0,2	0,1	–
Japan	0,2	0,1	0,1	0,09	0,3	0,2	0,2	0,1
Südhemisphäre								
Chile	0,09	0,04	0,1	0,08	–	–	–	–
Argentinien	0,11	0,09	0,08	0,06	0,08	0,07	0,06	0,04

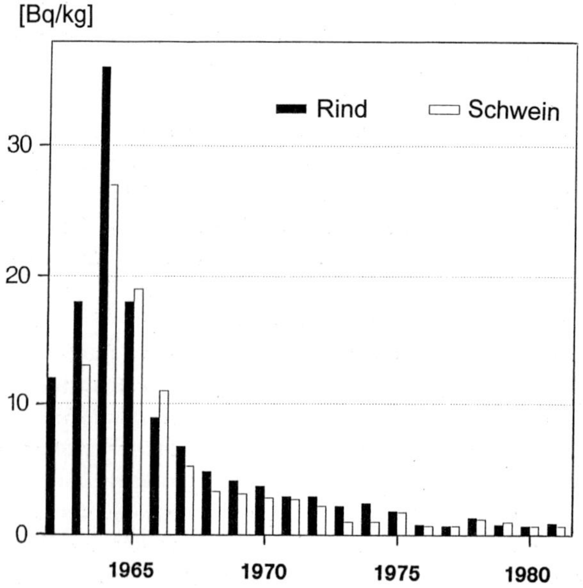

Abb. 3.5 Cäsium-137 in Rind- und Schweinefleisch, Jahresmittelwerte in der Bundesrepublik Deutschland 1962–1981. Quelle: Leitstelle Umweltradioaktivität, Bundesforschungsanstalt für Ernährung, Karlsruhe.

Tab. 3.5 Cs-137- und Sr-90-Konzentration in Weizen, Kartoffeln, Kernobst [Bq/kg Frischgewicht] und Kuhmilch [Bq/L]. Jahresmittelwerte, Bundesrepublik Deutschland, 1962–1980, nach [82]

Jahr	*Cs-137*				*Sr-90*			
	Weizen	*Kartoffeln*	*Kernobst*	*Milch*	*Weizen*	*Kartoffeln*	*Kernobst*	*Milch*
1962	2,6	1,0	0,48	2,4	0,56	0,19	0,06	0,6
1963	18	4,1	7,0	5,9	5,6	0,22	0,67	1,2
1964	21	2,0	5,2	6,1	7,0	0,22	0,30	1,30
1965	9,2	0,85	2,3	3,9	3,3	0,33	0,26	1,0
1966	5,2	0,59	1,7	2,2	2,0	0,30	0,22	0,8
1968	2,1	0,59	0,59	1,1	0,85	0,16	0,11	0,5
1970	1,4	0,89	0,48	1,1	1,0	0,14	0,07	0,5
1980	0,26	0,55	0,12	0,16	0,39	0,08	0,04	0,15

gering, da Strontium, wie Calcium, nicht in der Muskulatur, sondern in den Knochen gespeichert wird.

Die Cs-137-Gehalte nahmen in den Jahren nach 1964 schneller ab als die Sr-90-Gehalte. Während 1964 die Bq/kg-Zahlen für Cs-137 drei- bis zehnfach höher lagen als die für Sr-90, war zu Beginn der 80er Jahre in vielen Produkten weniger Cs-137 als Sr-90 vorhanden. Dieses unterschiedliche Verhalten der beiden Radionuklide lässt sich aus der unterschiedlichen Aufnahme durch Pflanzen erklären. Die im Fallout enthaltenen Cäsiumionen blieben, soweit sie auf Pflanzen abgelagert wurden, teils auf der Blattoberfläche haften, teils wurden sie von der Pflanze resorbiert und über die Blätter in Früchte, Samen, Knollen und Wurzeln transportiert, ein Vorgang der als *Translokation* bezeichnet wird. Frischer Fallout führte so zu einem relativ hohen Radiocäsiumgehalt auf und in Pflanzen und, da die Pflanzen als Futtermittel dienten, auch in Fleisch, Milch und Eiern. In auf dem Boden abgelagertem Fallout dagegen werden Cäsiumionen, außer in sauren Böden, so stark an Tonmineralien gebunden, dass sie wenig wurzelverfügbar sind. Die Cäsiumaktivität in Lebensmitteln ging daher in dem Maß zurück, wie die Falloutdeposition abnahm. Strontiumionen sind besser wurzelverfügbar und einmal im Boden vorhandenes Radiostrontium kann noch viele Jahre von Pflanzen aufgenommen werden.

Auffallend höhere Cs-137-Aktivitäten als in den Hauptnahrungsmitteln wurden in manchen Pilzarten und in Wildbret gefunden. Auf Zuchtchampignons traf dies nicht zu, während bestimmte Wildpilzarten sich als ausgeprägte Cäsiumsammler erwiesen. In Maronenröhrlingen (*Boletus badius* Fr.) der Ernte 1966 wurden bis zu 1040 Bq/kg und im nicht essbaren Kahlen Krempling (*Paxillus involutus* Fr.) bis zu 1830 Bq/kg Cs-137 gefunden [157]. (Mehr über Radiocäsium in Pilzen in Kapitel 4 und 6). Wildbret wurde erst ab 1966 systematisch auf Radioaktivität geprüft. Hirschfleisch aus dem Raum Berchtesgaden enthielt damals 410 Bq/kg Cs-137, über 40-mal so viel wie der damalige Jahresmittelwert für Rindfleisch [158]. Noch 1980, als der Mittelwert für Rindfleisch auf etwa 1 Bq/kg gefallen war, wurden in

Hirsch- bis zu 32, in Reh- bis zu 75 und in Rentierfleisch bis zu 460 Bq/kg gemessen [159]. Bereits 1970 haben amerikanische Autoren festgestellt, der hohe Radiocäsiumgehalt im Fleisch von Hirschen in Florida lasse sich nur als Folge des Verzehrs von Pilzen erklären, denn das seien die einzigen Äsungspflanzen, die so viel Radiocäsium liefern könnten [160]. Von manchen anderen Autoren wurde diese Hypothese in Frage gestellt, sie ist aber inzwischen allgemein akzeptiert [161–165]. Da Waldböden häufig sauer und mineralstoffarm sind, was die Cäsiumionen gut wurzelverfügbar macht, haben auch im Wald wachsende Farne, Beeren und viele andere Pflanzen einen erheblich höheren Radiocäsiumgehalt als Kulturpflanzen. Dies trägt zu den hohen Cs-137-Gehalten in Wildbret bei.

Für Rentierherden sind im Winter Flechten die Hauptnahrungsquelle. Mit ihrer großen spezifischen Oberfläche beziehen arktische Flechten die für ihr Wachstum erforderlichen Mineralstoffe und Spurenelemente überwiegend aus der Luft. Sie wachsen außerdem sehr langsam und können diese Elemente über viele Jahre akkumulieren. Ähnlich wie dies in Kapitel 2 für die natürlichen Radionuklide Pb-210/Po-210 geschildert wurde, führte Cs-137 im Fallout zu einer relativ hohen spezifischen Aktivität von Cs-137 in Flechten und zu einer weiteren Konzentration im Rentierfleisch und im Körper derjenigen Lappen (auch Samen genannt), die sich überwiegend von Rentierfleisch ernähren [111, 166]. Dies gilt auch für die überwiegend von Karibufleisch lebenden Inuit Kanadas [167].

Die Bedeutung von Strontium-89 hängt sehr stark von der Zeit ab, die seit der Explosion verflossen ist. In den ersten Wochen war Sr-89 im Fallout in viel höherer spezifischer Aktivität vorhanden als Sr-90, da die freigesetzte Radioaktivität fast 200-mal stärker war als die des Sr-90 (Tab. 3.2). Die Sr-89-Aktivität nahm jedoch mit einer Halbwertszeit von etwa 50 Tagen ab, hatte nach etwas über einem Jahr den Pegel des Sr-90 erreicht und spielte nach weiteren zwei Jahren nur noch eine geringe Rolle.

Iod-131

Das Vorhandensein von Radionukliden mit kurzen Halbwertszeiten kann bei der Berechnung der externen Dosis und der Inhalationsdosis eine erhebliche Rolle spielen, wenn der Zeitraum zwischen Explosion und Exposition kurz ist, wie für I-131 in USA anhand von Tab. 3.3 geschildert. Für die Ingestionsdosis sind die meisten kurzlebigen Radionuklide ohne viel Bedeutung, weil zwischen dem Zeitpunkt der Explosion und dem Zeitpunkt des Verzehrs durch Fallout kontaminierter Lebensmittel in den meisten Fällen genug Abstand besteht, um die Radioaktivität weitgehend abklingen zu lassen. Iod-131 spielt in mehrfacher Hinsicht eine Ausnahmerolle. Es wurde nicht nur in großer Menge freigesetzt (nach Te-132 und Ba-140 an dritter Stelle – Tab. 3.2) sondern konnte über Milch sehr schnell in die Nahrungskette gelangen. Ein Teil des an einem Tag als Fallout auf Gras und andere Weidepflanzen niedergegangenen I-131 konnte von weidenden Kühen (oder Ziegen, Schafen) bereits am folgenden Tag mit der Milch ausgeschieden werden. Soweit die Milch nicht zu Käse oder anderen Produkten verarbeitet sondern bald konsumiert wurde, konnte die I-131-Zufuhr relativ hoch sein. Hinzu kommt die besondere Fähigkeit der Schilddrüse, einen großen Teil des mit der Nahrung aufgenommenen Iods dem Blutstrom zu entziehen und auf engem Raum zu speichern. Die Schilddrüse eines Kleinkindes wiegt nur etwa 2 g, die eines Erwachsenen 20–30 g. Außerdem ist die β-Strahlung des I-131 biologisch stärker wirksam als diejenige vieler anderer β-Strahler (während die γ-Strahlung nur eine geringe Rolle spielt). Nach Tab. 1.7 ist der Dosiskoeffizient für I-131 beispielsweise um etwa den Faktor 100 größer als der für C-14. Alle diese Eigenschaften haben zusammengewirkt, um nach der Reaktorkatastrophe von Tschernobyl, der das folgende Kapitel gewidmet ist, in den stark betroffenen Gebieten der Ukraine und Weißrußlands die Häufigkeit von Schilddrüsenkrebs ansteigen zu lassen. Nach den atmosphärischen Kernwaffenversuchen wurde I-131 häufig in Milch gefunden, in Europa jedoch nur in geringer Konzentration. Die Orte an denen die Testexplosionen stattfanden, waren weit genug entfernt, um lokalen und intermediären Fallout kaum nach Europa kommen zu lassen. Da der globale Fallout sich ostwärts bewegte, kamen Produkte der Explosionen von Semipalatinsk oder Nowaja Semlja oder dem chinesischen Testgelände Lop Nor erst etwa drei Wochen später in Deutschland an [168]. Der Hauptanteil der in die Stratosphäre geschleuderten Explosionswolke kam jedoch erst nach Monaten oder Jahren auf die Erdoberfläche zurück und enthielt dann nur noch längerlebige Radionuklide. Immerhin lag, wie Abb. 3.6 zu entnehmen ist, zur Zeit der oberirdischen Kernwaffenversuche die I-131-Aktivität der Milch in Deutschland wiederholt im gut messbaren Bereich. Ähnliche I-131-Werte wie zwischen August und Oktober 1962 nach Testserien der

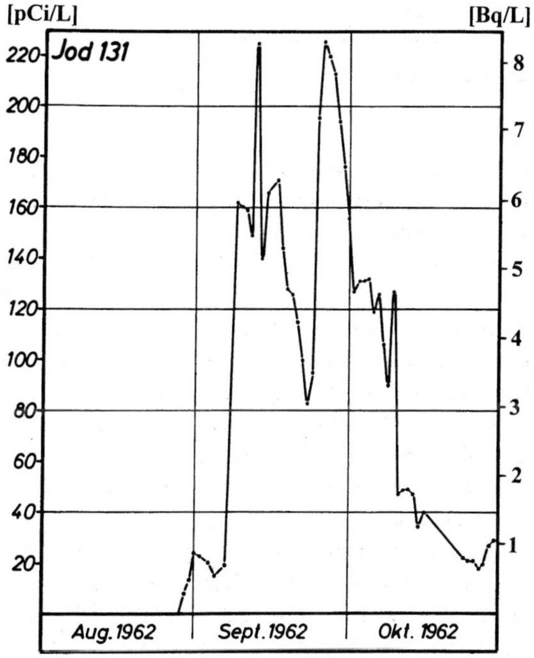

Abb. 3.6 Aktivitätskonzentration von I-131 in Kuhmilch, Mittelwerte von Sammelmilch, Bundesrepublik Deutschland, August bis Oktober 1962, nach [169] (wie damals üblich, wurde die Radioaktivität in pCi angegeben; auf der rechten Achse die heute übliche Angabe in Bq).

Vereinigten Staaten und der Sowjetunion wurden im Oktober 1976 in Schleswig-Holstein nach Testexplosionen in China registriert [170].

Kohlenstoff-14 und Tritium

Zwei Radionuklide des Fallout, die uns bereits als natürliche Radionuklide begegneten, sind Kohlenstoff-14 und Tritium. Durch Kernwaffenversuche wurden die Konzentrationen dieser beiden Radionuklide in der Biosphäre weit über den natürlichen Pegel hinaus erhöht. Das globale Inventar von C-14 vor Beginn der Kernwaffenversuche wurde in Kapitel 2 mit $12{,}7 \times 10^{18}$ Bq angegeben, das des Tritiums mit $1{,}3 \times 10^{18}$ Bq. Durch die atmosphärischen Testserien kamen (nach Tab. 3.2) 213×10^{15} Bq C-14 und 186×10^{18} Bq H-3 dazu [71]. Als Folge der Testexplosionen stieg die spezifische Aktivität von C-14 in Lebensmitteln von 230 Bq/kg C auf etwa 450 Bq/kg C im Jahr 1963 an, um nach dem Teststopabkommen im Verlauf von 10–15 Jahren wieder auf den vor Beginn der Kernwaffenversuche gemessenen Wert von 230 Bq/kg C abzunehmen. Die Tritiumaktivität in Oberflächengewässern stieg 1963 auf über 200 Bq/L Wasser an, fiel dann schneller als die C-14-Aktivität wieder ab [171]. In Trinkwasser und Lebensmitteln lag 1971/72 die Aktivitätskonzentration von Tritium noch bei 20–30 Bq/L [172] und ist nach Tab. 2.2 in Oberflächengewässern inzwischen wieder bei unter 0,1 Bq/L angekommen. Für in pflanzlichem Material vorhandenes Tritium wurde 1997 eine Konzentration von 0,53 Bq/L Wasser angegeben [86]. Im Zeitraum von etwa 1965 bis 1985, als die Tritiumaktivität in der Biosphäre abnahm, hatte das sich langsamer austauschende organisch gebundene Tritium im Vergleich zu dem als HTO vorliegenden Tritium eine etwa um den Faktor 2 höhere spezifische Aktivität. Inzwischen ist dieser Unterschied zwischen den Aktivitätskonzentrationen von in Wasser gebundenem und organisch gebundenem Tritium verschwunden [173].

Die schnelle Abnahme des Tritium- und erst recht des C-14-Gehalts (Halbwertszeit 5730 Jahre) kann nicht primär Folge des radioaktiven Zerfalls gewesen sein. Sie beruhte vielmehr auf der Aufnahme des Tritiums und des C-14 in den immensen Wasserstoff- bzw. Kohlenstoff-Pool der Weltmeere, Wälder und – im Fall des Kohlenstoffs – Karbonatgesteine. Bei C-14 kommt die Verdünnung durch zunehmende Verbrennung fossiler (also kein C-14 enthaltender) Brennstoffe hinzu.

Während die Tritiumbestimmung in Wasser und die C-14-Bestimmung in reinen Kohlenhydraten relativ einfach ist, erfordert die Bestimmung geringer spezifischer Aktivitäten dieser Radionuklide in komplex zusammengesetzten Lebensmitteln einen erheblichen analytischen Aufwand. Zur Tritiumbestimmung werden die Lebensmittel verbrannt, das Verbrennungswasser wird durch Destillation gereinigt und Tritium durch Flüssigkeitsszintillations-Spektrometrie bestimmt [174,175]. Die C-14-Bestimmung erfordert ebenfalls zunächst eine Verbrennung des Lebensmittels. Meistens wird gebildetes Kohlendioxid als Bariumkarbonat gefällt, durch Säure freigesetzt, an Äthanolamin gebunden und im Flüssigkeitsszintillationszähler gemessen [176].

Plutoniumisotope

Das in einer Kernwaffe vorhandene Pu-239 wird bei der Detonation nicht vollständig gespalten. Fallout-Plutonium setzt sich aus etwa 84 Gewichtsprozent Pu-239, 15 Prozent Pu-240, einem Prozent Pu-241 und 0,05 Prozent Pu-238 zusammen.

Pu-240 und -241 entstehen aus Pu-239 durch Neutroneneinfang. Pu-241 gibt als einziges der Plutoniumisotope neben α- auch β-Strahlung ab. Bei seinem Zerfall entsteht der α-Strahler Americium-241, so dass auch Spuren von diesem im Fallout gefunden wurden. Gewichtsprozente dürfen nicht mit Radioaktivitätsprozenten gleichgesetzt werden. Nach Tab. 3.2 wurde bei den Kernwaffenversuchen viel mehr Pu-241-Aktivität freigesetzt als Pu-239 und Pu-240, allerdings mit kürzerer Halbwertszeit.

Bei den „in" Pflanzen gefundenen Plutoniumgehalten handelt es sich im Wesentlichen um *auf* den Pflanzen abgelagerten, schwer abwaschbaren plutoniumhaltigen Staub, entweder aus primärem Fallout oder aus resuspendiertem Fallout im Boden [95]. Plutonium wird von Tonteilchen und anderen Bestandteilen des Bodens fest gebunden und ist in dieser Form für eine Aufnahme in die Pflanze über Wurzel oder Blätter kaum verfügbar. Durch Inhalation können Tiere und Menschen Plutonium aufnehmen, das dann vor allem in Knochen und Leber gespeichert wird. Die Resorption von in der Nahrung enthaltenem Plutonium im Verdauungstrakt von Tieren und Menschen ist sehr gering.

Messergebnisse über Plutoniumgehalte von Lebensmitteln liegen aus der Zeit des Fallout-Maximums in den 1960er Jahren nicht vor. Methoden zur Bestimmung der außerordentlich geringen spezifischen Aktivität der Plutoniumisotope in biologischem Material mussten zunächst entwickelt werden [177]. Eine praktikable Methode zur Bestimmung von Pu-240 gibt es bis heute nicht, da sich Pu-239 und Pu-240 α-spektrometrisch nicht unterscheiden. Im Allgemeinen wird nur der Summenwert Pu-239+240 angegeben. Pu-238 kam im Fallout mit einer spezifischen Aktivität vor, die nur etwa 1/30 derjenigen von Pu-239+240 betrug. In biologischem Material, außer in Leber, lag Pu-238 meist unter der Nachweisgrenze. Systematische Untersuchungen über Plutoniumgehalte in Lebensmitteln haben sich meist auf die Bestimmung von Pu-239+240 beschränkt. Gesamtnahrungsproben von männlichen Erwachsenen ergaben Ende 1972 eine Tageszufuhr von 0,6 mBq Pu-239+240 [177]. Entsprechende Untersuchungen an weiblichen Erwachsenen zeigten 1981 eine Tageszufuhr von 0,2 mBq Pu-239+240 [79].

In einem 1989 erschienenen Bericht [178] wird die spezifische Aktivität von Pu-238 in Weizenkleie mit 20 µBq/kg angegeben. Um die Schwierigkeiten der Bestimmung einer so geringen Radioaktivität zu verdeutlichen, wird in dem Bericht ausgeführt, dass den 20 µBq eine Masse von 0,031 Femtogramm entspricht. Aus einem kg Weizenkleie mussten somit $0{,}031 \times 10^{-15}$ g Plutonium abgetrennt werden, um die Messung durchführen zu können. Die Nachweisgrenze der Methode hängt davon ab, wie lang man misst und wie viele α-Teilchen die Messapparatur registriert, ohne dass sich ein Messpräparat auf dem Detektor befindet („Nulleffekt"). Bei einer Zählzeit von 10000 Minuten (rund einer Woche) liegt die Nachweisgrenze für Pu-238 bei etwa 100 µBq. Sollen 20 µBq Pu-238 pro kg Weizenkleie noch erfasst werden, müssen mindestens fünf kg Weizenkleie für die Probe aufbereitet werden.

Die Jahresberichte *Umweltradioaktivität und Strahlenbelastung* des Bundesministeriums für Umwelt, Naturschutz und Reaktorsicherheit [82] enthielten in den 1980er Jahren gelegentlich Angaben über Plutoniumgehalte in Lebensmitteln, meist im Bereich von 0,71–1 mBq. In den 90er Jahren gab es zunächst noch Daten über

Plutonium in Meeresprodukten; zuletzt wurden im Bericht 1998 noch 52 µBq Pu-238 und 120 µBq Pu-239+240 in Garnelenfleisch aus der Nordsee erwähnt. Seit dem Bericht 1999 fehlen entsprechende Angaben. Offensichtlich sind die Plutoniumgehalte in Lebensmitteln so weit zurückgegangen, dass sich der große Aufwand für deren Bestimmung nicht mehr lohnt.

3.5
Sonstige Wege der Kontamination durch künstliche Radionuklide

Künstliche Radionuklide sind nicht nur durch Kernwaffenexplosionen in die Umwelt – und damit auch in Lebensmittel – gelangt. Das größte Interesse der Öffentlichkeit galt der Reaktorkatastrophe von Tschernobyl, der ein eigenes Kapitel gewidmet werden soll. Es gab jedoch auch andere Ereignisse, die großräumige radioaktive Kontamination zur Folge hatten.

Altlasten aus der Anfangszeit der Kerntechnik

Die Kerntechnik nahm ihren Anfang im Zweiten Weltkrieg und galt zunächst primär der Kernwaffenerzeugung. In den ersten Jahren geschah die Produktion von spaltbarem Material unter – aus heutiger Sicht – völlig ungenügenden Umwelt- und Strahlenschutzbedingungen. In der Umgebung mancher Produktionsstätten in den Vereinigten Staaten und in den Folgestaaten der früheren Sowjetunion gibt es aus dieser Zeit radioaktive Altlasten, deren Beseitigung oder Isolierung heute große Probleme verursacht. Radioaktive Abfälle wurden häufig in flachen Erdmulden deponiert und mit Erde bedeckt. Ausgediente Brennelemente und radioaktive Abwässer wurden in einfachen Betontanks gelagert, von denen manche im Lauf der Jahrzehnte undicht wurden. In den Vereinigten Staaten handelt es sich um 126 000 m^3 vor allem Transurane enthaltende Abfälle mit einer Gesamtaktivität von 28 PBq [179]. Die Deponieorte sind bekannt [180] und eine Umlagerung in Deponien, die heutigen Umweltschutzstandards entsprechen, erscheint möglich und ist zum Teil bereits erfolgt – mit hohen Kosten. Nach einem Bericht von 1996 waren damals allein für die Sanierung des Geländes um die stillgelegte Plutonium-Produktionsanlage von Hanford im Staat Washington bereits 7,5 Milliarden $ ausgegeben worden und es war geplant, für diesen Zweck in den folgenden vier Jahrzehnten (!) jährlich eine weitere Milliarde $ bereitzustellen [181]. In der Umgebung von Produktionsstätten in der Sowjetunion wurde nicht nur in gleicher Weise oberflächlich deponiert, sondern es wurden außerdem radioaktive Abwässer in Flüsse geleitet und damit weite, zum Teil bewohnte und landwirtschaftlich genutzte Gebiete in hohem Maße mit langlebigen Radionukliden kontaminiert. Allein von der Plutoniumproduktion in Mayak am Ostabhang des Urals wurden von 1949 bis 1956 Abwässer mit einer Gesamtaktivität von 100 PBq, davon 11,6 PBq Strontium-90 und 12,2 PBq Cäsium-137, in den Tetscha Fluss geleitet [182–184], was eine weiträumige Kontamination des Tetscha-Iset-Tobol-Flusssystems zur Folge hatte.

Auch die Wiederaufbereitungsanlagen La Hague in Frankreich und Windscale/Sellafield in England haben in den ersten Jahrzehnten ihres Betriebs in einem

Umfang radioaktive Abfälle in die Umwelt, hier insbesondere in den Ärmelkanal bzw. in die Irische See, abgegeben, der inzwischen nicht mehr geduldet wird. Bis 1991 flossen von Sellafield insgesamt 29 PBq Cäsium-137, 100 TBq Plutonium-238, 610 TBq Plutonium-239/240 und 945 TBq Americium-241 in die Irische See ($T = 10^{12}$, $P = 10^{15}$). Der überwiegende Anteil des Cs-137 bleibt im Seewasser in Lösung und wird mit den Meeresströmungen aus der Irischen See heraustransportiert, etwa 10 Prozent bleiben im Sediment der Irischen See. Americium-241 sedimentiert nicht weit vom Einleitungsort, während ein erheblicher Anteil der Plutoniumisotope in Lösung bleibt und mit der Meeresströmung wegtransportiert wird [185]. Die Ableitungen haben nicht nur zu erhöhter Radioaktivität in Fischen und anderen Meeresprodukten geführt, sondern auch zu erhöhten Cs-137-Gehalten der in unmittelbarer Umgebung von Sellafield produzierten Milch [186]. Seit Einbau einer Ionenaustauscheranlage in das Abwassersystem sind die Einleitungen von Radionukliden stark zurückgegangen. Über den heutigen Stand der radioaktiven Ableitungen aus Sellafield und ihrer Auswirkungen auf Nahrungsketten berichtet [187]. Die Gesamtaktivität der Einleitungen von La Hague lag ständig weit unter derjenigen von Sellafield, bei Cs-137 etwa um zwei Zehnerpotenzen [188]. Mit einer zeitlichen Verzögerung von einigen Jahren wirkte sich der Rückgang der Einleitungen in Sellafield in einem entsprechenden Rückgang der spezifischen Aktivität in Fischen aus. Der mittlere Cs-137-Gehalt in Kabeljaufilets aus der Nordsee sank von 16 Bq/kg im Jahr 1982 auf 1 Bq/kg 1993 [189].

Explosion eines Lagertanks in Kyschtym, 1957

Am Ostrand des Urals, zwischen Swerdlowsk im Norden und Tscheljabinsk im Süden, entstand Ende der 1940er Jahre der geheime Industriekomplex Kyschtym (später Mayak genannt), der zum Zentrum der sowjetischen Plutoniumproduktion wurde. Hier fand am 29. September 1957 eine jahrzehntelang von der Sowjetregierung verschwiegene Explosion eines Lagertanks für hochradioaktive Abfälle statt, über deren Folgen die Öffentlichkeit erst 1979 durch ein Buch des nach England emigrierten Genetikers Zhores Medwedjew erfuhr [190]. Aus dem Tankinhalt wurden 74 PBq Gesamtaktivität freigesetzt, davon 4 PBq Strontium-90; mit der Explosionswolke wurde diese Aktivität in nordöstlicher Richtung auf ein Gebiet von über 20 000 km^2 verteilt, in dem zwischen 3,7 und 37 000 kBq/m^2 Strontium-90 niederging (m^2, nicht km^2). Davon waren 270 000 Personen in 217 Ortschaften betroffen, von denen 10 000 evakuiert wurden. Einschränkungen der landwirtschaftlichen Produktion und des Fischfangs in Flüssen und Seen wurden verordnet – aber nur teilweise befolgt. Das ganze Ausmaß der Kontamination und ihrer gesundheitlichen Folgen kann erst seit dem Ende der Sowjetzeit erforscht werden. Einige Veröffentlichungen sind verfügbar, denen weitere folgen sollen [191, 192].

Tab. 3.6 Bei dem Brand eines Reaktors in Windscale im Jahr 1957 freigesetzte Radionuklide, nach [193]

Radionuklide	*Freigesetzte Aktivität (TBq)*
Sr-90	0,07
Ru-106	3
I-131	740
Te-132	440
Xe-133	12000
Cs-137	22
Po-210	8,8
Pu-239	0,0016

Reaktorbrand in Windscale, 1957

In der kerntechnischen Anlage Windscale (jetzt Sellafield genannt) im Nordwesten Englands geriet am 10. Oktober 1957 ein graphitmoderierter Reaktor in Brand, der zur Plutoniumproduktion für militärische Zwecke diente. Eine landwirtschaftlich (meist als Weideland) genutzte Fläche von 500 km^2 wurde mit viel I-131 und mit kleineren Mengen Cs-137, Sr-89/90 und Po-210 kontaminiert (Tab. 3.6). Das Edelgas Xe-133 und das kurzlebige Te-132 sind daneben von untergeordnetem Interesse. In diesem Gebiet produzierte Kuhmilch enthielt bis zu etwa 30 kBq I-131/L. Rund 300000 L Milch durften nicht verkauft werden, weil sie einen willkürlich festgesetzten Grenzwert von 3700 Bq/L überschritten (0,1 µCi/L nach damals verwendeter Einheit der Radioaktivität); man ließ sie in die Irische See laufen. Ein System zur Überwachung der Umweltradioaktivität mit zahlreichen Messstationen, wie es heute selbstverständlich ist, existierte damals noch nicht. Aussagen über die Ausbreitung der radioaktiven Wolke beruhen auf relativ wenigen Messungen. Modellrechnungen ergaben, dass erhebliche Anteile der freigesetzten Radionuklide in den Niederlanden, der Bundesrepublik Deutschland und der Schweiz deponiert worden sein müssen [193].

Absturz des Satelliten SNAP 9-A, 1964

Seit 1961 haben die USA in 22 Satelliten und Raumsystemen mit Pu-238 betriebene thermoelektrische Generatoren als unterhaltsfreie und leichte Stromversorgungsanlagen eingesetzt. Dabei ist es wiederholt zu Zwischenfällen gekommen, bei denen die Pu-238-Kapseln abgestürzter Satelliten intakt aus dem Meer geborgen werden konnten. Am 21. April 1964 jedoch fiel ein Navigationssatellit, statt eine Umlaufbahn zu erreichen, in die Atmosphäre zurück und verglühte. Seine Pu-238-Ladung von $6{,}2 \times 10^{14}$ Bq kehrte als globaler Fallout im Lauf einiger Jahre auf die Erdoberfläche zurück [194]. Hier waren aus den Kernwaffenexplosionen bereits $3{,}3 \times 10^{14}$ Bq Pu-238 vorhanden. Demnach wurde durch den Absturz des Satelliten das auf der Erde verteilte Pu-238-Inventar etwa verdreifacht; Spuren von Pu-238 wurden seither auch in manchen Lebensmitteln des deutschen Marktes gefunden [177].

Reaktorunfall Three-Mile-Island, 1979

Am 28. März 1979 kam es durch eine technische Störung in der Wasserversorgung des Dampfgenerators im Reaktor 2 der Three-Mile-Island-Anlage bei Harrisburgh, Pennsylvania, und durch mehrere Fehlentscheidungen des Bedienungspersonals zur Überhitzung des Reaktors und zum Schmelzen eines Teils der Brennelemente. Die dadurch freigesetzte Radioaktivität wurde zum größten Teil in der druckfesten Sicherheitshülle des Reaktors zurückgehalten, es gelangten jedoch 370 PBq radioaktive Edelgase (Kr-85 und Xe-133) und etwa 1 TBq Iod-131 ins Freie. Messungen an der in der Umgebung erzeugten Kuhmilch ergaben für I-131 einen Höchstwert von 1,5 Bq/L, in Ziegenmilch 4 Bq/L. In sonstigen Lebensmitteln wurden kein I-131 und keine über dem damals durch Kernwaffen-Fallout bedingten Niveau liegenden Werte von Cs-137 oder Sr-90 gefunden. Nach den Befunden von Untersuchungskommissionen, die von der US-Bundesregierung und vom Staat Pennsylvania eingesetzt wurden, kann dieses Reaktorunglück keine strahlenbedingten Gesundheitsschäden bei der Bevölkerung verursacht haben [195]. Der finanzielle Schaden für die Betreibergesellschaft, die den Abriss der hochkontaminierten Anlage zu bezahlen hatte, war gewaltig (die Zahl von 10 Milliarden $ wurde in Presseberichten genannt) und der Vertrauensverlust in die Zuverlässigkeit der Kerntechnik war folgenschwer. Seit diesem Unfall hat es in den Vereinigten Staaten keine Neuerrichtung eines Kernreaktors gegeben.

Abgereichertes Uran

In jüngster Zeit wurde der militärischen Verwendung von U-238 große Beachtung geschenkt. Natururan, dem das spaltbare U-235 weitgehend entzogen wurde (*depleted uranium*, DU) eignet sich wegen seines hohen spezifischen Gewichts (Uran 19,0 g/cm^3; zum Vergleich: Blei 11,3, Eisen 7,9) als Bestandteil panzerbrechender Waffen. Als Nebenprodukt der Plutoniumproduktion sollen sich allein in den USA etwa 600 000 t DU angesammelt haben, die hohe Lagerkosten verursachen. Man hat daher intensiv nach Verwendungsmöglichkeiten gesucht. So hat man das Material zum Beispiel als Ballast im Schiffsbau und als Abschirmung gegen ionisierende Strahlen empfohlen. Durchgesetzt hat sich wohl nur die Verwendung in der Munitionsherstellung. Im Golfkrieg 1991 sollen 340 t und in den Bosnien- und Kosovokonflikten 1995 und 1999 insgesamt 11 t DU verschossen worden sein (nach anderen Angaben 15 t). Im April 1999 war der Einsatz von Uranmunition im Kosovokrieg in einer Pressemitteilung der NATO erwähnt worden, ohne dass dies besondere Aufmerksamkeit erregt hätte. Im März 2000 entstand plötzlich ein großer Medien-Wirbel. *Strahlengeschosse im Kosovo* und *Strahlenschäden bei Kfor-Soldaten* lauteten typische Schlagzeilen. Manche Berichte unterstellten eine weiträumige Verseuchung des Erdbodens und prophezeiten steigende Uranwerte in Trinkwasser und Lebensmitteln aus der Region. Die Aufregung wurde wohl vor allem durch die irrige Annahme verursacht, abgereichertes Uran sei besonders radioaktiv. Wissenschaftliche Stellungnahmen [196] und Übersichtsartikel [197] haben inzwischen die Fakten geklärt. Das U-238 des abgereicherten Urans wird von weniger U-234 begleitet als das des Natururans. Da U-234 eine höhere spezifische Aktivität besitzt als U-238, hat abgereichertes Uran eine um 40% geringere spezifische Aktivität als Natururan. Soweit gesundheitliche Bedenken gegen eine Zunahme des U-238-Gehalts des Bodens bestehen, betreffen sie nicht die Radioaktivität, sondern die toxikologischen Eigenschaften des Schwermetalls Uran. Nur die auf ein hartes Ziel treffenden Granaten explodierten. Die 99 Prozent der Urangeschosse, die ihr Ziel verfehlten, stecken tief im Boden. Soweit sie getroffen haben, entzündete sich das Uran und gelangte in Form von Uranoxid-Aerosolen in die Umwelt. Eine Untersuchung von Böden und Sedimenten in Serbien ergab lediglich in einer Bodenprobe, die unmittelbar aus dem Bereich eines Einschlags stammte, einen erhöhten U-238-Gehalt [198]. Ähnliche Ergebnisse werden aus dem Kosovo berichtet [199–201]. Die Fortsetzung dieser Untersuchungen soll vor allem der Frage gelten, ob durch Korrosion der noch im Boden vorhandenen Geschosse eine Zunahme der Urangehalte von Grundwasser- und Trinkwasserproben feststellbar ist, was bisher nicht der Fall war. So sehr man die Verwendung von abgereichertem Uran in der Waffentechnik ablehnen mag, dem Autor von [202] ist zuzustimmen, wenn er feststellt: „In der Hierarchie der Kriegsschrecken ist DU relativ weit unten anzusiedeln. Entsetzt mag man vor allem über die Leichtfertigkeit sein, mit der bestimmte Medienmacher und Politiker der Öffentlichkeit vorgebliche Wahrheiten und Einsichten über DU auftischen".

Technische Nutzung von Radionukliden

Die vielfältige Nutzung von Radionukliden für diagnostische und therapeutische Zwecke in der Medizin, für Mess- und Kontrollzwecke in der Technik und für die radioaktive Markierung von Verbindungen, die für unterschiedlichste Zwecke in der Forschung eingesetzt werden (*Tracertechnik*), unterliegt strengen Sicherheitsauflagen und Kontrollen. Sie kann gelegentlich zu lokal messbarer Umweltkontamination führen – aber es ist in hohem Maße unwahrscheinlich, dass sie je zu einer messbaren Zunahme der Radioaktivität von Lebensmitteln geführt hat, die in den Handel kamen.

Normalbetrieb von Kernreaktoren

Im Jahr 2000 waren in Deutschland 19 Kernkraftwerke (KKW) in Betrieb, die einen Anteil von rund 33% der Stromerzeugung lieferten. In den Jahresberichten *Umweltradioaktivität und Strahlenbelastung* des Bundesministeriums für Umwelt, Naturschutz und Reaktorsicherheit [82], die man kostenlos vom Ministerium erhalten kann, werden die Messwerte von Radionukliden in Abluft und Abwasser der KKW angegeben. Zusätzlich zu den vom Betreiber eines Kernkraftwerks durchzuführenden Messungen stehen den Aufsichtsbehörden Fernüberwachungssysteme zur Verfügung, mit denen sie sicherheitsrelevante Betriebs-, Emissions- und Immissionsdaten laufend kontrollieren können. Des Weiteren werden aus der Umgebung der Reaktoranlagen Proben von Luft, Abwasser, Boden, Bewuchs (hauptsächlich Gras), Wasser und Sedimenten von Flüssen, Grundwasser und Trinkwasser, Fischen und Wasserpflanzen aus Flüssen, sowie Gemüse, Getreide, Obst, Kartoffeln und Milch entnommen und auf Radionuklidgehalte untersucht. Die Milch stammt „aus unmittelbarer Nähe", die übrigen Proben stammen „aus der näheren Umgebung" der kerntechnischen Anlagen. Untersuchungen der Betreiber werden durch behördlich eingesetzte Sachverständige überprüft. Hinsichtlich der Ableitungen von Radionukliden mit Abluft und Abwasser heißt es in den Jahresberichten regelmäßig, „dass die von den Aufsichtsbehörden festgelegten Höchstwerte für die jährliche Emission in allen Fällen eingehalten wurden". Bezüglich Milch und anderer Lebensmittel kommen die Verfasser der Jahresberichte mit gleicher Regelmäßigkeit zu dem Ergebnis: „Die vorliegenden Messwerte lassen im Vergleich mit anderen Orten in der Bundesrepublik keine Erhöhung der Radioaktivität erkennen". Ähnliche Vorschriften und Messsysteme existieren in den Nachbarländern. Beispielhaft sei aus dem Jahresbericht der Schweiz [146] zitiert. Bezüglich Emissionen mit Abluft und Abwasser heißt es da: „Die Ergebnisse stimmten gut überein und zeigten, dass die Bestimmungen der Abgabereglemente eingehalten blieben". Aus Messungen an Milch, Getreide, Obst und Gemüse wird gefolgert: „In Lebensmitteln konnte keine Erhöhung von künstlichen Radionukliden gemessen werden, die auf den Betrieb der schweizerischen Kernanlagen zurückzuführen ist". (Mehr zum Thema Überwachung in Kapitel 5.)

3.6
Strahlenexposition des Menschen durch künstliche Radionuklide

Bisher war in diesem Kapitel nur von der Radioaktivität künstlicher Radionuklide die Rede, gemessen in Bq. Unter Zuhilfenahme der in Tab. 1.7 aufgelisteten Dosiskoeffizienten lässt sich aus der spezifischen Aktivität der Lebensmittel und den Verzehrsmengen die effektive Dosis berechnen, gemessen in Sv, die durch Ingestion von künstlichen Radionukliden mit der Nahrung verursacht wird.

Nach Tab. 3.7 wird als weltweiter Mittelwert für die durch *Ingestion* von Radionukliden des Fallout verursachte effektive Dosis der Jahreshöchstwert von 47,2 μSv für das Jahr 1962 angegeben. Mit 20,4 μSv lieferte I-131 dazu den größten Beitrag. Bis 1982 war der Jahreswert auf etwa 5 μSv zurückgegangen und C-14 lieferte dazu mit 2,4 μSv den größten Anteil. Kurzlebige Radionuklide, wie I-131, Fe-55 und Sr-89 spielten keine Rolle mehr. Für den Zeitraum von 1945–1999 beträgt die Ingestionsdosis insgesamt 490 μSv, davon 31% durch Cs-137, 29% durch C-14, 20% durch Sr-90 und 13% durch I-131.

Die Daten der Tab. 3.7 geben eine gute Vorstellung von der Bedeutung der verschiedenen Falloutnuklide zu unterschiedlichen Zeitpunkten nach Inkrafttreten des Teststopabkommens von 1963. Sie können aber, da es sich um Mittelwerte für die gesamte Erde handelt, keine Auskunft über die durch Fallout bedingte Ingestionsdosis in einer bestimmten Region geben. Kohlenstoff-14 und Tritium tauschten sich mit den großen Kohlenstoff- bzw. Wasserstoff-Reservoiren der Erde aus und verloren bald nach ihrer Freisetzung ihre lokalen oder regionalen Unterschiedlichkeiten. Iod-131 und andere Radionuklide mit kurzen Halbwertszeiten waren bald nicht mehr von Interesse. Unterschiede in der weltweiten Verteilung spielten in den folgenden Jahren vor allem bei Radiostrontium und Radiocäsium eine Rolle, deren Beitrag zur Ingestionsdosis in der Bundesrepublik Deutschland aus Tab. 3.8 hervorgeht.

Tab. 3.7 Beitrag verschiedener Radionuklide zu der durch atmosphärische Kernwaffenversuche verursachten Ingestionsdosis, nach [74]

Zeitraum	*Jährliche weltweite mittlere effektive Dosis (μSv)*							
	I-131	*Fe-55*	*Sr-89*	*Sr-90*	*Cs-137*	*H-3*	*C-14*	*Gesamt*
1961	5,89	0,12	0,07	1,94	3,62	0,7	2,9	15,3
1962	20,4	0,25	0,45	3,11	10,3	7,2	5,5	47,2
1963	1,21	0,63	0,36	5,58	21,9	2,7	7,4	39,8
1964	0,05	0,86	0,01	6,56	21,8	1,6	7,7	38,6
1965	0,17	0,82	0,004	5,47	12,7	1,2	7,5	27,9
1966	0,87	0,69	0,014	4,45	6,29	1,0	7,1	20,4
1972	0,47	0,19	0,01	3,0	2,17	0,3	4,3	10,4
1982	–	–	–	1,66	0,85	0,06	2,4	5,0
1992	–	–	–	0,86	0,43	0,02	2,0	3,3
1945–1999	64,2	6,6	1,9	97,0	154	23,7	144	491
2000–2099	–	–	–	8,6	10	0,10	120	139

Tab. 3.8 Zufuhr von Cäsium-137 und Strontium-90 mit der Gesamtnahrung [Bq/Jahr×Person] und resultierende effektive Dosis [μSv] für Erwachsene in der Bundesrepublik Deutschland,1963–1985. Quelle: Leitstelle Umweltradioaktivität, Bundesforschungsanstalt für Ernährung, Karlsruhe

Jahr	*(Bq/a×p9*		*(μSv)*		*Gesamt (μSv)*
	Sr-90	*Cs-137*	*Sr-90*	*Cs-137*	
1963	285	2482	8,0	32,3	40,3
1964	401	3248	11,2	42,2	53,4
1965	401	1752	11,2	22,8	34,0
1966	325	1131	9,1	14,7	23,8
1967	270	730	7,6	9,5	17,1
1968	244	547	6,8	7,1	13,9
1969	204	474	5,7	6,2	11,9
1970	175	365	4,9	4,7	9,6
1975	124	215	3,5	2,8	6,3
1980	124	113	3,5	1,5	5,0
1985	77	55	2,2	0,7	2,9

Die höchste Ingestionsdosis wurde hier 1964 erreicht. Von den insgesamt 53,4 μSv stammten 79% von Cs-137, 21% von Sr-90. Ein Vergleich mit Tab. 3.7 zeigt, dass dort für das Jahr 1964 als weltweite Mittelwerte 21,8 bzw. 6,56, zusammen 28,4 μSv genannt werden – deutlich weniger als die 53,4 μSv in Deutschland. Das ist angesichts der Lage dieses Landes in dem von globalem Fallout am stärksten betroffenen Gürtel von 40–50° nördlicher Breite nicht überraschend. Bis 1985 nahm die Jahresdosis auf 2,9 μSv ab, wobei jetzt 2,2 μSv (76%) von Sr-90 beigetragen wurden. Die Gründe für den schnelleren Rückgang der Cs-137-Aktivität im

Tab. 3.9 Durch atmosphärische Kernwaffenversuche verursachte mittlere effektive Dosis [µSv], aufgeteilt nach externer, Inhalations- und Ingestionsdosis und nach Erdhemisphäre, nach [74]

Zeitraum	*Nordhalbkugel*				*Südhalbkugel*			
	Extern	*Ingestion*	*Inhalation*	*Gesamt*	*Extern*	*Ingestion*	*Inhalation*	*Gesamt*
1961	9,98	16,7	5,23	31,9	0,83	3,79	0,65	5,26
1962	39,6	50	26,5	116	25,3	25,5	8,16	59,0
1963	41,3	43,7	40,2	125	6,62	7,36	2,73	16,7
1964	18,3	42,3	15,6	76,2	2,14	8,32	2,02	12,5
1965	13,3	30,4	5,04	48,7	1,78	8,53	1,38	11,7
1966	10,9	21,8	2,07	34,8	3,25	9,11	1,24	13,6
1972	7,21	11,2	1,0	19,4	2,39	4,21	0,59	7,19
1982	4,78	5,41	0,083	10,3	1,18	1,81	0,022	3,01
1992	3,72	3,50	–	7,22	0,93	1,62	–	2,55
1945–1999	382	531	164	1077	115	178	35	328
2000–2099	124	141	–	264	31	126	–	157

Vergleich zur Sr-90-Aktivität wurden weiter oben erläutert. Der schnellere Rückgang der durch Cs-137 bedingten Ingestionsdosis folgt daraus unmittelbar.

In Tab. 3.9 wird, gegliedert nach Nord- und Südhalbkugel, neben der Ingestionsdosis auch die durch von außen einwirkende Strahlung und die durch eingeatmete Radionuklide des Fallout verursachte effektive Dosis angegeben. Die 1963 auf der Nordhalbkugel einwirkende Gesamtdosis von 125 µSv wurde zu je einem Drittel durch Ingestion, Inhalation und externe Strahlung verursacht. Dagegen lieferten 1992 inhalierte Radionuklide keinen nennenswerten Beitrag zur Gesamtdosis von 7,2 µSv, die je zur Hälfte auf Ingestion und externer Exposition beruhte. Die Gesamtdosis für die Zeit 1945–1999 war auf der Nordhalbkugel um den Faktor 3,3 höher als auf der Südhalbkugel. Sowohl auf der Nord- wie auf der Südhalbkugel stammte in diesem Zeitraum die Hälfte der Gesamtdosis aus der Ingestion[6)].

Die von den verschiedenen Radionukliden des Fallout herrührenden Beiträge zu den drei Expositionswegen unterscheiden sich stark. Wie wir gesehen haben, spielte Radioiod bei der Ingestion nur im ersten Jahr eine wichtige Rolle, die Bedeutung des Radiokohlenstoffs wächst mit zunehmender Länge des betrachteten Zeitraums und in den ersten Jahrzehnten sind Radiocäsium und -strontium am wichtigsten. Bei der *Inhalationsexposition* spielen Cer-144, die Isotope des Plutoniums und Americiums, Ruthen-106, Strontium-90, Yttrium-91, Zirkon-95, Iod-131 und Strontium-89 die größte Rolle – in dieser Reihenfolge abnehmend.

Weil α- und β-Strahlen schon beim Durchgang durch Luft nach kurzer Strecke absorbiert werden, spielen für die *externe Exposition* nur die durchdringenden γ-Strahlen eine Rolle. Wiederum nach der Höhe ihres Beitrags zur Gesamtdosis

6) Es mag verwundern, dass der in Tab. 3.7 für 1945–1999 angegebene weltweite Ingestions-Gesamtwert von 491 µSv nicht genau der Mittelwert der in Tab. 3.9 für die Nord- und Südhalbkugel angegebenen Werte ist. Das liegt an der von UNSCEAR vorgenommenen Wichtung nach Bevölkerungsdichte.

geordnet, sind hier Cäsium-137, Zirkon/Niob-95, Barium/Lanthan-140, Ruthen/Rhodium-106, Mangan-54, Antimon-125 und Ruthen-103 von Bedeutung.

Die in den Tab. 3.7 bis 3.9 genannten Zahlen sind unter bestimmten Annahmen berechnete Mittelwerte, von denen es erhebliche Abweichungen nach oben und unten geben kann. Beispielsweise kann für Personen, die sich viel in der freien Natur aufhalten, der Anteil der externen Strahlenexposition höher sein, dagegen für Stadtbewohner, die sich mehr im Haus oder auf betonierten und vielfach von Regen und Stadtreinigung gewaschenen Straßen und Plätzen aufhalten, geringer.

Aufgrund besonderer Lebensweisen oder Ernährungsgewohnheiten können die durch Fallout verursachten Ingestionsdosen erheblich über den in den Tab. 3.7 und 3.9 angegebenen Werten liegen. Ein Beispiel dafür sind die überwiegend von Rentierfleisch lebenden Samen in Norwegen. Für diese Bevölkerungsgruppe wurde eine allein aus Cs-137 des Fallout von Kernwaffenversuchen bis zum Jahr 2000 resultierende mittlere Ingestionsdosis von 12,5 mSv angegeben, mit Spitzenwerten von bis zu 30 mSv. Der Vergleichswert für die Nicht-Samen-Bevölkerung Norwegens beträgt 1 mSv [166] – fast doppelt so hoch wie der in Tab. 3.9 für die Nordhalbkugel angegebene Wert von 530 μSv. Ursache ist möglicherweise auch hier das Rentierfleisch, das auch von denjenigen Norwegern gern verzehrt wird, die nicht zu den Samen zählen.

Eine langfristige Krebsstudie, die mit Unterstützung der *Nordic Cancer Union* an der von ihren Rentierherden lebenden Samen-Bevölkerung Norwegens, Schwedens und Finnlands durchgeführt wird, ergab bisher keine Hinweise auf gesundheitsschädliche Wirkungen der erhöhten Strahlenexposition. Im Gegenteil wurde bei den Samen eine deutlich geringere Krebshäufigkeit im Vergleich zu einer nach Alter, Geschlecht und Wohngebiet angepassten Nicht-Samen-Kontrollgruppe festgestellt [203]. Ähnliches gilt für die überwiegend von Karibufleisch lebenden Inuit der arktischen Gebiete Kanadas, die sich im Vergleich zu nicht von Karibufleisch lebenden Bevölkerungsgruppen durch eine geringere Krebsinzidenz auszeichnen, ausgenommen Lungenkrebs, wofür der starke Zigarettenkonsum der Inuit verantwortlich gemacht wird [167].

Bei Erwachsenen haben strahleninduzierte Leukämie und Knochenkrebs eine Latenzzeit von mindestens 2–5 Jahren und treten erst nach 5–10 Jahren mit größter Häufigkeit auf. Bei sonstigen Tumoren rechnet man mit einer mittleren Latenzzeit von 10 Jahren [72]. In dem vom Fallout am stärksten betroffenen Gürtel der gemäßigten Zone der Nordhemisphäre hätte das 1964 aufgetretene Maximum der Strahlenexposition zwischen 1970 und 1980 zu verstärkter Krebshäufigkeit führen müssen, wenn vom globalen Fallout ein signifikantes Krebsrisiko ausgegangen wäre. Eine mit der Fallout-Deposition korrelierbare Zunahme der Krebsmortalität ist jedoch den nationalen Gesundheitsstatistiken dieser geographischen Zone nicht zu entnehmen. Das Gleiche gilt für Krebsmorbidität, soweit es dafür nationale Register gibt.

Vergleich mit Exposition durch natürliche Radionuklide

In Kapitel 2 war die Strahlenexposition pro Jahr durch natürliche Radionuklide mit 0,86 mSv für den externen Anteil, 1,25 für Inhalation und 0,30 für Ingestion angegeben worden, zusammen 2,4 mSv (Tab. 2.10). Die entsprechenden Daten für die Exposition durch Radionuklide des Fallout (Tab. 3.9) lauten für den Zeitraum von 1945 bis 1999: 0,38 extern, 0,16 Inhalation, 0,53 Ingestion und 1,08 mSv zusammen. Die über viele Jahrzehnte akkumulierte Strahlenexposition durch die Kernwaffenversuche erreichte demnach nicht einmal die Hälfte der in *einem* Jahr durch natürliche Strahlenquellen verursachten. Diese Feststellung gilt aber nur für den globalen Fallout, der in Europa allein von Bedeutung war. Lokaler und intermediärer Fallout hat örtlich erheblich höhere Strahlendosen verursacht. Die über weite Teile der USA in den 1950er Jahren als Folge der Kernwaffenversuche in Nevada niedergegangene Fallout-Radioaktivität (Tab. 3.3) war hoch genug, um in den besonders betroffenen Regionen eine Zunahme von Krebsmorbidität und -mortalität (insbesondere Schilddrüsenkrebs) erwarten zu lassen, die sich jedoch in den Gesundheitsstatistiken nicht oder nicht statistisch signifikant gezeigt hat [204]. Die Autoren versuchen dies mit den bekannten Schwierigkeiten epidemiologischer Studien zu erklären und weisen auf die hohe Mobilität der US-Bevölkerung hin. Die Einwohnerschaft eines Landkreises (*county*), deren Gesundheitszustand untersucht werden kann, ist oft sehr verschieden von der Einwohnerschaft, die dort Jahrzehnte vorher dem Fallout ausgesetzt war. Das Fehlen einer Einwohner-Meldepflicht in USA erschwert das Zurückverfolgen von Einzelschicksalen. Jeder Versuch, nachträglich abzuschätzen, welcher I-131-Dosis eine Person in den 1950er Jahren ausgesetzt war, ist mit erheblichen Unsicherheiten behaftet.

Der Kongress der Vereinigten Staaten hat 1990 ein Entschädigungsgesetz verabschiedet (*Radiation Exposure Compensation Act*), das für Personen, die in den 50er Jahren in den am stärksten von den Atombombenversuchen betroffenen Landkreisen von Utah, Arizona und Nevada wohnten und die an möglicherweise durch erhöhte Strahlenexposition verursachten Krankheiten leiden (wie Schilddrüsenkrebs oder Leukämie), eine finanzielle Abfindung in Höhe von $ 50 000 vorsieht. Nach Pressemitteilungen wurden bis Ende 2001 etwa 3000 Anträge auf Entschädigung bewilligt. Die Frage, ob weitere Regionen der Vereinigten Staaten in die Entschädigungsberechtigung einbezogen werden sollen und – wenn ja – welche, beschäftigt die amerikanische Gesundheitspolitik nach wie vor. Im Auftrag des Kongresses hat das *National Cancer Institute* 1997 einen umfangreichen Bericht über die Strahlenexposition der Bevölkerung der Vereinigten Staaten durch Iod-131 aus Kernwaffenversuchen vorgelegt [205]. Dem folgte 1999 ein Bericht des *National Research Council* [154] über die möglichen gesundheitlichen Konsequenzen dieser Exposition. Damit konnten aber die Akten noch nicht geschlossen werden. Der Entwurf eines dritten, wieder im Auftrag des Kongresses von den *Centers for Disease Control and Prevention* verfassten Berichts im Umfang von 676 Seiten wurde 2001 der Öffentlichkeit im Internet zugänglich gemacht [206]. Jedermann hat die Möglichkeit, sich dazu zu äußern. Die eingehenden Kommentare werden ausgewertet und der Bericht von einem wissenschaftlichen Ausschuss geprüft. Wenn Auswertung und Prüfung abgeschlossen sind, soll der endgültige Bericht Mitte 2003 erscheinen.

Durch die starke Kontamination weiter Gebiete der ehemaligen Sowjetunion, teils als Folge von Kernwaffenversuchen, wie in Kasachstan, teils als Folge hoher Ableitungen in Flusssysteme unterhalb von Plutonium-Produktionsstätten, wie Mayak, haben, soweit dies heute rekonstruierbar ist, Tausende von Personen Strahlendosen von über 1 Sv erhalten [204], was zu gehäuften Krebserkrankungen und -todesfällen geführt haben muss. Epidemiologische Studien mit dem Ziel, Zusammenhänge zwischen Strahlenexposition und Gesundheitsschäden in wissenschaftlich einwandfreier Weise zu untersuchen, konnten erst nach dem Ende sowjetischer Geheimhaltungsvorschriften begonnen werden und sind erst teilweise veröffentlicht [183, 192, 207]. Man versucht nachträglich festzustellen, welcher Strahlendosis die Bewohner der betroffenen Gebiete ausgesetzt waren, indem man zum Beispiel in gezogenen Zähnen durch Bestrahlung entstandene paramagnetische Zentren mit Hilfe von EPR-Messungen (Elektronen-paramagnetische-Resonanz) bestimmt [208]. Todesursachenregister, die es in den von der Außenwelt abgesperrten Gebieten zum Teil nicht gab, müssen nachträglich erstellt werden, um das Ausmaß der Gesundheitsschäden erfassen zu können [209].

Seit Jahren wird immer wieder behauptet, in der näheren Umgebung von Kernkraftwerken (KKW) häuften sich Leukämieerkrankungen von Kindern. Diesem Verdacht ist durch zahlreiche Studien in mehreren Ländern nachgegangen worden. Tatsache ist, dass in manchen Ortschaften oder Wohnbezirken Leukämieerkrankungen gehäuft auftreten. Die Ursache oder Ursachen dafür sind immer noch unklar. Manchmal treten solche *leukaemia clusters* in der Nähe eines KKW auf, fehlen jedoch in Nachbarorten in gleicher oder noch größerer Nähe zum KKW. Auch in Gegenden, die von KKW weit entfernt sind, hat man solche Leukämiehäufungen gefunden. Von Gegnern der Kernenergie ist immer wieder versucht worden, durch Herausgreifen von Bevölkerungsgruppen, die einen Zusammenhang zwischen Erkrankungen und KKW-Betrieb zu beweisen scheinen und Weglassen der anderen Gruppen, die nicht zu diesem Bild passen, gewünschte Ergebnisse zu erhalten. Unter Epidemiologen nennt man das „Datenfischen" [210]. Der durch viele Bücher und Artikel bekannte amerikanische Kernkraftgegner Ernest J. Sternglass hat diese Methode schon vor dreißig Jahren praktiziert und ist dafür heftig kritisiert worden [211, 212]. Fachgremien von Epidemiologen und Strahlenbiologen sind immer wieder zu dem Ergebnis gekommen, ein Zusammenhang zwischen Radioaktivitätsabgaben eines KKW und dem Auftreten von Leukämiehäufungen sei nicht erwiesen [213–216]. Bei Kindern unter 15 Jahren wurde in der Umgebung von 15 km um 20 westdeutsche Kernkraftwerke keine generelle Häufung von Krebserkrankungen gefunden [217].

Besonders das KKW Krümmel wurde immer wieder verdächtigt, durch hohe Tritiumabgaben Leukämie bei Kindern verursacht zu haben. Einer wissenschaftlichen Überprüfung haben diese Beschuldigungen nicht standgehalten [218, 219]. Im Koalitionsvertrag zwischen der SPD und Bündnis 90/Die Grünen aus dem Jahr 1996 hieß es trotzdem: „Zu der Frage, ob durch die Strahlenbelastung aus dem Betrieb des Kernkraftwerks Krümmel in der Umgebung ein Ursachenzusammenhang mit Leukämieerkrankungen ausgeschlossen werden kann, wird die Landesregierung ein strahlenbiologisches Gutachten vergeben". Der Hamburger Strahlenbiologe Horst Jung warnte am 10. Februar 1997 in der *Frankfurter Allgemeinen* davor, nochmals Millionen von Steuergeldern für ein Gutachten auszugeben: „Diese jahrelange Kampagne aus Gutachten und Gegengutachten, reißerischen Schlagzeilen, Verängstigung der Bevölkerung und öffentlichkeitswirksamem Aktionismus der Politiker, der stets zu weiteren Gutachten führte, hat mit Wissenschaft nichts zu tun. Hier geht es um eine politische Auseinandersetzung mit pseudowissenschaftlichen, zum Teil manipulierten ‚Resultaten'". Das von der Regierungskoalition gewünschte Gutachten wurde trotzdem in Auftrag gegeben. Nach sechs Jahren wurde das Ergebnis endlich der Öffentlichkeit vorgestellt. In einer Pressemitteilung[7] des Ministeriums für Finanzen und Energie (MFE) des Landes Schleswig-Holstein vom 29. Juli 2002 liest man: „Die Beantwortung der Frage nach einer möglichen Strahlenverursachung der Leukämieerkrankungen von Kindern in der Elbmarsch rund um die Atomanlagen von Krümmel und der GKSS hat im Lauf der 90er Jahre eine Reihe von Wissenschaftlern der verschiedensten Gebiete beschäftigt. Die Landesregierung war im Jahre 1996 – nach 5-jähriger ergebnisloser Ursachenforschung – der Auffassung, einer Lösung des Problems durch Vergabe eines strahlenbiologischen Gutachtens näher zu kommen. ... Unter Berücksichtigung aller Beiträge des strahlenbiologischen Gutachtens... geht MFE davon aus, dass es keine Hinweise gibt, die auf eine Verursachung der Häufung von Kinderleukämiefällen in der Elbmarsch durch die kerntechnische Anlage KKK schließen lassen". (KKK = Kernkraftwerk Krümmel, GKSS = Gesellschaft für Kernenergieverwertung in Schifffahrt und Schiffbau, Forschungszentrum Geesthacht). Nach dieser Feststellung des zuständigen Ministeriums einer rot-grünen Landesregierung kommt der ebenso unfruchtbare, wie für den Steuerzahler kostspielige Disput vielleicht doch endlich zur Ruhe.

7) In den Medien fand diese Pressemitteilung bezeichnenderweise kaum Beachtung. Wenn jemand einen Verdacht auf Zusammenhänge zwischen Kerntechnik (oder Chlorchemie oder Spurenelementen im Trinkwasser oder was auch immer) und Gesundheitsschäden vorbringt, macht das dicke Schlagzeilen. Wenn mit viel Aufwand nach Jahren klargestellt ist, dass der Verdacht unbegründet war, ist das für die Medien uninteressant.

4
Lebensmittelkontamination als Folge der Reaktorkatastrophe von Tschernobyl

Am 27. April 1986 registrierten Messgeräte der schwedischen Reaktoranlage Forsmark eine unerklärlich hohe Radioaktivität der Luft. Wie weitere Messungen zeigten, kam die radioaktive Wolke aus dem Osten. Nachdem die schwedischen Behörden die Weltöffentlichkeit hierüber informiert hatten, entschloss sich die Sowjetregierung am 28. April zu der Mitteilung, dass sich bereits in der Nacht vom 25. auf 26. im Reaktorblock 4 des Kernkraftwerks Tschernobyl eine „Havarie" ereignet habe. Der Reaktorkatastrophe folgte das Informationsdesaster, das in den folgenden Wochen und Monaten die in der Öffentlichkeit entstandene Beunruhigung noch steigerte. Kerntechnik-Fachleuten im Westen war bekannt, dass es in Tschernobyl vier graphitmoderierte Reaktoren vom RBMK-Typ [1)] gab, die sowohl der Plutonium- wie der Elektrizitätserzeugung dienten. Block 4 war erst 1983 in Betrieb gegangen. Aufnahmen amerikanischer Satelliten zeigten den durch eine Explosion schwer beschädigten Block 4 und eine daraus aufsteigende Rauchwolke. Offensichtlich war die Graphitladung in Brand geraten. Wie es zu dem Reaktorunfall gekommen war, welche Radionuklide freigesetzt worden waren und in welchen Mengen, wie stark die Kontamination der von der radioaktiven Wolke betroffenen Gegenden war, wie viele Menschen zu Tode oder zu Schaden gekommen waren: das alles erfuhr die Welt in den ersten Wochen entweder gar nicht oder nur bruchstückweise auf der Basis von westlichen Rekonstruktionen. Die sowjetische Informationspolitik bemühte sich zunächst um Geheimhaltung und teilte später dem eigenen Volk und der aufgeregten Außenwelt schrittchenweise nur das mit, was unumgänglich geworden war. Erst bei der Ende August 1986 von der Internationalen Atomenergiebehörde (IAEA) in Wien einberufenen *Post Chernobyl Conference* hatte eine Delegation sowjetischer Fachleute die Erlaubnis Moskaus, die Weltöffentlichkeit über Ursachen, Ablauf und Folgen des Unglücks ungeschönt zu informieren.

Über alle Aspekte des Unfalls gibt es inzwischen eine Vielzahl von Berichten, die unterschiedliche Schwerpunkte setzen und von denen hier nur wenige genannt werden können. Technische Einzelheiten, wie die zahlreichen Unterschiede zwischen dem in Tschernobyl außer Kontrolle geratenen Reaktortyp und den im Westen üblichen Konstruktionen und über die schweren Bedienungsfehler, die

1) RBMK: Abkürzung im Russischen für Graphitmoderierter Siedewasser-Druckröhrenreaktor.

den Reaktor außer Kontrolle geraten ließen, bietet [220]. Eine im zehnjährigen Rückblick verfasste Bilanz aus deutscher Sicht liegt als Kurzbericht [221] und als für unser Thema grundlegend wichtiger Sammelband vor [222]. Eine maßgebende Zusammenstellung und Bewertung von Daten aus internationaler Sicht sind die UNSCEAR-Berichte 1988 [72], 2000 [74] und – nur zur Frage nach möglichen genetischen Wirkungen – 2001 [23].

4.1 Die Situation im Umfeld von Tschernobyl

Durch den Unfall wurden etwa $11{,}8\times10^{18}$ Bq (11,8 EBq) Radioaktivität freigesetzt, davon mehr als die Hälfte edelgasförmige Spaltprodukte (Tab. 4.1). Ein Blick zurück auf Tab. 3.6 zeigt, dass 1957 beim Windscale-Unfall 22 TBq (10^{12} Bq) Cs-137 freigesetzt wurden, in Tschernobyl waren es 85 PBq (10^{15} Bq), also etwa

Tab. 4.1 Die hauptsächlichen beim Tschernobyl-Unfall freigesetzten Radionuklide, nach [74]

Radionuklid	*Halbwertszeit*	*Freigesetzte Aktivität (PBq)*
Edelgase		
Krypton-85	10,72 Jahre	33
Xenon-133	5,25 Tage	6500
Flüchtige Elemente		
Technetium-132	3,26 Tage	~1150
Iod-131	8,04 Tage	~1760
Cäsium-134	2,06 Jahre	~54
Cäsium-137	30,0 Jahre	~85
Schwerer Flüchtige Elemente		
Strontium-89	50,5 Tage	~115
Strontium-90	29,12 Jahre	~10
Zirkon-95	64,0 Tage	196
Molybdän-99	2,75 Tage	>168
Ruthen-103	39,3 Tage	>168
Ruthen-106	368 Tage	>73
Barium-140	12,7 Tage	240
Cer-141	32,5 Tage	196
Cer-144	284 Tage	~116
Transurane		
Neptunium-239	2,36 Tage	945
Plutonium-238	87,74 Jahre	0,035
Plutonium-239	24 065 Jahre	0,03
Plutonium-240	6537 Jahre	0,042
Plutonium-241	14,4 Jahre	~6
Curium-242	63 Tage	~0,9
Gesamt		~11 800

4000-mal mehr – und dazu noch 54 PBq Cs-134. Auch der Vergleich mit der durch atmosphärische Kernwaffenversuche freigesetzten Radioaktivität ist aufschlussreich. Nach Tab. 3.2 wurden damals – über einen Zeitraum von Jahren – 948 PBq Cs-137 freigesetzt, 11-mal mehr als durch den Unglücksreaktor in Tschernobyl.

Die größten Flächen mit hoher Bodenkontamination (Zone 1; >1,4 MBq/m^2) weist Belarus auf, gefolgt von Ukraine und Russland (Tab. 4.2). Nach dem Abladen von über 5000 t Sand, Lehm, Dolomit, Borkarbid und Blei aus Hubschraubern kam die Freisetzung von Radioaktivität am 6. Mai im Wesentlichen zum Stillstand – anscheinend weniger als Folge der Abladung der Löschmittel, sondern weil die 1700 t Graphit, die in Reaktoren dieses Typs vorhanden sind, ausgebrannt waren [223]. Ein Großteil der abgegebenen Aktivität wurde im umgebenden Grenzgebiet von Weißrussland (Belarus), Russland und der Ukraine deponiert, darunter die Hauptmenge der schwerflüchtigen Plutonium-, Neptunium- und Strontium-Nuklide. Leichter flüchtige Nuklide, wie die des Iods und Cäsiums, wurden zum großen Teil mit den aufsteigenden heißen Verbrennungsgasen in Höhen von 1000 bis 2000 m transportiert und von Wind aus wechselnden Richtungen in den zehn Tagen der Freisetzung zunächst nach Skandinavien, dann auch nach Mitteleuropa, nach Bulgarien, Griechenland und die Türkei verfrachtet und dort in unterschiedlichem Ausmaß abgelagert. Die *nasse Deposition* als Folge örtlicher Regenfälle wirkte sich dabei stärker aus als die *trockene Deposition*. Das an Partikel gebundene Cäsium wird durch Regentropfen stärker mitgerissen als

Tab. 4.2 Als Folge des Tschernobyl-Unfalls kontaminierte Flächen in europäischen Ländern, nach [74]

Land	***Flächen der Kontaminationszonen [km^2]*** [a)]			
	Zone 4 (37–185 kBq/m^2)	***Zone 3 (185–555 kBq/m^2)***	***Zone 2 (555–1480 kBq/m^2)***	***Zone1 (>1480 kBq/m^2)***
Russische Föderation	49 800	5 700	2100	300
Belarus	29 900	10 200	4200	2200
Ukraine	37 200	3 200	900	600
Schweden	12 000			
Finnland	11 500			
Österreich	8 600			
Norwegen	5 200			
Bulgarien	4 800			
Schweiz	1 300			
Griechenland	1 200			
Slowenien	300			
Italien	300			
Republik Moldau	80			

a) Die Cs-137-Kontamination enthält einen kleinen Anteil (2–4 kBq/m^2) vom Fallout der atmosphärischen Kernwaffenversuche.

das nur teilweise partikelgebundene, überwiegend gasförmige Iod. Die Bodenkontamination durch Radiocäsium korreliert daher enger mit der Niederschlagsmenge als die durch Radioiod. Nach einer 1988 veröffentlichten Arbeit amerikanischer Autoren wurden 38% des freigesetzten Cs-137 im europäischen und 18% im asiatischen Gebiet der damaligen Sowjetunion deponiert, 41% in nichtsowjetischen Ländern Europas und 3% in anderen Gebieten Asiens und in Nordamerika [224].

Die etwa 100 km südlich von Tschernobyl gelegene Großstadt Kiew, wo es in den Tagen nach dem Reaktorunfall nicht regnete, blieb weitgehend verschont (die Bodenkontamination war dort nicht höher als in München), während um das ukrainische Pripyat und nord-östlich des bjelorussischen Gomel gebietsweise über 5 MBq/m^2 gemessen wurden. Deutschland wird in Tab. 4.2 nicht erwähnt, weil hier keine größeren Flächen einen Niederschlag von mehr als 37 kBq/m^2 erhielten. Außerhalb der ehemaligen Sowjetunion hat die Bodenkontamination in keinem Land den Bereich der Zone 3 (>185 kBq/m^2) erreicht[2)].

Drückt man die freigesetzten Radionuklide statt in Bq in kg aus, so sind es erstaunlich geringe Mengen, die eine so hohe Radioaktivität über so weite Gebiete verteilen konnten. Bei den freigesetzten 85 PBq Cs-137 (Tab. 4.1) handelt es sich um nicht mehr als 26,6 kg Cäsium (1 g Cs-137 = $3{,}2 \times 10^{12}$ Bq). Nach Berechnungen der GSF Neuherberg wurden 230 Gramm davon in der Bundesrepublik Deutschland deponiert (wo die Atombombenversuche der sechziger Jahre bereits 500 Gramm abgeladen hatten). Gut messbare Anteile des Tschernobyl-Cäsiums gelangten bis nach Kanada, Japan und Indien. Die freigesetzten 1760 PBq I-131 stellen gewichtsmäßig nur 383 g dar (1 g I-131 = $4{,}6 \times 10^{15}$ Bq). Es gibt wohl keine chemische Substanz, die in dieser geringen Menge auf so große Flächen verteilt, noch nachweisbar wäre. Die außerordentliche Empfindlichkeit, mit der das Vorhandensein bestimmter Radionuklide nicht nur entdeckt, sondern genau gemessen werden kann, ist bemerkenswert.

Die Bevölkerung wurde sehr spät über den Reaktorunfall informiert. Am 26. April sah man zwar von Pripyat aus, einer Stadt von damals etwa 50 000 Einwohnern, 15 km nördlich von Tschernobyl gelegen, eine Rauchfahne vom Reaktorgelände aufsteigen, man wusste aber zunächst nicht, was dort geschehen war. Es war ein Sonnabend mit schönem Wetter, Kinder spielten im Sand, Männer fuhren mit dem Fahrrad zum Angeln, wegen der bereits sommerlichen Wärme standen Fenster offen, viele Menschen saßen auf ihren Balkonen. Am Nachmittag sprach sich allmählich die Nachricht von einem schweren Störfall in Block 4 von Tschernobyl herum und am Abend begannen die ersten, die Stadt zu verlassen. Am folgenden Tag, dem 27. April, wurde die Evakuierung angeordnet, deren Grund aber geheimgehalten. Den Evakuierten wurde versichert, es bestehe keine Gefahr für sie, in spätestens drei Tagen würden sie zurückgebracht. Am 1. Mai fand in der 2½-Millionen-Stadt Kiew die Maiparade statt, zu der sich Tausende von Menschen den ganzen Tag im Freien aufhielten. Wie westliche Nachrichtenagenturen am 2. Mai aus Moskau berichteten, zeigte das sowjetische Fernsehen bunte Filme von den Maifeiern in Kiew und Umgebung – wohl um der durch die Ankunft von vie-

2) Die krummen Zahlen für die Kontaminationsbereiche in Tab. 4.2 kamen durch Umrechnung von Curie in Becquerel zustande. In Zone 4 (37–185 kBq/m^2) lagen die mit 1–5 Ci/km^2, in Zone 3 (185–555 Bq/m^2) die mit 5–15 Ci/km^2 kontaminierten Gebiete usw.

len Flüchtlingen in Moskau entstandenen Beunruhigung entgegen zu wirken. Soweit der Unfall in den Nachrichten von Radio und Fernsehen und in Zeitungen überhaupt erwähnt wurde, geschah dies mit Vorwürfen gegen den Westen, die Havarie in Tschernobyl werde von „unehrlichen antisowjetischen Leuten und Antikommunisten für schmutzige politische Ziele genutzt“ (Bericht „Kremlfunktionäre im Katastrophengebiet bei Tschernobyl“ in der *Frankfurter Allgemeinen* vom 5. Mai 1986).

Aus der 30-km-Zone um Tschernobyl herum wurden in den Tagen und Wochen nach dem Reaktorunfall etwa 118000 Personen evakuiert. Ziel dieser Aktion war, eine effektive Dosis von mehr als 5 mSv pro Jahr und Person zu vermeiden. Bei einer Bodenkontamination von über 1480 kBq/m^2 (Zone 1) war Evakuierung obligatorisch („Sperrgebiet“), ab 555 kBq/m^2 (Zone 2) wurde sie nahegelegt („Kontrollgebiet“ – für die entgegen der Empfehlung verbliebenen Bewohner wurde eine regelmäßige medizinische Überwachung vorgesehen). Nach dem Zerfall der Sowjetunion beschlossen die Regierungen der betroffenen drei Nachfolgerepubliken den Strahlenschutz zu verbessern und nach Möglichkeit Jahresdosen von mehr als 1 mSv zu vermeiden [225]. Dies hatte die Umsiedlung von weiteren 230000 Menschen in den Jahren 1991 bis 2000 zur Folge. Von den Evakuierten und Umgesiedelten sind inzwischen nicht wenige in ihre Heimatorte zurückgekehrt, teils mit, teils ohne Erlaubnis. [3)]

Strahlenexposition der Bevölkerung

Nach der Höhe der Strahlenexposition, der sie ausgesetzt war, kann man die am stärksten betroffene Bevölkerung in vier Gruppen einteilen [29]:

- Die 800000 „Liquidatoren“ (nach anderen Angaben 600000), die zu Aufräum-, Dekontaminations- und Bauarbeiten in der Nähe des Unglücksreaktors eingesetzt wurden und von denen etwa 200000 im Mittel eine effektive Dosis von 100 mSv erhalten haben, die meisten jedoch unter 10 mSv, in Einzelfällen aber auch über 1 Sv, überwiegend durch externe Strahlung, weniger durch Inhalation (diese Arbeiten wurden 1990 abgeschlossen).
- Die etwa 118000 Evakuierten (nach anderen Angaben 100000 oder 135000), die einige Tage nach dem Unfall aus der Stadt Pripyat und aus anderen, in Sperrzonen gelegenen Gemeinden abtransportiert wurden. Sie erhielten im Mittel eine Dosis von 10 mSv.
- Etwa 270000 Personen, die zur Zeit des Unfalls in Gebieten lebten, wo die Cäsiumkontamination bei >555 kBq/m^2 lag (Zone 2) und die der Aufforderung zur Evakuierung nicht folgten. Sie werden durch externe und interne Exposition infolge des Unfalls eine Lebenszeitdosis von etwa 50 mSv akkumulieren.
- Die Allgemeinbevölkerung der kontaminierten Territorien in den drei hauptsächlich betroffenen Ländern – etwa 6,4 Millionen Menschen, die in Zonen 4

3) Viele Angaben über die Zahl der Evakuierten und die Termine der Evakuierung sind fragwürdig. Während es z. B. in den meisten Berichten heißt, die 50000-Einwohner-Stadt Pripyat sei am 27. April evakuiert worden, erfährt man bei [226], fünf Tage nach dem Unfall seien erst 50% der Einwohner evakuiert gewesen und nach einem Monat 70%.

und 3 (37 kBq bis 555 kBq/m^2) leben und durch externe und interne Exposition auf eine Lebenszeitdosis von 5–16 mSv kommen werden.

Nach UNSCEAR 2000 [74] erhielten die Bewohner der kontaminierten Gebiete der drei betroffenen Nachfolgestaaten der Sowjetunion in den ersten zehn Jahren nach dem Unglück eine mittlere effektive Dosis von 10 mSv; bei etwa 10000 Personen wurden 100 mSv überschritten. Die Lebenszeitdosis ist etwa 40% größer als die 10-Jahresdosis.

In den ersten Tagen nach dem Unfall wurde die Ingestionsdosis ganz überwiegend durch I-131 bestimmt – und dies vor allem durch den Konsum von Milch [227]. Andere kurzlebige Radionuklide haben wesentlich zur Inhalationsdosis in den ersten Tagen beigetragen, vor allem Tellur-132 und Rubidium-103 [228], die sich jedoch auf die Ingestionsdosis nicht nennenswert auswirkten. Während global die durch Tschernobyl verursachte Kollektivdosis zu etwa 90% durch die beiden Cäsiumisotope Cs-134 und Cs-137 bedingt ist und nur zu 6% durch I-131, hat sich Radioiod im näheren Umfeld des Unglücksreaktors erheblich stärker ausgewirkt, vor allem bei Kindern. Allein in der Ukraine haben mehr als 6000 Kinder Schilddrüsendosen zwischen 1,5 und 20 Sv erhalten [229].

In den dramatischen Tagen nach dem Unfall, als Iod-131 den höchsten Beitrag zur Strahlenexposition lieferte, standen Geräte und Fachleute zur Messung von in Milch vorhandenem oder in Schilddrüsen gespeichertem I-131 nur sehr begrenzt zur Verfügung. Für viele Ortschaften oder Bezirke konnten entsprechende Dosisschätzungen erst nachträglich, als I-131 dank seiner kurzen Halbwertszeit messtechnisch nicht mehr erfassbar war, durchgeführt werden. Dabei ging man meist von Cs-137-Gehalten im Boden aus und nahm ein auf Erfahrungswerten beruhendes Verhältnis von I-131- zu Cs-137-Kontamination an [227]. Eine andere Möglichkeit ist die Bestimmung des sehr langlebigen I-129, das aber nur in äußerst geringer Menge in dem Radionuklidgemisch aus dem Tschernobyl-Reaktor enthalten war und entsprechend schwierig zu bestimmen ist [230]. In vielen Ortschaften wurde die Bevölkerung erst Tage nach dem Reaktorunglück vor dem Konsum von örtlich produzierter Milch gewarnt. Jodtabletten, durch deren prompte Einnahme die Speicherung von Radioiod in der Schilddrüse hätte stark vermindert werden können, wurden zu spät verteilt. In den Städten wurden zwar nach einigen Tagen Iodtabletten ausgegeben, Hauptkonsument örtlich produzierter Milch war jedoch die Landbevölkerung, die von der Tablettenverteilung unvollständig und spät erreicht wurde.

Auch hinsichtlich anderer Radionuklide gibt es aus den ersten Wochen nach dem Reaktorunfall wenig Angaben über die Kontamination von Lebensmitteln im Gebiet um Tschernobyl. Es war zunächst einmal wichtiger, die Kontamination des Bodens und der Menschen zu messen. Gesamtnahrungsuntersuchungen im Rahmen eines internationalen Projekts in stark betroffenen Wohngebieten der früheren Sowjetunion ergaben für 1990 eine durch Cs-137 verursachte interne Effektivdosis von 0,1–12 mSv [231]. Aus demselben Bericht geht hervor, dass die Kontamination durch Sr-90 und durch α-Strahler, wie Pu-239 und Am-241, außerhalb eines 30 km-Radius um Tschernobyl gering war und nicht nennenswert zur Strahlenexposition beigetragen hat.

Nach dem Abklingen der I-131-Aktivität war zunächst noch Cs-134 für die durch den Reaktorunfall verursachte Strahlenexposition wichtig, das jedoch mit einer Halbwertszeit von zwei Jahren inzwischen bedeutungslos geworden ist. Die in neuerer Zeit noch wirksame Exposition ist fast ausschließlich auf Cs-137 zurückzuführen. Während in den Städten Lebensmittel aus nicht vom Reaktorunfall betroffenen Gebieten angeboten werden, leben zahlreiche Kleinbauern überwiegend von selbsterzeugten Produkten, die durch den Radiocäsiumgehalt der Böden kontaminiert sind. Westlich des russischen Brjansk, nahe der Grenze zu Belarus, wo die Cs-137-Aktivität im oberflächennahen Boden bis 4 MBq/m^2 erreicht, hat eine russisch-finnische Gruppe Cs-137-Gehalte der Lebensmittel und Verzehrsgewohnheiten der Landbewohner untersucht. Die in Tab. 4.3 genannten Ergebnisse stammen aus der Ortschaft Veprin, mit einer mittleren Bodenkontamination von 1,0 MBq/m^2 (Zone 2). Sie zeigen einerseits die wichtige Rolle des Milchkonsums für die Radiocäsium-Zufuhr, andererseits einen starken Rückgang der täglichen Cs-137-Aufnahme von 1987 bis 1990, bei wenig Änderung von 1990 bis 1996. Die in diesem Zeitraum zunehmende Cs-137-Zufuhr durch Pilze und Fische liegt nicht an zunehmender Kontamination, sondern an veränderten Verzehrsgewohnheiten. Nach Warnungen durch die Behörden wurde 1986/87 auf Verzehr von Pilzen und Fischen weitgehend verzichtet. Inzwischen werden diese Produkte wieder verstärkt konsumiert. Auch der Milchkonsum hat nach 1987 wieder zugenommen. Die durch Cs-137, Cs-134 und Sr-90 im ersten Jahr nach dem Reaktorunfall verursachte interne effektive Dosis betrug bei den Bewohnern dieser Ortschaft im Mittel 10 mSv, in den folgenden 10 Jahren kamen 25 mSv dazu. Die externe effektive Dosis war 14 mSv im ersten Jahr, 20 mSv in den folgenden zehn Jahren [232].

Wie stark Angaben über das Verhältnis von externer zu interner Strahlenexposition vom Zeitablauf nach dem Reaktorunfall abhängen, geht aus Abb. 4.1 hervor. Hier wird der Verlauf der durch den Unfall verursachten Strahlendosis der Bewohner der Kreisstadt Klincy (80 000 Einwohner) im Bezirk Brjansk und eines

Tab. 4.3 Beitrag verschiedener Lebensmittelgruppen zur Cs-137-Zufuhr [Bq/Tag] im Raum Brjansk, Russische Föderation, 1987–1996, nach [232]

Produkt	***1987***		***1990***		***1993***		***1996***	
	(Bq/d)	***(%)***	***(Bq/d)***	***(%)***	***(Bq/d)***	***(%)***	***(Bq/d)***	***(%)***
Milch	1109	70,2	175	57,0	240	62,8	166	54,3
Fleisch	190	12,0	33	10,7	36	9,4	35	11,5
Eier	13	0,8	1,2	0,4	2,3	0,6	0,9	0,3
Kartoffeln	122	7,7	24	7,8	21	5,5	21	6,9
Gemüse	44	2,8	5,2	1,7	6,1	1,6	5,8	1,9
Obst	6,3	0,4	0,1	0,03	1,1	0,3	2,1	0,7
Wildpilze	66	4,2	66	21,5	66	17,3	66	21,6
Fisch	28	1,8	2,5	0,8	9,5	2,5	8,9	2,9
Gesamt	1580	100	307	100	382	100	306	100

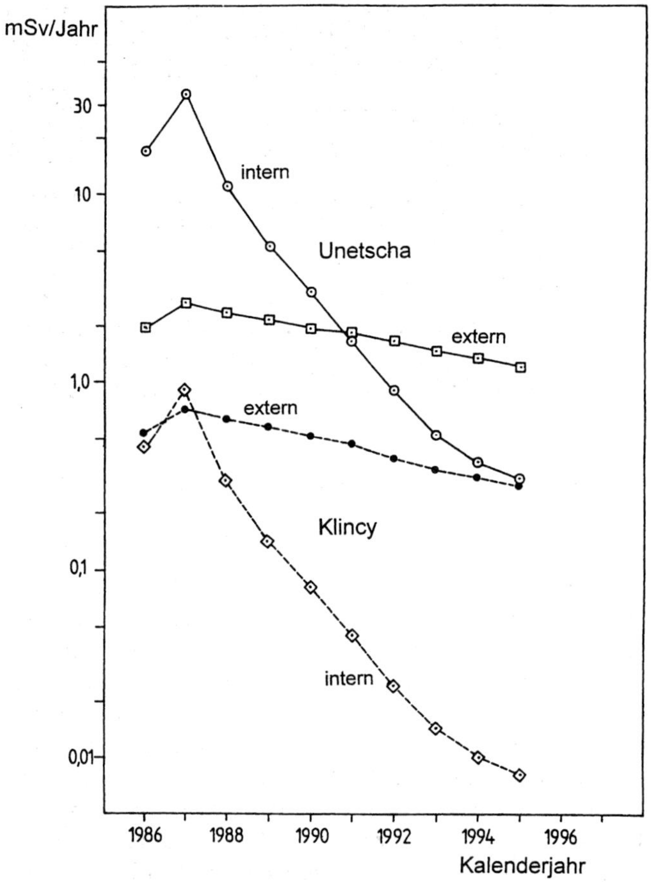

Abb. 4.1 Interne und externe Jahresdosis in den ersten Jahren nach dem Reaktorunfall in Tschernobyl für die Stadt Klincy und das Dorf Unetscha im Landkreis Klincy, Russische Föderation. Quelle: [233].

Bauerndorfs im Landkreis Klincy wiedergegeben. In beiden Ortschaften nahm die interne Exposition schneller ab als die externe. Während in der Stadt bereits 1988 die interne Exposition unter der externen lag, trat dies auf dem Dorf erst 1992 ein. Bereits 1986, aber auch noch 1995, war die interne Exposition für die Dorfbewohner mehr als 20-mal höher als für die Stadtbewohner, die externe nur etwa dreimal höher. Ebenfalls westlich von Brjansk hat eine japanisch-russische Gruppe [234] Untersuchungen durchgeführt, die eine starke Saisonabhängigkeit der Zufuhr von Radiocäsium zeigten: im Herbst doppelt so hoch wie im Frühjahr, bewirkt durch verstärkten Konsum eigener Produkte aus der Sommer- und Herbsternte, vermutlich auch durch Verzehr von Waldbeeren und Pilzen [235].

Intensiv haben sich auch deutsche Wissenschaftler an der Erforschung der Folgen des Tschernobyl-Unfalls in den Nachfolgestaaten der Sowjetunion beteiligt. In

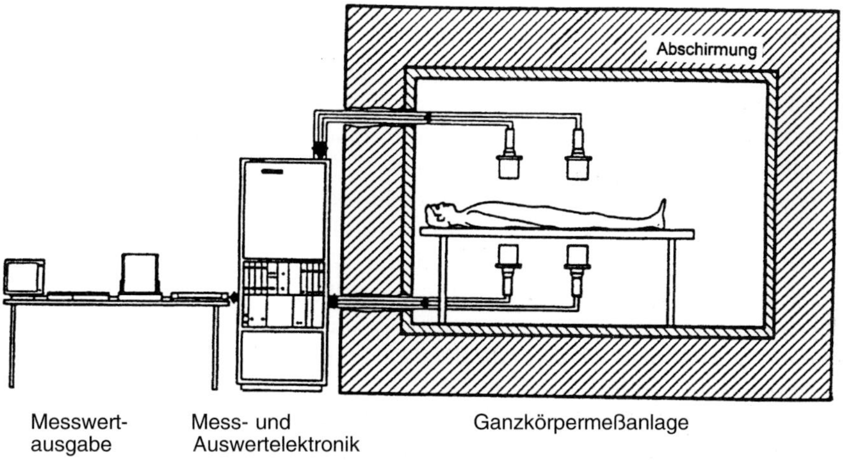

Abb. 4.2 Schema eines Ganzkörperzählers zur Messung gammastrahlender Radionuklide im Körper, Quelle: [237].

erheblichem Umfang wurden von deutschen Instituten auch Messgeräte und sonstiges Instrumentarium zur Verfügung gestellt. Aus dem Jahresbericht 1996 (S. 46) des Forschungszentrums für Umwelt und Gesundheit (GSF), Neuherberg, seien einige Sätze zum Thema Tschernobyl zitiert, mit denen die näheren Umstände dieser Hilfsaktionen charakterisiert werden: „Hilfsangebote kamen sofort, von der GSF insbesondere das Angebot zur Hilfe bei nachträglicher physikalischer und biologischer Dosimetrie und bei der Risikoabschätzung. Zwei Jahre lang wurde erfolglos verhandelt, dann erst wurde deutlich, dass die politischen Strukturen innerhalb der Sowjetunion den Austausch jeglicher Informationen blockiert und viele tatsächlich ungelösten Probleme als gelöst dargestellt hatten. 1988 kehrte der wachsende Druck einer alarmierten Bevölkerung – vor allem in Belarus und der Ukraine – die Verhältnisse um. Erst zu diesem Zeitpunkt konnte die internationale Zusammenarbeit beginnen, nun aber unter den erschwerten Bedingungen, dass die Politik und mit ihr auch große Teile der damit verbundenen Wissenschaft erheblich an Glaubwürdigkeit verloren hatten“ [4)].

Eine wertvolle Absicherung der aus Messungen der Radioaktivität in Lebensmitteln errechneten internen Strahlenexposition bietet die Bestimmung des Cs-137-Gehalts des menschlichen Körpers in Ganzkörperzählern. Wie in Abb. 4.2 dargestellt, können Cs-137 und andere γ-Strahler außerhalb des Körpers gemessen

4) Die deutsche Hilfe für die betroffene Bevölkerung hat sich nicht auf wissenschaftliche Projekte beschränkt. Im Rahmen des Projekts „Wissenschaftler helfen Tschernobyl-Kindern“, einem Zusammenschluss von sieben wissenschaftlichen Gesellschaften, finanziert vom VDEW (Verband der Elektrizitätswirtschaft), erfolgt unter der Federführung der Klinik und Poliklinik für Nuklearmedizin der Universität Essen, später der Universität Würzburg, eine intensive Unterstützung bei der Therapie von an Schilddrüsenkrebs erkrankten Kindern [236].

werden. Nach dem englischen *whole body counter* spricht man auch von WBC-Messungen.

Nachdem widersprüchliche Angaben sowjetischer Behörden über die Höhe der Kontamination in verschiedenen Regionen bei der Bevölkerung zu wachsender Beunruhigung geführt hatten und viele Familien auch gering kontaminierte Ortschaften verließen, kam es 1990 zu einem Hilfeersuchen der damals noch amtierenden Sowjetregierung an die Bundesrepublik Deutschland, das mit einer Zusage des Bundesumweltministers zur messtechnischen und personellen Unterstützung und der Bereitstellung der hierfür benötigten Finanzmittel beantwortet wurde. In einer großangelegten Messaktion sollten weite Teile der Bevölkerung in fahrbaren Ganzkörperzählern ausgemessen und über ihre tatsächliche Strahlenexposition informiert werden. Mit der Durchführung des Projekts wurde das Forschungszentrum Jülich beauftragt. Es waren aber auch viele Mitarbeiter anderer Forschungseinrichtungen beteiligt. Von 1991 bis 1993 wurden in Russland, Belarus und der Ukraine über 300 000 WBC-Messungen durchgeführt. In ausgewählten Ortschaften wurden außerdem Personendosimeter verteilt, die von Ortsbewohnern etwa zwei Wochen am Körper getragen und dann zur Bestimmung der externen Dosis ausgewertet wurden. Häufig war es auch möglich, von den Bewohnern gebrachte Lebensmittel auf Radioaktivität zu prüfen. In allen Fällen wurden die Ergebnisse den betroffenen Personen schriftlich und mit erklärenden Informationsblättern mitgeteilt. In vielen Gebieten wurden auch Bodenproben entnommen und deren Radioaktivität gemessen.

Wie Tab. 4.4 zu entnehmen, lag bei 90% der untersuchten Personen die Körperaktivität durch Radiocäsium bei unter 7 kBq (Kategorie 1), bei 8% zwischen 7 und 25 kBq (Kategorie 2) und bei etwa 2% darüber (Kategorie 3). Ein Radiocäsiumgehalt von 7 kBq entspricht einer internen Strahlendosis von 0,3 mSv pro Jahr, 25 kBq entsprechen 1 mSv pro Jahr. Die höchsten Einzelwerte (bis 770 kBq, entsprechend 29 mSv/Jahr) wurden im Bezirk Gomel in Belarus gemessen.

Als Ursache erhöhter interner Exposition erwiesen sich drei Faktoren:

- Ein hoher Grad der Selbstversorgung (vor allem eigene Kuhmilch);
- Ernährung mit Wildprodukten (vor allem Pilze, Waldbeeren);
- Pflanzenanbau auf sauren, mineralstoffarmen Böden (erhöhte Cäsiumaufnahme durch Pflanzenwurzeln).

Tab. 4.4 Einteilung der Bevölkerung in den von Tschernobyl stark betroffenen Gebieten in drei Kategorien nach dem Radiocäsiumgehalt des Körpers; Ganzkörpermessungen im Zeitraum 1991–1993, nach [238]

Land	*Personenzahl*	*Kategorie 1* *< 7000 Bq*	*Kategorie 2* *< 25 000 Bq*	*Kategorie 3* *> 25 000 Bq*
Russland	227 727	90,4%	7,8%	1,7%
Ukraine	47 499	88,2%	9,0%	2,8%
Belarus	41 785	91,8%	6,8%	1,4%
Gesamt	317 011	90,3%	7,9%	1,8%

Im Allgemeinen wurde in den 90er Jahren festgestellt, dass die innere Strahlenexposition nur noch 10–20% zur Gesamtdosis beitrug. Je stärker die drei genannten Faktoren wirksam sind, desto höher ist der Anteil interner Exposition, der bis auf 80% ansteigen kann [238]. Von der erwähnten japanisch-russischen Arbeitsgruppe durchgeführte WBC-Messungen an Kindern und Jugendlichen [234, 239] stimmen mit denjenigen der deutschen Autoren gut überein.

Im Vergleich zu den weiter oben genannten Schätzungen der internen Exposition, die auf der Bestimmung der Radioaktivität von Lebensmitteln und der Annahme bestimmter Verzehrsmengen beruhen, ergeben sich aus dem durch Ganzkörpermessungen bestimmten Radiocäsiumgehalt meist niedrigere Werte der internen Strahlenexposition. Überhöhte Annahmen für Verzehrsmengen und eine Überschätzung des Anteils stark kontaminierter Lebensmittel können bei der Warenkorbmethode ungerechtfertigt hohe Werte der Ingestionsdosis ergeben. An der Zuverlässigkeit der WBC-Messungen ist dagegen nicht zu zweifeln. Sie zeigen im Untersuchungszeitraum 1991–1993 bei 98% der Bevölkerung eine interne Jahresdosis von bis zu 1 mSv (Tab. 4.4) – weniger als die durch natürliche Strahlenquellen verursachte effektive Dosis von 2,4 mSv (Tab. 2.10). Auch wenn man die externe Strahlenexposition dazurechnet, kommt man nicht auf bedenklich hohe Werte. Bei den übrigen 2% der Bevölkerung wurden mit wenigen Ausnahmen Aktivitäten nachgewiesen, die im Bereich beruflich strahlenexponierter Personen erlaubt sind. Nach [238] muss die Bevölkerung in den betroffenen Gebieten – abgesehen von dem durch I-131 in den ersten Tagen nach dem Unfall verursachten Schilddrüsenrisiko – „kein signifikant erhöhtes Gesundheitsrisiko befürchten“. Man darf aber nicht übersehen, dass die WBC-Messungen nur Auskunft über die interne Exposition durch Radiocäsium geben. Wenn die Gesamtexposition berechnet werden soll, muss die in den ersten Wochen nach dem Reaktorunglück relativ hohe Aktivität von kurzlebigen Radionukliden, besonders von I-131, dazugerechnet werden.

Gesundheitliche Auswirkungen

Akute Strahlenkrankheit war bei Personal des Unglücksreaktors und bei Feuerwehrleuten, die sehr hohen Strahlendosen (bis zu 16 Sv) ausgesetzt waren, innerhalb von Stunden oder Tagen aufgetreten und führte in 30 Fällen zum Tod innerhalb von Tagen bis einigen Monaten [74]. Langfristig war vermehrte Krebshäufigkeit, insbesondere Leukämie zu erwarten. Bei der Wohnbevölkerung dagegen erwarteten sowjetische Wissenschaftler keine über die spontane Erkrankungsrate hinausgehende Krebshäufigkeit [240]. Man glaubte durch die Evakuierungen und die (spät, aber dann doch) verbreiteten Warnungen vor dem Verzehr örtlich erzeugter Milch das Schlimmste verhindert zu haben. Berichte über vermehrtes Auftreten von Schilddrüsenkrebs bei Kindern wurden zunächst als Folge der intensiveren Untersuchungen interpretiert [230]. Ab 1990 war jedoch an einer starken Zunahme in Belarus und der Ukraine nicht mehr zu zweifeln (Abb. 4.3) [74].

Obwohl es, angrenzend an Belarus, im Westen der Russischen Föderation ebenfalls stark kontaminierte Gebiete gibt, ist dort die Zunahme der Fälle von Schilddrüsenkrebs deutlich schwächer. Diese regionalen Unterschiede im Auftreten von Schilddrüsenkrebs wurden schon Anfang der 90er Jahre festgestellt [242]

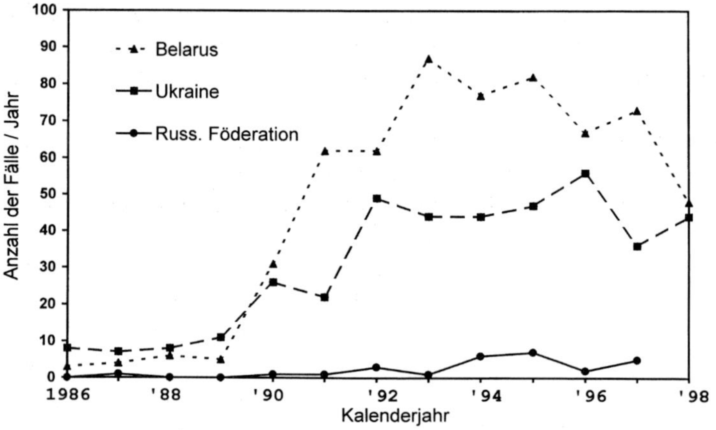

Abb. 4.3 Jährliche Anzahl der Fälle von Schilddrüsenkrebs bei Kindern im Alter von unter 15 Jahren zum Zeitpunkt der Diagnose; Belarus, Russische Föderation und Ukraine, 1986–1998, nach [74].

und haben sich seither bestätigt. Bis Ende 1998 wurden in den drei Ländern insgesamt 1800 Fälle dieser sonst seltenen Krebserkrankung registriert [74]. Neueren Daten ist zu entnehmen, dass diese Zahl bis Ende 1999 auf etwa 3000 Fälle angestiegen war, wobei in Belarus 2/3 und in der Ukraine 1/3 der Fälle als durch Tschernobyl verursacht betrachtet werden [243]. Über 1999 hinausreichende Angaben zur Häufigkeit von Schilddrüsenkrebs liegen bei Abfassung dieser Zeilen aus keinem der drei betroffenen Staaten vor.

Ursache der viel höheren Häufigkeit von Schilddrüsenkrebs bei Kindern als bei Erwachsenen kann sowohl eine höhere Strahlenempfindlichkeit als auch eine höhere Schilddrüsendosis sein. Nach [244] war die Dosis bei kleinen Kindern in der Ukraine um den Faktor 6,5 höher als bei Erwachsenen. Mitverantwortlich für die hohen Schilddrüsendosen war eine Unterversorgung mit Jod in den betroffenen Gebieten. Der Jodmangelzustand bewirkte eine besonders starke Akkumulation von I-131 und damit eine besonders hohe Strahlenexposition der Schilddrüse. Glücklicherweise gehört das Schilddrüsenkarzinom zu den am erfolgreichsten behandelbaren Krebsformen. Die langfristige Heilungsquote wird mit 90–95% angegeben, selbst im Spätstadium noch 80%. Die Patienten bedürfen jedoch für den Rest ihres Lebens der medizinischen Betreuung.

Entgegen vielerlei Behauptungen ist ein Anstieg der Häufigkeit von Leukämie oder sonstiger Tumorerkrankungen, außer Schilddrüsenkrebs, bisher nicht beobachtet worden, auch kein vermehrtes Auftreten von genetischen Schäden [23, 74][5]. Da zwischen der Strahlenexposition und dem Auftreten von Krebs Jahr-

5) UNSCEAR-Bericht 2000: „Apart from the substantial increase in thyroid cancer after childhood exposure observed in Belarus, in the Russian Federation and in Ukraine, there is no evidence of a major public health impact related to ionizing radiation 14 years after the Chernobyl accident. No increases in overall cancer incidence or mortality that could be associated with radiation exposure have been observed".

zehnte vergehen können und die Auswertung der Statistiken weitere Jahre erfordert, ist allerdings mit endgültigen Aussagen über Krebsmorbidität und -mortalität erst zu rechnen, wenn 20–30 Jahre nach der Katastrophe von 1986 vergangen sein werden.

Wie mehrere Studien gezeigt haben, ist der Krankheitsstand in den stark kontaminierten Gebieten hoch. Dies wird in den Medien fälschlicherweise oft als direkte Folge der Strahlenexposition dargestellt. Die Berichte von Expertengruppen, die sich in der Region aufgehalten haben, geben ein anderes Bild. Eine katastrophale Wirtschaftslage, Angst vor den Folgen der unsichtbaren Gefahren durch die immer noch in der Umwelt vorhandene Radioaktivität, einseitige Ernährung, abgrundtiefes Misstrauen gegenüber den Behörden, durch die man sich wiederholt betrogen sah, ungenügende medizinische und soziale Betreuung, durch Umsiedlung zerrissene Familien- und Dorfgemeinschaftsbande und bei vielen Umgesiedelten Trauer über die verlorene Heimat, verursachen ein Klima der Hoffnungslosigkeit und Apathie, das viele Menschen krank macht [245].

Zweifel am Nutzen der Umsiedlungen

Zunehmende Kritik wird an den noch bis 1992 staatlich veranlassten und bis etwa zum Jahr 2000 staatlich geförderten Umsiedlungen geübt, durch die eine Jahresdosis von >1 mSv vermieden werden sollte. Zehntausende wurden aus Gebieten, deren Bodenkontamination nicht höher war, als die natürliche Bodenradioaktivität in vielen Gegenden der Welt, in andere Gebiete umgesiedelt, deren Bodenkontamination nur wenig geringer war oder in denen die Radonexposition in Häusern sogar eine höhere effektive Dosis verursachte als die durch Tschernobyl bedingte in den Heimatorten. Nachdem den Strahlenschutzverantwortlichen der Sowjetzeit Versagen und Rücksichtslosigkeit vorgeworfen worden war, wollten die Vertreter der Nachfolgerepubliken der Sowjetunion anscheinend beweisen, dass sie den Strahlenschutz ernst nahmen. Den betroffenen Einwohnern fehlte die Sachkenntnis, um mit den Experten über den Sinn der Umsiedlung zu diskutieren. Die meisten fügten sich. Nicht wenige von ihnen sind inzwischen wieder in ihre Heimat zurückgekehrt, weil ihnen das Einleben in eine neue Umgebung zu schwer fiel. Vielleicht hat sich auch herumgesprochen, dass eine zusätzliche Strahlendosis von 1 mSv/Jahr oder etwas darüber kein vernünftiger Grund für eine Umsiedlung ist.

ICRP hat 1984 erklärt, bei einer unfallbedingten Exposition unter 5 mSv seien keine Strahlenschutzmaßnahmen erforderlich, eine Evakuierung der Bevölkerung sei erst ab 50 mSv zu erwägen [246]. Da bei beruflich strahlenexponierten Personen bis zu 20 mSv/Jahr zulässig sind und da die natürliche Strahlenexposition bis zu 10 mSv/Jahr erreicht, beides ohne offensichtliche Gesundheitsschäden zu verursachen, ist kaum zu verstehen, warum man schon bei Überschreitung von 1 mSv/Jahr der Bevölkerung den Stress der Umsiedlung zugemutet hat. Hier ist das ALARA-Prinzip (Kapitel 1) gründlich missverstanden worden.

Medienberichte mit irreführenden Sterbeziffern

Die in westlichen Medien trotz zahlreicher Richtigstellungen durch die Weltgesundheitsorganisation und andere Fachgremien immer wieder veröffentlichten Falschdarstellungen – nicht nur in Boulevardblättern, sondern auch in seriösen Publikationen – können die Hoffnungslosigkeit der Betroffenen nur vergrößern, weil sie nicht selten von den dortigen Medien aufgegriffen und verbreitet werden. In der *Frankfurter Allgemeinen* vom 15. Dezember 2000 las man unter der Überschrift „Das nationale Trauma Tschernobyl", 55 000 Liquidatoren seien bislang an Strahlenkrankheiten gestorben, 150 000 zu Invaliden geworden. Das russische Katastrophenschutzministerium spreche von mehr als 300 000 Tschernobyl-Toten. Die Zahl der mit Behinderungen geborenen Kinder im Bezirk Gomel sei von 1986 bis 1994 auf das Sechsfache gestiegen. In *Fokus* vom 14. April 2001 hieß es, bis zu 500 000 Menschen, so werde geschätzt, seien an den Folgen der Reaktorkatastrophe gestorben. Wer solche Schätzungen vorgenommen hat oder was die Basis für solche Zahlen ist, wird nicht gesagt. Sie gehen wohl meist auf Aussagen des ukrainischen Gesundheitsministers Serdjuk zum 9. Jahrestag der Reaktorkatastrophe zurück, wonach „die Gesamtzahl der Todesfälle unter der am meisten vom Tschernobyl-Unfall betroffenen Bevölkerung mehr als 125 000 in den Jahren 1988–1994 betrug" [247]. Die Zahl schien alle Befürchtungen zu übertreffen und erregte entsprechendes Aufsehen. Betrachtet man sie genauer, so klärt sich die zutreffende aber irreführende Aussage des Ministers folgendermaßen auf: In der Ukraine zählen 2 Millionen Menschen zu den am meisten von Tschernobyl Betroffenen. Bei einer normalen Sterberate von 1% pro Jahr sind bei einer Bevölkerung von 2 Millionen in sieben Jahren 140 000 Todesfälle zu erwarten. Wie der ukrainische Gesundheitsminister später bestätigt hat, handelt es sich bei den genannten 125 000 nicht um an den Folgen von Tschernobyl Gestorbene, sondern um die Gesamtzahl der Sterbefälle in der genannten Bevölkerung. Wenn man die geschätzten Zahlen von Gestorbenen in den Kontrollzonen von Belarus und Russland dazuzählt, mag man auf weitere Hunderttausende kommen. Die Behauptung, sie seien an den Folgen von Tschernobyl gestorben, steht in krassem Gegensatz zu den Angaben von UNSCEAR und WHO.

Ein weiterer Grund für Verwirrung ist der Gebrauch der Bezeichnung „Tschernobyl-Opfer" (*victims* in englischsprachigen Berichten) durch die Behörden der drei betroffenen Republiken. Darunter werden alle Personen zusammengefasst, die als Tschernobyl-Geschädigte Anspruch auf staatliche Renten oder Vergünstigungen, wie Umsiedlungszuschüsse, kostenlose medizinische Versorgung, kostenlose Schulessen oder Sonderurlaube haben. Das sind mehrere Millionen Menschen. In den im Westen erscheinenden Medienberichten werden dann nicht selten aus diesen Tschernobyl-Opfern „Tschernobyl-Tote" oder „Strahlen-Tote".

Deutsche Forschergruppen haben wesentlich zur wissenschaftlich begründeten Risikoabschätzung der Tschernobylfolgen beigetragen – aber sie werden anscheinend von Journalisten nicht befragt. Im Jahresbericht 1996 der GSF, aus dem oben bereits zitiert wurde, liest man auf S. 49: „Ohne die Arbeiten der GSF wäre bis heute nicht belegt, dass bisher in der Bevölkerung der durch den Reaktorunfall betroffenen Gebiete im wesentlichen nur eine einzige Art von strahleninduzierten Gesundheitsschäden, nämlich die durch die Radioiodexposition zu Beginn des Unfalls hervorgerufenen Schilddrüsenkarzinome, verursacht wurde".

Die genannten Berichte, nach denen es in der Allgemeinbevölkerung außer dem gehäuften Auftreten von Schilddrüsenkarzinomen bisher keine Hinweise auf strahleninduzierte Erkrankungen gibt, werden von zahlreichen Antikernkraftgruppen, die oft als Tschernobyl-Hilfswerke firmieren, heftig attackiert – vor allem im Internet. Immer wiederkehrendes Argument ist die Behauptung, diese Einschätzung der Situation stamme von der Internationalen Atomenergie Organisation IAEA, die natürlich daran interessiert sei, die gesundheitlichen Folgen der Strahlenexposition zu minimieren. Tatsache ist jedoch, dass UNSCEAR die wichtigste Informationsquelle über die Folgen der Reaktorkatastrophe ist, ein über derartige Verdächtigungen erhabenes wissenschaftliches Komitee der Vereinten Nationen und von IAEA völlig unabhängig.

Neben den bereits mehrfach zitierten UNSCEAR-Berichten liegt neuerdings der vom UN-Entwicklungsprogramm (UNDP) und UNICEF in Auftrag gegebene und von UN-OCHA (*United Nations Office for the Coordination of Humanitarian Affairs*) und WHO geförderte Bericht [248] vor. Dort heißt es, wie bei UNSCEAR, dass der erwartete Anstieg der Leukämiehäufigkeit nicht eingetreten ist. Die zum Berichtszeitpunkt bei 2000 liegende Zahl der Schilddrüsenkarzinomfälle könne in den kommenden Jahren noch ansteigen. (Leider enthält auch dieser Bericht keine über das Jahr 1998 hinausgehenden Daten über die Häufigkeit der Schilddrüsenerkrankungen). Ein – bisher noch nicht beobachteter – Anstieg sonstiger strahleninduzierter Organkrebsarten in den kommenden Jahrzehnten sei wahrscheinlich. Im übrigen wird in dem Bericht festgestellt, die Umsiedlungen hätten in vielen Fällen mehr geschadet als genutzt und die bisherigen Versuche zur Problembewältigung, die sich zu sehr auf (bescheidene) Zuschüsse an die Betroffenen beschränkten, hätten vor allem Abhängigkeitsgefühle, Passivität und Apathie gefördert.

Erfreulicherweise gibt es inzwischen auch – zum Teil mit internationaler Unterstützung, wie dem ETHOS Projekt [249] und dem REDUP Projekt [250] der EU – erfolgreiche Bemühungen, die Strahlenexposition der Bewohner in den stark von Tschernobyl betroffenen Gebieten zu senken und Eigeninitiativen zu wecken. Zur Verminderung der Strahlenexposition trägt vor allem die Senkung des Radiocäsiumgehalts der örtlich produzierten Milch bei. Sie wird durch Umpflügen, Düngen und Neu-Einsäen der Dauerweiden und durch Verabreichung cäsiumbindender Mittel an die Milchkühe erreicht, aber auch durch Bereitstellung von unkontaminierter Milch, unkontaminiertem Schweinefutter, Dünger für Kartoffeläcker und Beratung der Kleinbauern [225, 251]. Mehr darüber in Kapitel 7.

4.2 Die Situation in der Bundesrepublik Deutschland

Am 29. April 1986 wurde die radioaktive Wolke erstmals an Messstationen in Berlin und Braunschweig festgestellt, am 30. April war ganz Süddeutschland betroffen. In München wurde an diesem Tag mit 15 kBq/m^2 Cs-137 der höchste

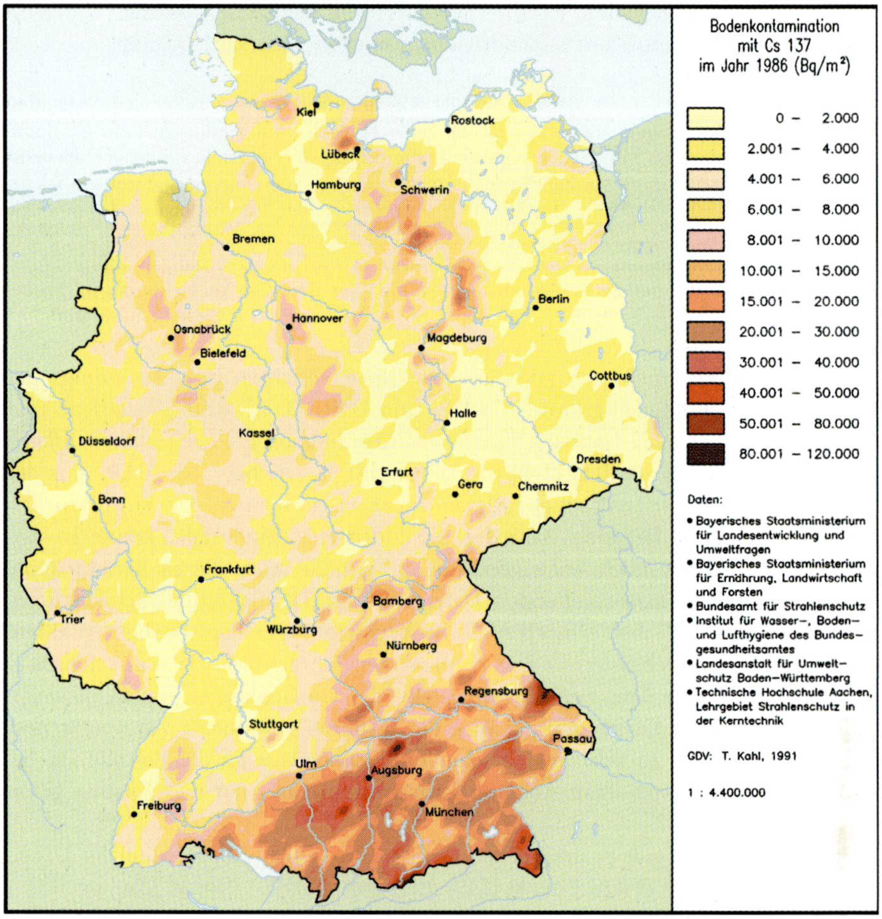

Abb. 4.4 Bodenkontamination mit Cs-137 in Deutschland nach dem Reaktorunfall in Tschernobyl, Quelle: Bundesamt für Strahlenschutz.

24-Stundenwert der Deposition gemessen, in Berlin erst am 7. Mai der Höchstwert von 2 kBq/m^2. Allgemein lag die Bodenkontamination im Raum südlich der Donau erheblich höher als in Norddeutschland (Abb. 4.4). Die Gesamtdeposition von Cs-137 bis Mitte Mai erreichte bei Berchtesgaden stellenweise mit 44 kBq/m^2 den höchsten Wert und betrug im Rhein-Main-Gebiet und um Hamburg 1–3 kBq/m^2 [252, 253]. Schon am Abend des 29. April gab der für Umweltfragen zuständige Bundesinnenminister bekannt, eine gesundheitliche Gefährdung der Bevölkerung in der Bundesrepublik sei „absolut auszuschließen". Etwas kühn, denn zu diesem Zeitpunkt konnte man noch nicht wissen, was an radioaktiven Niederschlägen noch folgen würde.

Die Strahlenschutzkommission (SSK), die die Aufgabe hat, die Bundesregierung in den Angelegenheiten des Schutzes vor den Gefahren ionisierender Strah-

Tab. 4.5 a) Empfehlungen der Strahlenschutzkommission zu den möglichen Auswirkungen des Reaktorunfalls in Tschernobyl in der Bundesrepublik Deutschland, nach [254], gekürzt.
b) Empfehlungen und Verordnungen der Europäischen Union über Einfuhrbeschränkungen, nach [255], gekürzt

a) Empfehlungen der SSK	
2. Mai 1986	Die bisher aufgetretenen Aktivitätskonzentrationen lassen keine akuten gesundheitlichen Schäden bei den Einwohnern der Bundesrepublik befürchten. Die mit dieser kurzzeitigen Strahlenexposition verknüpfte mögliche Gesundheitsgefährdung durch Strahlenspätschäden ist klein im Verhältnis zu derjenigen durch die natürliche Strahlenexposition... Wegen der Anreicherung von Jod in der Schilddrüse empfiehlt die SSK: Die Fütterung der Milchkühe mit Frischfutter über mehrere Tage einzustellen; Frischmilch aus Molkereien nur dann an die Bevölkerung auszugeben, wenn die Aktivität von I-131 in der ausgegebenen Milch den Wert von 500 Bq/L nicht überschreitet; Milch, die höhere Aktivität aufweist, zu lagerbaren Milchprodukten zu verarbeiten; Frischgemüse vor dem Verzehr zu waschen.
4. Mai	Frisches Blattgemüse kann zum direkten Verzehr freigegeben werden, wenn die Aktivität an I-131 kleiner als 250 Bq/kg ist; eine Weiterverarbeitung zu lagerfähigen Produkten ist unbedenklich, wenn die Aktivität des Cs-137 unter 100 Bq/kg Frischsubstanz liegt; bei Wurzel- und unterirdischem Sprossgemüse bestehen keine gesundheitlichen Bedenken gegen den Verzehr.
7. Mai	Als Richtwert für die Freigabe von frischem Blattgemüse wird ein I-131-Wert von 250 Bq/kg empfohlen. Für sonstiges Gemüse ist es nicht erforderlich, Richtwerte der Aktivitätskonzentration von I-131 anzugeben; der Beitrag der Strontiumisotope und anderer langlebiger Spaltprodukte ist klein gegen den Beitrag von Cs-137; das Gleiche gilt auch für langlebige Transurane, wie z. B. Plutonium. Die aus diesem Unfall akkumulierte Dosis durch langlebige Radionuklide ist kleiner als die Dosis durch die natürliche K-40-Aktivität. Es ergibt sich kein Anlass zur weiteren Aufrechterhaltung eines Richtwertes für Cs-137 und andere langlebige Spaltprodukte in Lebensmitteln. Die SSK sieht keine Veranlassung, unsere natürlichen Lebensgewohnheiten zu ändern. Weder ist ein Kinderspielverbot im Freien notwendig, noch stellen Sandkästen, Tennisplätze und Aschenbahnen eine Gesundheitsgefährdung dar.
15./16. Mai	Eine Schädigung des ungeborenen Lebens ist nicht zu befürchten. Schwangere Frauen können ihr Kind ohne Angst vor Schäden austragen. Schwangerschaftsabbruch ist nicht zu rechtfertigen. Außer den empfohlenen Richtwerten für Milch und Blattgemüse sind keine weiteren Begrenzungen erforderlich.
b) Empfehlungen, Verordnungen der EU	
6. Mai 1986	Empfehlung der Kommission (86/156/EWG) an die Mitgliedstaaten, Radioaktivitätshöchstwerte für Milch und Milcherzeugnisse (500 Bq/kg) und Obst/Gemüse (350 Bq/kg) festzusetzen
7. Mai	Kommission setzt Einfuhr von Rindern, Schweinen und Frischfleisch aus der Sowjetunion und anderen osteuropäischen Ländern vorläufig aus (86/157/EWG)
12. Mai	Verordnung des Rates (1388/86/EWG) untersagt Einfuhr von Lebensmitteln aus SU und osteuropäischen Ländern
30. Mai	An Stelle der bisherigen vollständigen Einfuhrverbote eine Verordnung des Rates (1707/86/EWG) über Einfuhrbedingungen für landw. Erzeugnisse aus Drittländern: Grenzwerte für Radiocäsium 370 Bq/L in Milch und Milchprodukten, 370 Bq/kg in Babynahrung, 600 Bq/kg in sonstigen Lebensmitteln

len zu beraten, hat sich unmittelbar nach Bekannt Werden des Unfalls mit den dadurch aufgeworfenen Fragen des Strahlenschutzes und der entsprechenden Vorsorgemaßnahmen befasst. Eine (etwas gekürzte) Chronologie der von ihr im Mai 1986 bekannt gegebenen Empfehlungen gibt Tab. 4.5 wieder, zusammen mit den im gleichen Zeitraum bekannt gegebenen Empfehlungen und Verordnungen der Europäischen Gemeinschaft. Einige Landesregierungen sahen sich durch die Empfehlungen der SSK nicht gebunden und hielten es für richtig, nach eigenem Gutdünken Beschränkungen des Handels mit Frischgemüse zu erlassen und eigene Richt- oder Grenzwerte zu verkünden. Nachdem das Saarland und Berlin einen Grenzwert von 100 Bq/L Milch für I-131 festgesetzt hatten, folgte Schleswig-Holstein mit 50 Bq/L, Hessen mit 20 Bq/L. Diesen edlen Wettstreit gewann der Oberbürgermeister von Wiesbaden, der aus eigener Machtvollkommenheit einen Grenzwert von 7 Bq/L erfand. Jedes Bundesland gab nach der Katastrophe seine eigenen Empfehlungen heraus. Warnungen und Entwarnungen wechselten sich ab. Die Bundesgesundheitsministerin sah sich zu dem Stoßseufzer veranlasst: „Wir machen ja die Eltern schier verrückt, wenn wir heute Empfehlungen aussprechen und sie am Tag darauf wieder zurücknehmen" (*Frankfurter Rundschau*, 7. Mai 1986). Wir werden im letzten Abschnitt dieses Kapitels auf diese widersprüchlichen Maßnahmen zurückkommen, die in der Bevölkerung Verwirrung und Verunsicherung auslösten [6)].

In den ersten Tagen lieferte I-131 den höchsten Anteil der radioaktiven Kontamination der Lebensmittel. Betroffen waren vor allem *Milch* von auf Weide gehaltenen Kühen und Freiland-*Blattgemüse*. In Spinat und Kopfsalat wurden im Mai vereinzelt bis zu 6000 Bq/kg Iod-131 gemessen und in Milch von einzelnen Höfen im süddeutschen Raum bis zu 3000 Bq/L. Wegen seiner kurzen HZ_{phys} von 8 Tagen wurde jedoch Radioiod ab Ende Juni in den meisten Lebensmitteln bei Routinemessungen nicht mehr nachgewiesen; maßgebend war nun die Radiocäsiumaktivität. Messbar waren auch verschiedene andere Radionuklide (Isotope des Rutheniums, Tellurs, Lanthans, Bariums, Plutoniums u. a.), die jedoch wegen ihres sehr geringen Anteils an der Gesamtaktivität, wegen sehr kurzer Halbwertszeit oder wegen sehr geringer Resorbierbarkeit im Magen-Darmtrakt für das Strahlenrisiko im Vergleich zu Radiocäsium keine Rolle spielten.

Das Spaltproduktgemisch aus Tschernobyl enthielt, im Gegensatz zum Fallout aus Kernwaffenexplosionen, auch Cs-134. Das Verhältnis Cs-137 : Cs-134 betrug unmittelbar nach dem Tschernobylunfall 2:1 [257]. Lag es über 2:1, musste die Probe auch Cs-137 aus der Zeit der Kernwaffenversuche enthalten [258, 259]; es konnte daher klar zwischen alter und neuer Kontamination unterschieden werden. Da die HZ_{phys} von Cs-134 zwei Jahre beträgt, die von Cs-137 30 Jahre, ver-

6) Das gilt nicht nur für Deutschland. Der finnische Strahlenschutzexperte Miettinen schreibt, ohne sich auf ein bestimmtes Land zu beziehen, von einem Chaos der Information durch die Medien, Konfusion bei den Behörden und widersprüchlichen Aussagen von Fachleuten. Die Maßnahmen der Behörden (wie Verbot von Frischgemüseverkauf, Warnungen, Kinder in Sandkisten spielen zu lassen) seien aus Strahlenschutzgründen in den meisten Fällen nicht erforderlich gewesen. „Behörden und Fachleute wurden offensichtlich von der allgemeinen Strahlenhysterie mitgerissen" [256].

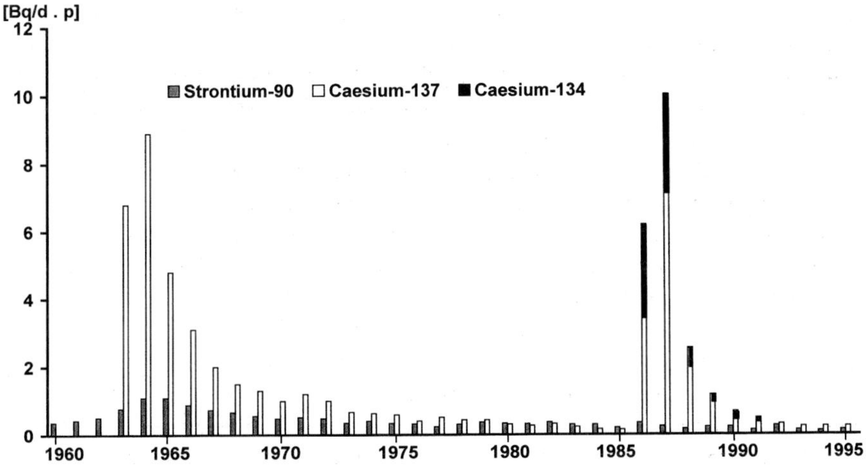

Abb. 4.5 Jahresmittelwerte der Radiostrontium- und Radiocäsiumaktivität der Gesamtnahrung in der Bundesrepublik Deutschland, 1960–1995. Quelle: Leitstelle für Umweltradioaktivität, Bundesforschungsanstalt für Ernährung, Karlsruhe.

schwand Ersteres schneller aus der Nahrungskette als Letzteres, wie in Abb. 4.5 anhand der Radiocäsiumaktivität von *Gesamtnahrungsproben* aus dem Bundesgebiet gezeigt wird. Die Messwerte werden seit Jahrzehnten in den Jahresberichten *Umweltradioaktivität und Strahlenbelastung* des Bundesministeriums für Umwelt, Naturschutz und Reaktorsicherheit veröffentlicht [82]. Bei Routinemessungen hat Cs-134 in der Gesamtnahrung 1991 die Grenze der Nachweisbarkeit unterschritten und wird daher in Abb. 4.5 nach 1990 nicht mehr ausgewiesen.

Wie Abb. 4.5 ferner zu entnehmen ist, wurde im Jahresmittel die höchste Aktivität von Cs-137 und Cs-134 nicht 1986, sondern erst 1987 erreicht. Das liegt einerseits daran, dass für 1986 die Monate Januar bis April, also die Zeit vor dem Tschernobylunfall, in den Mittelwert für das Kalenderjahr mit eingehen, andererseits liegt es am Vorhandensein von Vorräten der unkontaminierten Ernte 1985 im Jahr 1986. Frischobst und Frischgemüse waren zwar 1986 viel stärker kontaminiert als 1987, dafür machte sich 1987 der Verzehr von Getreide und Kartoffeln, Tiefkühlkost und Dosenkonserven der Ernte 1986 voll bemerkbar. Durch Verfütterung von Heu und Silage der Ernte 1986 kam es auch bei Milch und Fleisch zu einem erheblichen Radioaktivitätsanstieg Ende 1986, Anfang 1987. Die in Abb. 4.6 aufgetragenen Monatsmittelwerte machen den Verlauf der Radiocäsiumaktivität in der Gesamtnahrung deutlicher als die Jahresmittelwerte der Abb. 4.5. Erst im März 1987 wurde mit 11 Bq Cs-137 und 5 Bq Cs-134 pro Tag (d) und Person (p) der höchste Monatsmittelwert der Gesamtnahrung erreicht.

Cäsium-137 in der Gesamtnahrung hat zwar mit dem Jahresmittelwert 1987 von 7,3 Bq/d · p den 1964 ermittelten Wert von 8,9 (Tab. 3.8: 3248 Bq/a entsprechen 8,9 Bq/d) nicht erreicht, rechnet man jedoch die Cs-134-Aktivität dazu, ergibt sich eine Radiocäsiumaktivität von 10,4 Bq/d · p für 1987. Auch die Anfang Mai 1986 ge-

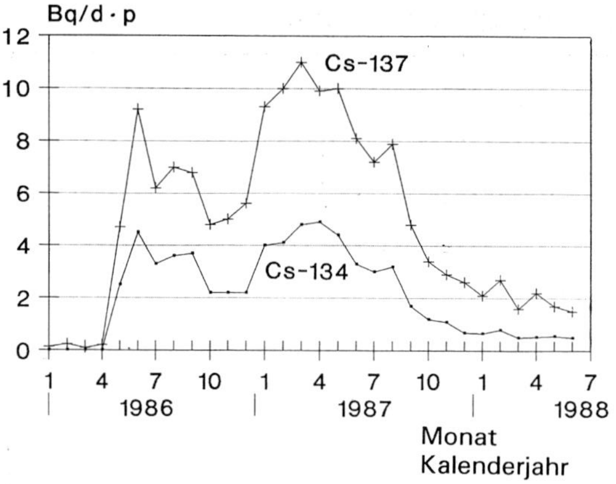

Abb. 4.6 Monatsmittelwerte der Radiocäsiumaktivität der Gesamtnahrung in der Bundesrepublik Deutschland, 1986–1988. Quelle: Leitstelle für Umweltradioaktivität, Bundesforschungsanstalt für Ernährung, Karlsruhe.

messenen I-131-Gehalte übertrafen die in den 60er Jahren aufgetretenen. Andererseits unterschied sich das nach Tschernobyl in Lebensmitteln gefundene Radionuklidgemisch von dem durch Kernwaffenfallout in die Nahrung gelangten durch die fast vollständige Abwesenheit von Radiostrontium. Nach Abb. 4.5 erscheint zwar der Sr-90-Gehalt der Gesamtnahrung 1986 höher als 1985 – der Unterschied lag aber im Bereich der Schwankungen der sehr niedrigen Werte der Vorjahre.

Wie in Kapitel 1 erwähnt, ist die genaue Bestimmung von Radiostrontium in Lebensmitteln ein aufwändiges und langwieriges Unterfangen. Es hat nach Tschernobyl irritierend lang gedauert, bis der Strahlenschutzkommission und den Entscheidungsträgern auf Regierungsebene Daten über den Radiostrontiumanteil der durch Tschernobyl verursachten Kontamination vorlagen [260]. Es ist daher in den letzten Jahren intensiv an der Entwicklung von Schnellmethoden für die Radiostrontiumbestimmung gearbeitet worden; beispielhaft seien [261, 262] genannt.

Bemerkenswert ist der Abb. 4.5 zu entnehmende schnellere Rückgang der Radiocäsiumaktivität nach Erreichen des Maximums 1987 im Vergleich zum langsameren Rückgang nach 1964. Durch die nach dem Inkrafttreten des Teststoppabkommens von 1963 noch jahrelang in der Stratosphäre vorhandene und sich erst allmählich auf der Erdoberfläche absetzende Radioaktivität kam es immer wieder zu neuer Kontamination der Nahrungs- und Futterpflanzen. Im Gegensatz dazu erfolgte nach dem Reaktorunfall von Tschernobyl, nachdem Regenfälle die kontaminierten unteren Luftschichten ausgewaschen hatten, keine weitere Deposition von Radioaktivität – abgesehen von der geringen Kontamination durch die in aufgewirbeltem Bodenstaub enthaltene Radioaktivität, ein als *Resuspension* bezeichneter Vorgang.

Die starken regionalen und lokalen Unterschiede in der Deposition innerhalb der Bundesrepublik haben sich im Lebensmittelangebot des Marktes nicht annähernd so stark ausgewirkt. Selbst die in der Landwirtschaft tätigen Verbraucher kaufen heutzutage ihre Lebensmittel überwiegend im Supermarkt. Die dort angebotenen Lebensmittel stammen nur zum Teil aus der Region, zum größeren Teil

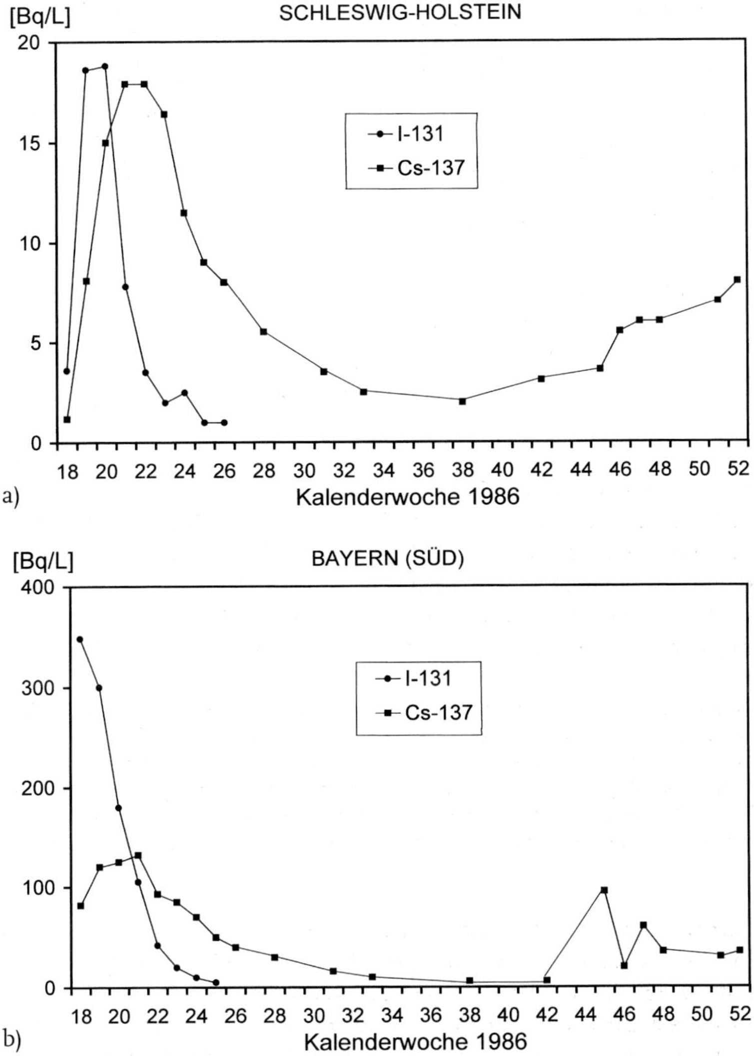

Abb. 4.7 Wochenmittelwerte der Iod-131- und Cs-137-Aktivität in Kuhmilch aus a) Schleswig-Holstein und b) Südbayern im Jahr 1986. Die 18. Kalenderwoche 1986 begann am 28. April. Nach [252].

aus anderen Gebieten der Bundesrepublik und Europas, häufig auch aus Übersee. In den Monaten ab Mai 1986 wiesen Gesamtnahrungsproben aus Süddeutschland etwa doppelt so hohe Radioaktivitätsgehalte auf wie die aus Norddeutschland [263] und dieser Unterschied verschwand innerhalb von etwa zwei Jahren.

Die höhere Bodenkontamination südlich der Donau (Abb. 4.4) bewirkte zunächst in Südbayern eine viel höhere Cäsiumaktivität in *Kuhmilch* als in Norddeutschland, aber schon im folgenden Jahr waren diese regionalen Unterschiede nicht mehr zu erkennen [264]. Wochenmittelwerte der Aktivitätskonzentration von Cs-137 in Sammelmilch aus Schleswig-Holstein stiegen bis Ende Mai (21. Kalenderwoche) auf etwa 18 Bq/L an (Abb. 4.7a) und nahmen bis September (38. KW) auf 2 Bq/L ab. In Südbayern (Abb. 4.7b – man beachte den unterschiedlichen Maßstab der senkrechten Achse bei a und b) wurde im gleichen Zeitraum ein Anstieg auf etwa 130 Bq/L erreicht und dann eine Abnahme auf 6 Bq/L. Der Unterschied zwischen Nord und Süd war demnach schon im September nicht mehr groß. Es folgte in beiden Regionen etwa ab 42. KW der erwähnte Wiederanstieg beim Übergang von der Weidehaltung zur Winterfütterung mit Erntematerial von Mai/Juni.

Am 2. Mai empfahl die Strahlenschutzkommission einen Richtwert für Iod-131 von 500 Bq/L Milch. In Sammelmilch aus größeren Bezirken wurde dieser Wert auch in Südbayern kaum überschritten, wohl aber in Milch von einzelnen Höfen oder Ortschaften, wo die radioaktive Deposition besonders hoch war. Eine Vernichtung von Milch mit über dem Richtwert liegendem Radioiodgehalt war nicht erforderlich, da die Verarbeitung zu lagerfähigen Produkten (Butter, Käse) und Lagerung bis zum weitgehenden Verschwinden der Iodaktivität möglich war. Auch hohe Radiocäsiumgehalte in diesen Produkten konnten vermieden werden, da die in der Milch vorhandene Cäsiumaktivität nur zu je 2% in die Butter und in den Hartkäse übergeht, während 96% überwiegend in der Molke und zum kleineren Teil in der Buttermilch verbleiben (Kapitel 7). Auf diese Weise sammelten sich in den stärker kontaminierten Gebieten Süddeutschlands erhebliche Mengen kontaminierter Molke an, die zunächst zu Trockenmolke verarbeitet und gelagert wurde. Auf diese „Strahlenmolke" werden wir noch zurückkommen.

Die Umweltminister von Baden-Württemberg, Hessen und Rheinland-Pfalz forderten in einer gemeinsamen Erklärung vom 9. Mai das Unterpflügen von erntereifem Blattgemüse und stellten den Landwirten Entschädigung in Aussicht. Ausgleich finanzieller Einbußen war bereits den Rinderhaltern zugesagt worden, die ab 2. Mai ihre Tiere nicht auf die Weide treiben und nicht mit Grünfutter versorgen durften. Wegen „Existenzgefährdung sowie in besonderen Härtefällen" konnten auch Gemüsehändler und andere von den Beschränkungen des Handels Betroffene Antrag auf Ausgleichszahlungen stellen. Bund und Länder einigten sich, dass der Bund 2/3, die Länder 1/3 der Kosten tragen sollten. Nach einer Agenturmeldung vom 13. August hatte bis zu diesem Zeitpunkt allein der Bund 260 Millionen DM für Entschädigungen ausgezahlt und erwartete für die Erledigung weiterer Anträge Zahlungen in mindestens nochmals gleicher Höhe. Ab 16. Mai waren in Baden-Württemberg Weideauftrieb und Grünfütterung wieder erlaubt, ab 21. Mai auch der Verkauf von Salat und Blattgemüse. Es soll hier nicht auf die Regelungen der anderen Bundesländer eingegangen werden. Sie waren weder einheitlich, noch entsprach ihre Härte der Höhe der radioaktiven Deposition. In Hessen, wo der Kontaminationsgrad im Vergleich zu Bayern und dem südlichen Baden-Württemberg gering war, gab es die schärfsten Maßnahmen.

Einen typischen Verlauf der Aktivität von I-131 und drei weiteren Radionukliden in Pflanzen lässt Abb. 4.8 erkennen. Schnittlauch, eines der wenigen Produkte, die Anfang Mai 1986 bereits kräftig im Freiland wuchsen, wurde von Ende

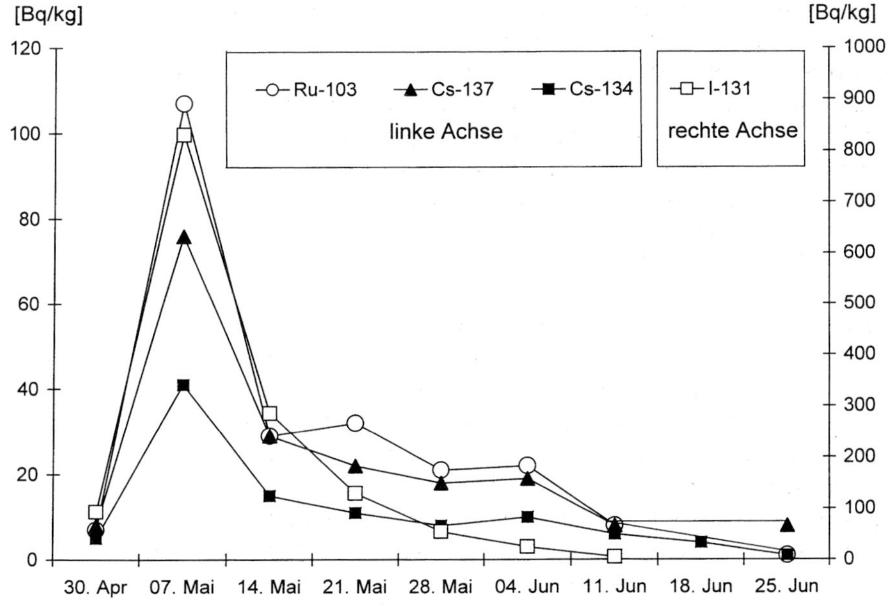

Abb. 4.8 Spezifische Aktivität von vier Radionukliden in ungewaschenem Schnittlauch, geerntet in Karlsruhe zu verschiedenen Zeiten nach dem Reaktorunfall in Tschernobyl [257].

April bis Ende Juni in wöchentlichen Abständen vom selben Beet geerntet und ungewaschen gemessen. Die spezifische Aktivität stieg in der ersten Woche steil an und fiel dann ab, einerseits durch den Verdünnungseffekt des Pflanzenwachstums, andererseits auch durch den radioaktiven Zerfall bei I-131 (HZ 8 Tage) und bei Ru-103 (HZ 39 Tage).

Die auf Schnittlauch und anderen Pflanzen deponierte Radioaktivität war teilweise abwaschbar, um so besser, je weniger Zeit zwischen Deposition und Waschen vergangen war. Je länger der radioaktive Staub auf den Pflanzenblättern haftet, desto mehr Radionuklidionen kann die Pflanze aufnehmen und in andere Pflanzenteile, wie Früchte oder unterirdische Knollen, transportieren. So erklärt sich die Tatsache, dass 1986 eine relativ hohe spezifische Aktivität in den späteren Beeren und Nüssen gefunden wurde, die zum Zeitpunkt der Radionukliddeposition Anfang Mai noch gar nicht existierten. Eine Aufnahme über die Wurzeln war zu dieser Zeit noch nicht möglich, da die deponierten Radionuklide den Wurzelbereich noch nicht erreicht hatten. Der Vorgang wird als *Translokation* bezeichnet und ist Landwirten und Gärtnern als Basis der Blattdüngung bekannt. Die Wirksamkeit der Translokation ist bei verschiedenen Nukliden unterschiedlich; Radiocäsium wird stärker ins Pflanzeninnere transportiert als beispielsweise Radiostrontium.

Der Leitstelle Umweltradioaktivität an der Bundesforschungsanstalt für Ernährung, Karlsruhe, wurden im Zeitraum von Mai bis Ende September 1986 von den Messstellen der Länder Radioaktivitätsmesswerte von fast 25 000 Lebensmittelpro-

Tab. 4.6 Monatsmittelwerte 1986 der Cs-137-Aktivität von Lebensmitteln in der Bundesrepublik Deutschland, nach [265]; zum Vergleich die K-40-Aktivität [Bq/kg Frischsubstanz]

Lebensmittel	***Mai***	***Juni***	***Juli***	***August***	***September***	***K-40***
Gemüse						
Blumenkohl	5,3	8,1	2,1	2,3	4,0	102
Feldsalat	43	39	1,5	2,0	2,7	65
Grüne Bohnen	18	10	3,4	2,6	3,1	55
Gurken	5,1	5,1	2,8	2,5	3,8	40
Karotten	4,3	7,1	4,0	1,9	3,3	92
Kohlrabi	15	7,1	10	2,0	3,0	112
Spinat	170	63	6,6	11	7,3	123
Obst						
Äpfel	4,1	25	12	8,2	8,4	40
Erdbeeren	8,5	17	10	1,7	6,6	48
Heidelbeeren	–	37	84	44	11	23
Johannisb., rot	22	93	53	43	28	74
Süßkirschen	30	56	27	17	25	65
Getreide und Kartoffeln						
Roggen	–	22	94	55	24	158
Weizen	–	–	20	7,6	5,5	145
Kartoffeln	2,7	5,1	3,5	2,7	3,5	135
Fleisch						
Kalb	10	76	99	44	28	112
Rind	150	51	38	26	19	120
Schwein	21	20	10	14	20	116
Reh	460	360	160	140	250	95

ben gemeldet. (Da die meisten Meldungen nicht auf elektronischem Datenträger, sondern in ausgedruckter Form verschickt wurden, mussten sie überwiegend von Hand neu eingegeben werden, um sie speichern und statistisch auswerten zu können.) Für eine Auswahl von *Gemüse-* und *Obst*arten, *Getreide, Kartoffeln* und *Fleisch* werden in Tab. 4.6 die Monatsmittelwerte der Cs-137-Aktivität angegeben. Bei den Proben handelte es sich um Marktware unterschiedlicher Herkunft, wie sie dem Verbraucher in den fünf Monaten zur Verfügung stand, teils aus Freilandanbau in Deutschland, teils aus Unterglas- oder Folienanbau – also vor radioaktivem Niederschlag geschützt – oder aus Importen. Der Vergleich mit dem natürlichen K-40-Gehalt zeigt, dass die mittlere Cs-137-Aktivität nur bei wenigen Produkten die K-40-Aktivität übertraf, so bei Spinat und Rindfleisch im Mai, bei Heidelbeeren von Juni bis August, bei Rehfleisch im gesamten Zeitraum.

Nicht überraschend nach den Erfahrungen der 60er Jahre war das Auftreten erhöhter Radiocäsiumgehalte in *Wildbret* [161, 266] und *Wildpilzen* [258, 267, 268] (mehr über die Aufnahme von Radiocäsium durch Pilze in Kapitel 6). Die besondere Fähigkeit bestimmter Pilzarten, Cäsium zu speichern, wurde in Kapitel 3 erwähnt, ebenso der Zusammenhang zwischen hoher Cäsiumaktivität in Wildpilzen

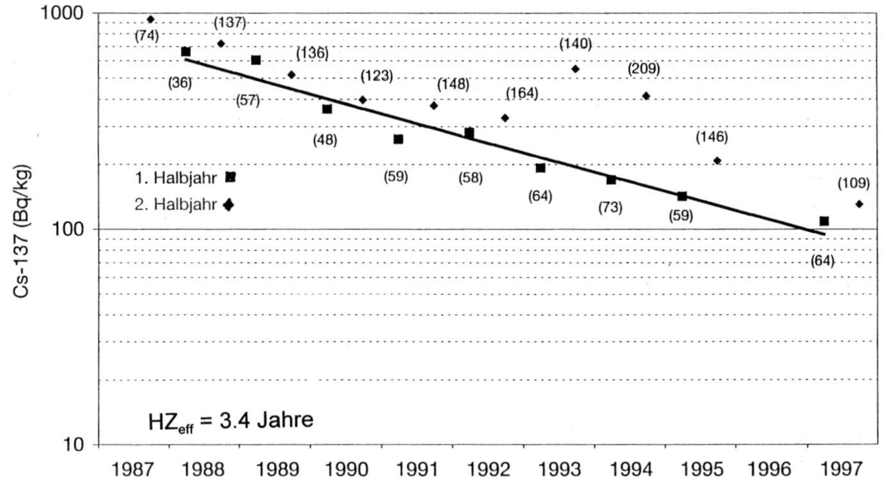

Abb. 4.9 Halbjahresmittelwerte der Cs-137-Aktivität von Rehwild aus Oberschwaben, 1987–1997. Zahlen in Klammern: Anzahl der Proben. Quelle: [3].

und den relativ hohen Werten bei Wildfleisch. Ergebnisse der Messungen an Rehfleisch in der von Tschernobyl-Kontamination stark betroffenen Region Oberschwaben werden in Abb. 4.9 [3] gezeigt. Die mittlere Cs-137-Aktivität hat von fast 1000 Bq/kg im zweiten Halbjahr 1987 auf etwa 130 Bq/kg im zweiten Halbjahr 1997 abgenommen (effektive Halbwertszeit 3,4 Jahre) und war jeweils im zweiten Halbjahr deutlich höher als im ersten. Ursache der saisonalen Unterschiede ist die Verfügbarkeit von stärker kontaminierten Äsungspflanzen im Sommer und Herbst, insbesondere von bestimmten Pilzarten, aber auch Beeren, Farnen, Heidekraut und anderen. Im Vergleich zu landwirtschaftlich genutzten Böden sind Waldböden meist sauer und mineralstoffarm, was die Verfügbarkeit von Cäsiumionen für Pflanzenwurzeln erhöht. Hinzu kommt, dass es in Wäldern viele flachwurzelnde Pflanzen gibt, die Nährstoffe hauptsächlich aus der oberflächennahen Bodenschicht beziehen, in der die Radiocäsiumkonzentration am höchsten ist.

Bedingt durch unterschiedliches Äsungsverhalten der Tiere sind die Schwankungen der Aktivität von Wildfleisch sehr groß. So reichte 1997 bei Rehfleisch aus Oberschwaben (320 untersuchte Tiere) die Cs-137-Aktivität bei einem Mittelwert von 230 Bq/kg von „nicht nachweisbar“ bis 2300 Bq/kg. Im selben Jahr hatte Wildschweinfleisch aus der gleichen Region (61 untersuchte Tiere) einen Mittelwert von 70 Bq/kg und eine Schwankungsbreite von 0,2 bis 1000 Bq/kg [3]. Tiere die immer im Wald bleiben, weisen höhere Radiocäsiumkonzentrationen auf als solche, die zur Äsung aus dem Wald austreten und Pflanzen von Feldern und Wiesen fressen [269]. Wild mit Cäsiumkonzentrationen über dem EG-Richtwert von 600 Bq/kg gelangt nicht in den Handel. Für dieses vom Markt ferngehaltene Wildbret erhalten die Jagdpächter eine staatliche Abfindung (dadurch besteht kein Anreiz, zu hoch kontaminiertes Wildbret illegal in den Handel zu bringen).

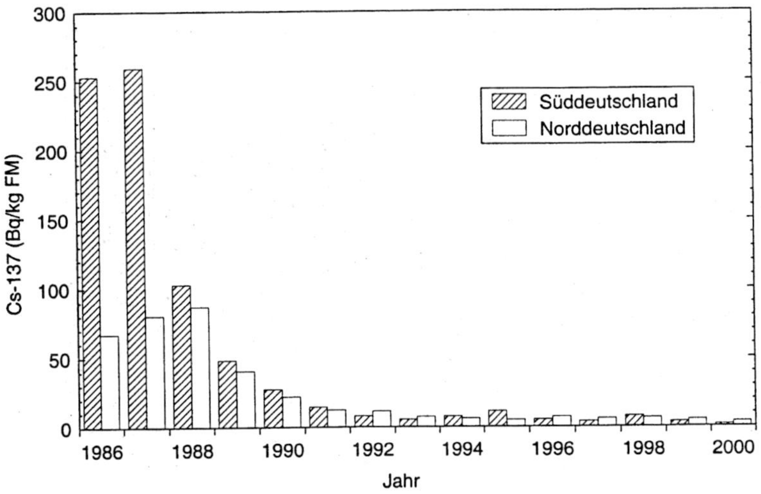

Abb. 4.10 Jahresmittelwerte der Cs-137-Aktivität in Fischen aus Binnenseen in Nord- und Süddeutschland, 1986–2000. Quelle: Leitstelle Umweltradioaktivität der Bundesforschungsanstalt für Fischerei, Hamburg.

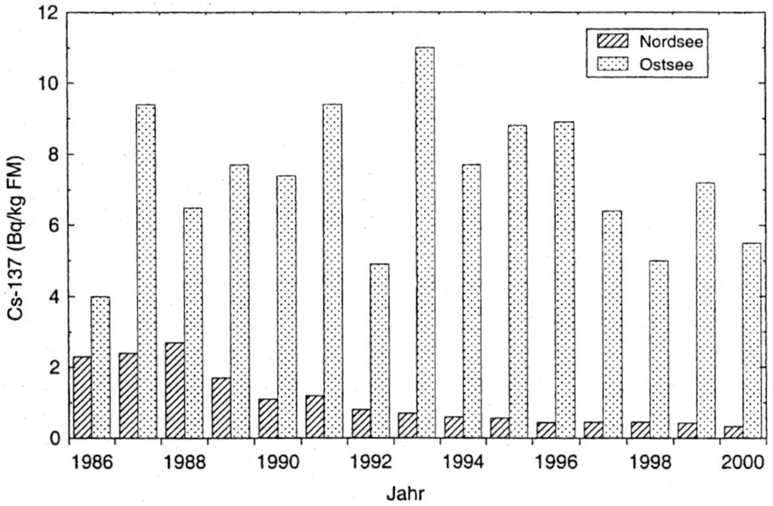

Abb. 4.11 Jahresmittelwerte der Cs-137-Aktivität in Fischen aus Nord- und Ostsee, 1986–2000. Quelle: Leitstelle Umweltradioaktivität der Bundesforschungsanstalt für Fischerei, Hamburg.

Bei *Fischen* aus süddeutschen Binnenseen (Abb. 4.10) war die Cäsium-137-Aktivität im ersten Jahr nach Tschernobyl etwa dreimal so hoch wie in Fischen aus Norddeutschland. In dem Maße, wie in den folgenden Jahren die Radiocäsiumaktivität zurückging, verschwand dieser Unterschied zwischen Süd und Nord im-

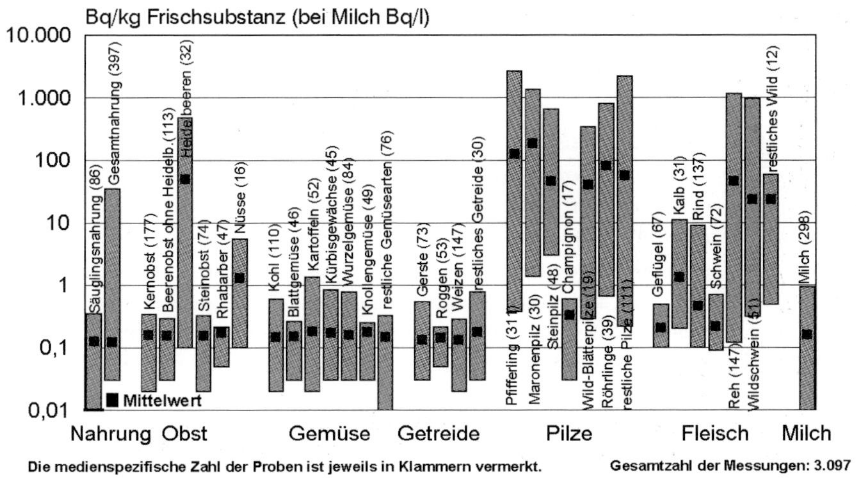

Abb. 4.12 Spezifische Aktivität von Cäsium-137 in Lebensmitteln aus Baden-Württemberg, 1998–2001. Quelle: [3].

mer mehr. Dagegen hat in den Jahren seit 1986 der Unterschied in der Radiocäsiumaktivität von Fischen aus Nord- und Ostsee zugenommen (Abb. 4.11).

Die erheblichen Schwankungen der Jahresmittelwerte von Fischen aus der Ostsee werden im Wesentlichen durch unterschiedliche Anteile der Fischproben aus der östlichen Ostsee bestimmt, deren Wasser eine höhere Cs-137-Konzentration enthält als das der westlichen Ostsee. Im südöstlichen Teil der Ostsee wurde 1996 noch etwa die gleiche Aktivitätskonzentration gemessen wie 1986 [270]. Im Jahr 2000 betrug der Höchstwert bei Ostseefisch 15 Bq/kg. Der Rückgang der Aktivität bei Nordseefisch ist auf abnehmende Kontamination durch europäische Wiederaufbereitungsanlagen zurückzuführen (Kapitel 3).

Einen Überblick über die Cs-137-Konzentration in Lebensmitteln des Marktes in Baden-Württemberg im Zeitraum 1998–2001 bietet Abb. 4.12. In diesem Land gibt es durch den Tschernobyl-Unfall sowohl stark als auch schwach kontaminierte Regionen. Insofern kann man die hier genannten Untersuchungsergebnisse als typisch für die gesamte Bundesrepublik betrachten. Mit Ausnahme von Heidelbeeren, Wildpilzen und Wildfleisch lagen alle Werte unter 10 Bq/kg, Hauptnahrungsmittel wie Kartoffeln, Weizen, Roggen und Milch unter 1 Bq/kg [3].

Eine Fülle von jährlich aktualisierten Daten über Radionuklidgehalte in Lebensmitteln findet man nicht nur in den *Jahresberichten Umweltradioaktivität und Strahlenbelastung* des Bundesministeriums für Umwelt, Naturschutz und Reaktorsicherheit [82], sondern auch in entsprechenden Jahresberichten der Länder [3]. In den ersten Jahren nach Tschernobyl haben alle Bundesländer solche Jahresberichte herausgegeben, unmittelbar nach dem Unfall zum Teil auch als Wochen- oder Monatsberichte. Nachdem die Cs-137- und Sr-90-Konzentrationen in neuerer Zeit in vielen Produkten die Grenze der Nachweisbarkeit erreicht oder unterschritten haben, erfolgt diese Berichterstattung in den meisten Bundesländern entweder nicht mehr oder nur noch in größeren Zeitabständen und mehr und mehr beschränkt auf die im Rahmen der Überwachung kerntechnischer Anlagen erhobenen Daten [271].

Berechnung der Ingestionsdosis

Die durch den Tschernobylunfall in der Bundesrepublik Deutschland verursachte Ingestionsdosis Erwachsener kann aus den Ergebnissen der Radioaktivitätsmessungen an Gesamtnahrungsproben mit Hilfe der in Tab. 1.7 angegebenen Dosiskoeffizienten berechnet werden. Mittelwerte, die auf Radiocäsiummessungen an Gesamtnahrungsproben aus dem gesamten Bundesgebiet beruhen, werden in Tab. 4.7 wiedergegeben. Der Nahrungsverzehr Erwachsener im Jahr 1986 verursachte demnach eine durch Cs-137 plus Cs-134 verursachte mittlere effektive Dosis von 34 μSv pro Person. Zu berücksichtigen ist, dass ein kleiner Teil der Cs-137-Aktivität aus dem Fallout der 60er Jahre stammt. Andererseits fehlt in der Tabelle die 1986 durch I-131 verursachte Ingestionsdosis von im Mittel 3 μSv [263]. Zählt man die Spalten 4 und 5 zusammen und nimmt die 3 μSv für Radioiod dazu, so erhält man für den 10-Jahreszeitraum bis 1995 eine durch den Tschernobylunfall verursachte Ingestionsdosis von 123 μSv. Die im gleichen Zeitraum akkumulierte externe Dosis von 246 μSv (Spalte 6) ist doppelt so hoch.

Bei Radioaktivitätsbestimmungen an Gesamtnahrungsproben in den letzten Jahren lagen in sehr vielen Fällen die Cs-137-Gehalte unter der Nachweisgrenze. Bei der Mittelwertbildung wird dieses Ergebnis aber nicht als „Null" eingegeben, sondern mit dem Wert der Nachweisgrenze. Das führt zu überhöhten Mittelwerten. Die für 1993–1995 angegebenen Mittelwerte der effektiven Ingestionsdosis sollten daher näher bei Null liegen als bei 1,1 μSv pro Jahr. Nach Angabe des Bundesamtes für Strahlenschutz wird die durch den Unfall von Tschernobyl ver-

Tab. 4.7 Radiocäsiumgehalt von Gesamtnahrung [Bq/Person×Jahr] und resultierende Ingestionsdosis Erwachsener [μSv]; zum Vergleich die externe Dosis durch Radiocäsium, 1986–1995, nach [263], durch neuere Daten [82] ergänzt

Jahr	*Cs-137 (Bq/p×a)*	*Cs-134 (Bq/p×a)*	*Cs-137 (μSv)*	*Cs-134 (μSv)*	*Summe Sp. 4+5 (μSv)*	*Ext. Dosis (μSv)*
1986	1533	730	19,9	13,9	33,8	70
1987	2700	1100	35,1	20,9	56,0	30
1988	660	270	8,6	5,1	13,7	25
1989	320	110	4,2	2,1	6,3	21
1990	82	66	2,4	1,2	3,6	20
1991	135	–	1,7	–	1,7	19
1992	113	–	1,5	–	1,5	18
1993	88	–	1,1	–	1,1	17
1994	88	–	1,1	–	1,1	13
1995	88	–	1,1	–	1,1	13
Gesamt	–	–	76,7	43,2	119,9	246

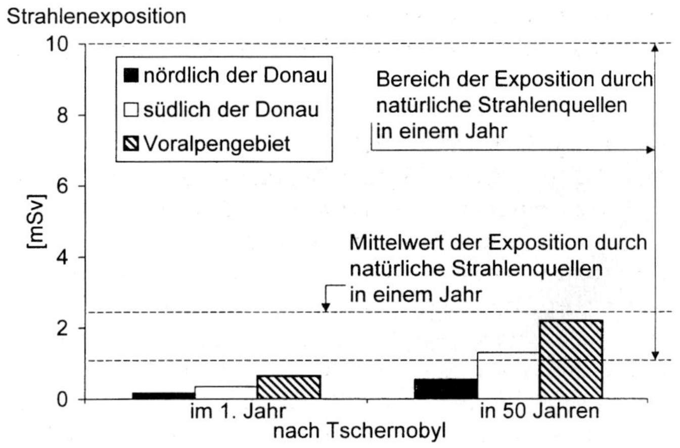

Abb. 4.13 Mittlere effektive Strahlendosis für Bewohner von drei Gebieten der Bundesrepublik Deutschland im ersten Jahr und in 50 Jahren nach dem Reaktorunfall in Tschernobyl, verglichen mit der effektiven Dosis durch natürliche Strahlenquellen nach [273].

ursachte mittlere effektive Dosis seit 1991 fast ausschließlich durch die Bodenstrahlung des deponierten Cs-137 verursacht [272]. Die seit 1995 noch dazugekommene und künftig noch zu erwartende sehr geringe Ingestion von aus Tschernobyl stammenden Radionukliden wird die gesamte Ingestionsdosis auf schätzungsweise 140 µSv erhöhen [263]. Die durch Tschernobyl verursachte Gesamtdosis für Erwachsene (extern + intern) in 50 Jahren wurde 1996 von der Strahlenschutzkommission (SSK) mit 2,2 mSv für das am stärksten betroffene Voralpengebiet, 1,3 mSv für das Gebiet südlich der Donau (ohne Voralpengebiet) und 0,55 mSv für das Bundesgebiet nördlich der Donau angegeben [273]. In Abb. 4.13 wird die Dosisschätzung der SSK für die drei unterschiedlich stark kontaminierten Regionen im 1. Jahr und in 50 Jahren nach dem Unfall von Tschernobyl in Beziehung gesetzt zur Exposition durch natürliche Strahlenquellen (nach Tab. 2.10). Selbst in dem am stärksten kontaminierten Voralpengebiet erreichte der Mittelwert der durch Tschernobyl im ersten Jahr verursachten effektiven Dosis (0,65 mSv) nur etwa 1/3 des Mittelwerts der jährlich durch natürliche Strahlenquellen verursachten effektiven Dosis von 2,4 mSv.

Unter Verwendung der von der SSK für das Gebiet südlich der Donau angegebenen Werte für die externe und die interne Exposition im ersten Jahr nach Tschernobyl (0,15 bzw. 0,2 mSv) und in 50 Jahren nach Tschernobyl (0,85 bzw. 0,45 mSv) wird mit Abb. 4.14 verdeutlicht, dass die in Deutschland durch Tschernobyl verursachte externe Strahlenexposition, über einen längeren Zeitraum betrachtet, stärker ins Gewicht fällt als die interne. Im Jahresbericht *Umweltradioaktivität und Strahlenbelastung* [82] wird die im Jahr 2000 durch den Tschernobylunfall verursachte externe Strahlenexposition mit 10 µSv angegeben, die interne mit 1,3 µSv. Dies zeigt erneut, dass die durch Tschernobyl verursachte interne Do-

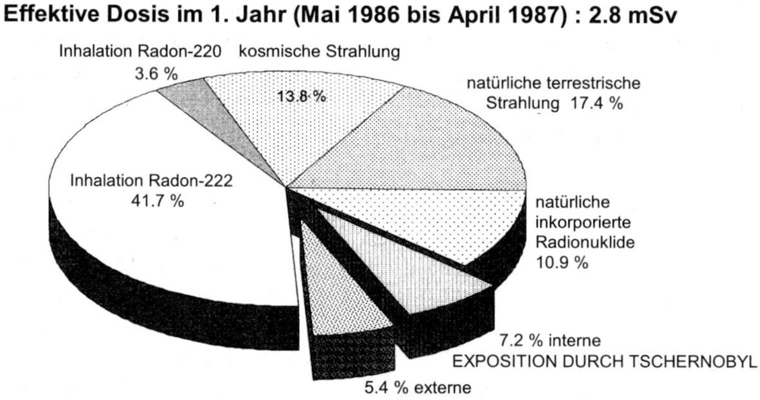

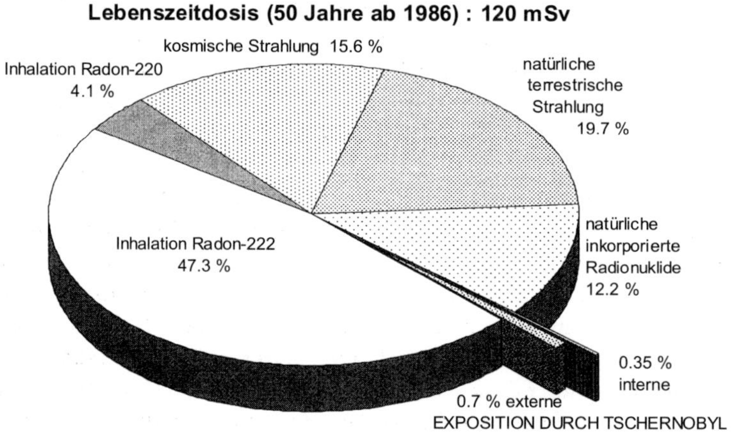

Abb. 4.14 Mittlere effektive Strahlendosis für Bewohner der Bundesrepublik Deutschland durch natürliche Strahlenquellen und durch Exposition als Folge des Reaktorunfalls in Tschernobyl im 1. Jahr und in 50 Jahren nach dem Unfall.

sis mit fortschreitender Zeit einen immer geringeren Anteil an der Gesamtdosis liefert.

Wie in Kapitel 6 beschrieben, wandert Cs-137 wegen seiner starken Bindung an Bestandteile des Bodens nur sehr langsam in tiefere Schichten und kann daher noch viele Jahre zur externen Strahlenexposition beitragen. Die durch diese Bodenbindung verursachte geringe Wurzelverfügbarkeit bewirkt zugleich einen sehr geringen Übergang in Pflanzen und damit eine geringe interne Strahlenexposition des Menschen. Eine besondere Ernährungsweise zur Minimierung der internen Dosis (z. B. durch strikten Verzicht auf Wildfleisch oder Pilze) kann demnach an der Gesamtexposition wenig ändern.

Die Situation hätte allerdings anders aussehen können, wenn der Reaktorunfall sich ein bis zwei Monate später ereignet hätte. Im Frühjahr 1986 herrschte ungewöhnlich lang eine kalte Witterung vor. Ende April gab es noch kaum ein Gemüse im Freiland, die Obstbäume waren noch weitgehend ohne Blätter, das Wintergetreide stand noch sehr niedrig. In vielen Gebieten war das Vieh noch nicht auf der Weide. Einige Wochen später hätte sich die radioaktive Wolke aus Tschernobyl auf die interne Strahlenexposition erheblich stärker auswirken können.

Wie oben für die Situation im Raum um Tschernobyl beschrieben, bietet die Bestimmung des Radiocäsiumgehalts des menschlichen Körpers in *Ganzkörperzählern* eine gute Absicherung der aus dem Nahrungsverzehr ermittelten Ingestionsdosis. Für die Jahre von 1986–1990 wurde als Mittelwert von Ganzkörpermessungen an Männern und Frauen im Raum München eine Inkorporationsdosis von 126 μSv bestimmt, im weniger stark kontaminierten Berlin 69 μSv [274]. Zählt man in Tab. 4.7, Spalte 6, die Dosiswerte 1986–1990 zusammen, ergibt sich eine Ingestionsdosis durch Radiocäsium von 113 μSv, etwas näher am Münchner als am Berliner Ergebnis der Ganzkörpermessungen. Diese sehr gute Übereinstimmung zwischen Aufnahme von Radiocäsium mit der Nahrung und Radiocäsiumgehalt des Körpers hat sich aber nur bei der Radiocäsiummessung an Gesamtnahrungsproben ergeben. Von der Warenkorbmethode (Kapitel 2) ausgehende Untersuchungen haben zu 1,5- bis 3-fach höheren Aufnahmewerten geführt als nach Ganzkörpermessungen gerechtfertigt [253]. Es gibt für die zu hohen Resultate der Warenkorbmethode mehrere Gründe. Zum Einen haben die amtlichen Messstellen Radioaktivitätsmessungen bevorzugt an solchen Lebensmitteln vorgenommen, bei denen erhöhte Messwerte zu erwarten waren [257]. So wurde bei Gemüse ganz überwiegend Freilandware gemessen, vermarktet wurde jedoch überwiegend Ware aus Folientunnel- oder Unterglas-Anbau. Die von den Messstellen gemeldeten Mittelwerte lagen daher höher, oft weit höher, als dem wahren Durchschnitt des Marktangebotes entsprach. Zum Anderen gingen die Warenkorbberechnungen von der üblichen Verzehrsstatistik aus, also von einem unveränderten Verzehrsverhalten des Verbrauchers. Beunruhigt durch ständige Meldungen über hohe Radioaktivitätsgehalte von Lebensmitteln und von berufenen oder unberufenen Stellen vor dem Verzehr von im heimischen Freiland produzierter Ware gewarnt, kauften manche Verbraucher die Trockenmilch- und Dosenvorräte der Lebensmittelgeschäfte leer und aßen importierten Reis statt inländischer Kartoffeln. Die wahre Radiocäsiumaufnahme war bei den meisten Verbrauchern erheblich geringer als nach Warenkorbmethode berechnet.

Strahlenexposition durch Verzehr von Wildbret und Wildpilzen

Wie erwähnt, erhalten Jagdpächter für erlegtes Wild mit einer spezifischen Aktivität von über 600 Bq/kg Cs-137 eine Entschädigung und das Fleisch wird vernichtet. Angenommen, es würde jemand 10 kg Wildbret im Jahr essen und dieses enthielte 600 Bq/kg. Die insgesamt 6000 Bq bedeuten, unter Verwendung des Dosiskoeffizienten von 0,013 μSv/Bq (Tab. 1.7), eine Ingestionsdosis von 78 μSv. Die durch natürliche Strahlenquellen verursachte effektive Dosis von 2,4 mSv (Tab. 2.11) würde auf 2,48 mSv ansteigen – eine unbedeutende Zunahme von 3%. Es wird kaum Verbraucher geben, die so viel Wild essen und sie werden, wenn sie mehrfach im Jahr Wild kaufen, mit Sicherheit nicht jedes Mal Fleisch mit dem höchstmöglichen Radiocäsiumgehalt erhalten.

Auch für Pilze gilt im Handel der Grenzwert von 600 Bq/kg. Wildpilze werden jedoch vor allem von Pilzsammlern gegessen – und von diesen manchmal in relativ großen Mengen. Es wird kaum einen Sammler geben, der nur Pilzarten verzehrt, die für ihre besonders starke Cäsiumakkumulation bekannt sind, wie der Maronenröhrling, der Reifpilz oder der Semmelstoppelpilz, die einige tausend Becquerel pro kg Pilz-Frischgewicht enthalten können. Selbst in den stark vom Tschernobyl-Niederschlag betroffenen Gebieten Süddeutschlands wird eine Mischung verschiedener Pilze selten mehr als 500 Bq/kg enthalten. Nehmen wir einmal an, ein Sammler würde zufällig nur besonders stark kontaminierte Pilze mit 15 000 Bq/kg finden und davon 500 g essen – eine ungewöhnlich große Pilzmahlzeit. Er hätte 7500 Bq Cs-137 zu sich genommen, was einer effektiven Dosis von 97 μSv entspricht. Wenn man an die naheliegende Kombination von Wildbret- und Pilzverzehr denkt und solche Gerichte ungewöhnlich häufig verzehrt werden, könnte die durch natürliche Strahlenquellen verursachte effektive Dosis von 2,4 mSv allenfalls auf 3 oder 4 mSv ansteigen und wäre damit noch in der unteren Hälfte der bis 10 mSv reichenden natürlichen Schwankungsbreite der Strahlenexposition (Tab. 2.11). Warnungen vor dem Verzehr von Wild- und Pilzgerichten sind daher überflüssig.

Gesundheitliche Wirkungen in Deutschland?

Zweifellos hat die Reaktorkatastrophe auch außerhalb der hochkontaminierten Region um Tschernobyl gesundheitliche Wirkungen gehabt – nicht jedoch als direkte Strahlenfolge, sondern indirekt durch die Angst, die dieses Ereignis ausgelöst hat. Es gab nach Tschernobyl einen kurzzeitigen Geburtenrückgang, nicht nur in Deutschland, der auf vermehrte Schwangerschaftsabbrüche zurückgeführt wird [275]. Viele Verbraucher schränkten ihren Konsum an Milch, frischem Obst und Gemüse ein, manche lebten überwiegend von Dosenkost und Trockenprodukten, von der man annehmen konnte, sie seien vor Mai 1986 produziert worden.

Im Ernährungsbericht 1988 wurde über Studien berichtet, die diesen Folgen der Strahlenangst galten. Dort liest man: „Inwieweit die aufgetretenen Änderungen im Ernährungsverhalten fortschreiten resp. beibehalten werden, bleibt abzuwarten. Jedoch muss, nach den bisherigen Reaktionen zu urteilen, in einigen Bevölkerungsgruppen verstärkt mit der Gefahr einer temporären oder sogar langfristig unzureichenden Nährstoffbedarfsdeckung gerechnet werden. Diesen möglichen gesundheitlichen Nachteilen durch langfristig veränderte Verzehrsgewohnheiten steht eine nur minimale Aufnahme und Belastung durch radioaktive Substanzen mit der Nahrung gegenüber“ [276].

Welche negativen Auswirkungen die psychische Belastung, die mit der Reaktorkatastrophe verbunden war, für viele Menschen bedeutet hat, wird keine Studie aufdecken können.

Die durch den Tschernobylunfall in der Bundesrepublik verursachte Lebenszeit-Dosis von 0,55–2,2 mSv (Abb. 4.13) liegt im Bereich der Schwankungen der natürlichen jährlichen Strahlenexposition und ist sehr gering im Vergleich zu der in einer Lebenszeit akkumulierten natürlich bedingten Dosis von etwa 170 mSv (bei einer Lebensdauer von 70 Jahren). In Deutschland ist daher eine erhöhte Krebsinzidenz als Folge des Tschernobylunfalls nicht zu erwarten, auch nicht in den besonders stark betroffenen Regionen wie dem Voralpengebiet. Gewiss kann man unter Anwendung des linearen Dosis-Wirkungsmodells ausrechnen, dass es im Lauf der 50 Jahre nach 1986 in Deutschland als Folge von Tschernobyl einige tausend zusätzliche Krebstote geben könnte. Da in diesem Zeitraum normalerweise über 10 Millionen Krebstodesfälle zu erwarten sind, würde eine derartige Zunahme, wenn es sie gäbe, statistisch nicht erfassbar sein. Solche Rechnungen sind zwar sehr geeignet, dramatische Schlagzeilen zu produzieren, sie sind jedoch angesichts der Fragwürdigkeit des Modells der linearen Extrapolation im Bereich von unter 10 mSv nichts weiter als Zahlenspielerei und ebenso wenig seriös wie Vermutungen, die hormetische Wirkung (Kapitel 1) der vom Fallout ausgehenden Strahlung sei für die Verlängerung der mittleren Lebenserwartung verantwortlich, die in letzter Zeit registriert wurde.

Weder die Gesundheitsstatistik, wie sie vom Statistischen Bundesamt jährlich veröffentlicht wird, noch spezielle epidemiologische Studien haben Hinweise auf einen Anstieg der Krebshäufigkeit in Deutschland erkennen lassen, der als Folge von Tschernobyl gedeutet werden könnte [277]. Repräsentative Erhebungen in den durch den Tschernobylunfall unterschiedlich stark kontaminierten Regionen haben keinen Zusammenhang zwischen der Höhe der Strahlenexposition und der Frühgeborenen-Rate, der perinatalen und Gesamtsterblichkeit von Säuglingen oder der Geburtshäufigkeit von Kindern mit angeborenen Fehlbildungen erkennen lassen [275]. Seit diese Bewertung 1996 veröffentlicht wurde, sind keine neuen Erkenntnisse bekannt geworden, die eine Revision dieser Schlussfolgerungen erfordern würden. Das Bundesamt für Strahlenschutz gibt im Internet unter www.bfs.de/service/faq.htm zur Frage, ob es durch den Reaktorunfall von Tschernobyl gesundheitliche Auswirkungen gibt, die Antwort: „Wie die Strahlendosen erwarten ließen, zeigten die nach dem Reaktorunfall in Deutschland durchgeführten epidemiologischen Studien keine nachweisbaren gesundheitlichen Auswirkungen". Der für seine vorschnelle Entwarnung viel gescholtene damalige Bundesinnenminister hat glücklicherweise recht behalten.

4.3
Die Situation in anderen europäischen Ländern

Der Mittelwert der Bodenkontamination von 5,1 kBq/m^2 für die Bundesrepublik erscheint im Vergleich zu Ländern wie Jugoslawien, Österreich, Finnland, Schweden und Bulgarien nicht besonders hoch (Tab. 4.8). Die für das erste Jahr angegebene effektive Dosis von 130 µSv liegt unter der aller anderen mittel-, ost- und nordeuropäischen Länder, mit Ausnahme Dänemarks (30 µSv).

Auch im Vergleich zu den Schätzungen der Strahlenschutzkommission erscheint die von UNSCEAR für die Bundesrepublik angegebene Dosis als niedrig. Dazu ist zu erläutern, dass die Dosisangaben von UNSCEAR bevölkerungsgewich-

Tab. 4.8 Landes-Mittelwerte der Deposition von Cäsium-137 und der Strahlenexposition außerhalb der damaligen Sowjetunion im 1. Jahr nach dem Reaktorunfall von Tschernobyl, nach [72]

Land	**Deposition von Cs-137 (kBq/m²)**	**Effektive Dosis (μSv)**	**Schilddrüsendosis (μSv)**	
			Erwachsene	**Kinder**
Nordeuropa				
Finnland	11	460	1200	1800
Schweden	9,5	150	340	1000
Norwegen	7,1	230	570	1000
Dänemark	1,3	30	64	160
Mittel- und Osteuropa				
Österreich	23	670	1800	9400
Jugoslawien	14	390	5500	14000
Rumänien	9,4	570	2800	18000
Bulgarien	8,5	760	2900	25000
DDR	7,2	210	970	5100
Polen	5,2	270	1400	8100
Bundesrep. Deutschland	5,1	130	440	5100
Tschechoslowakei	4,2	350	2700	2200
Schweiz	3,4	270	2300	15000
Westeuropa				
Belgien	3,3	120	460	2300
Irland	1,8	58	540	2500
Niederlande	1,1	63	390	940
Frankreich	0,9	27	360	1600
Großbritannien	0,84	41	130	710
Südeuropa				
Italien	4,8	300	1500	300
Griechenland	4,8	590	5000	20000
Spanien	0,03	4,2	24	110
Portugal	0,02	1,8	4	9
Asien				
Türkei	4,0	190	480	2300
Japan	0,18	7,6	100	210
Nordamerika				
Kanada	0,03	1,4	11	75
USA	0,026	1,5	15	110

tet sind. Es wird also berücksichtigt, dass in dem schwächer kontaminierten Gebiet nördlich der Donau ein größerer Anteil der Bevölkerung lebt als im stärker betroffenen Gebiet südlich der Donau. Darüber hinaus ist zu beachten, dass der UNSCEAR-Bericht [72] aus dem Jahr 1988 stammt. Einige damals angegebenen Werte sind inzwischen durch besser abgesicherte ersetzt worden.

Schweiz

Von der Abteilung Strahlenschutz des Bundesamts für Gesundheit in Bern wird seit Jahrzehnten der *Jahresbericht Umweltradioaktivität und Strahlendosen in der Schweiz* veröffentlicht [146]. Die Berichte 1986 und Folgende informieren gründlich über die Auswirkungen von Tschernobyl. Kurzgefasste Übersichten bieten [278, 279]. Als Teil ihres gut organisierten Zivilschutzsystems besaß die Schweiz 1986 als eines der wenigen Länder eine Alarm- und Messorganisation, die auf eine Gefährdung durch Radioaktivität vorbereitet war. Sie ist vom Bundesrat 1962 geschaffen worden. Ein Dosis-Maßnahmen-Konzept, das genau festlegte, welche behördlichen Maßnahmen bei welchem Kontaminationsgrad zu ergreifen sind, war 1982 in Kraft getreten. Das Durcheinander, das im Mai 1986 in der Bundesrepublik Deutschland durch unklare Zuständigkeiten von Behörden entstand, konnte daher vermieden werden.

Am 30. April wurde erstmals ein Anstieg der Luftradioaktivität registriert, der während einer Woche mehr oder weniger stark anhielt. Niederschläge führten am 30. April zu Depositionen in der Ostschweiz und am 3. Mai im Tessin, in den Bündner Südtälern und im Waadtländer Jura. Am stärksten betroffen war das Tessin. Die Bodenkontamination erreichte ähnliche Werte wie im deutschen Voralpengebiet (bis 20 kBq/m^2 in der Ostschweiz, bis 40 im Tessin). Es wurden in den folgenden Tagen I-131-Werte von bis zu 1000 Bq/L in Kuhmilch aus Einzelproben direkt ab Hof gemessen. Bei ausschließlicher Weidehaltung war Schafsmilch fünf- bis zwanzigmal und Ziegenmilch zwei- bis siebenmal höher mit Radioiod kontaminiert als Kuhmilch vom gleichen Ort. In Fleisch aus dem Kanton Tessin wurde im Mai 1986 bei Rind eine Cs-137-Aktivität von bis zu 2500, bei Schaf und Ziege bis zu 4500 Bq/kg festgestellt. Freiland-Blattgemüse wiesen im Tessin und der Ostschweiz ähnliche Radioiod- und Radiocäsiumgehalte auf wie in Süddeutschland.

Das Dosis-Maßnahmen-Konzept sieht Schutzmaßnahmen dann vor, wenn aufgrund der Radioaktivitätsmessungen und der daraus abgeleiteten Dosisprognosen bei der Bevölkerung durch Aufnahme kontaminierter Lebensmittel effektive Dosen von über 5 mSv oder Organdosen von über 50 mSv zu erwarten sind. Da die Dosisprognosen auch für die am stärksten betroffenen Bevölkerungsgruppen deutlich unter 5 mSv lagen, waren für die Schweiz keine Schutzmaßnahmen erforderlich. Es gab kein Unterpflügen von Freilandgemüse, keine Verkaufsverbote, keinen Wettlauf von Politikern um noch niedrigere Grenzwerte. Es wurde lediglich vom Bundesrat im Herbst 1986 ein Fischereiverbot für den Luganer See erlassen, das 1½ Jahre bestehen blieb. Fleischimporte, die über 600 Bq/kg Cs-137 enthielten, wurden an den Grenzen zurückgewiesen. Darüber hinaus wurden einige Empfehlungen bekannt gegeben: kein Zisternenwasser zu trinken, keine Schafmilch und Schafmilchprodukte zu konsumieren sowie Freilandgemüse zu waschen. Für Kinder unter zwei Jahren sowie schwangere Frauen und stillende Mütter wurde empfohlen, keine frische Kuhmilch, keinen Salat und kein Frischgemüse zu konsumieren. Diesen Personen wurde die Verwendung von Pulver-, Kondens- oder H-Milch nahegelegt. Nach Abklingen der hohen Radioiodwerte wurden noch im Mai diese Empfehlungen aufgehoben, mit Ausnahme der Empfehlung zum Verzicht auf Schafmilchkonsum, die noch bis zum 21. August galt.

Dosisschätzungen durch die Eidgenössische Kommission zur Überwachung der Radioaktivität ergaben als Mittelwert für die Bevölkerung der Schweiz im ersten Jahr nach Tschernobyl 0,23 mSv, für die meistbetroffene Bevölkerung (Selbstversorger im Südtessin und der Ostschweiz) 2 mSv. Beim Blick aus der Bundesrepublik Deutschland, wo in den Wochen nach Tschernobyl vieles drüber und drunter ging, kann man die sachliche, unaufgeregte Art mit der die von radioaktiven Niederschlägen in einigen Regionen deutlich stärker betroffenen Schweizer die aufgetretenen Probleme gelöst haben, nur mit Hochachtung zur Kenntnis nehmen.

Italien

Die Regenfälle, die dem Tessin Tschernobyl-Radioaktivität brachten, gingen am 3. und 4. Mai in ganz Norditalien nieder, am stärksten im Nordwesten. Mittel- und Süditalien blieben weitgehend verschont; die Bodenkontamination durch Cs-137 betrug im Norden 14,8, in der Mitte 3,7, im Süden 0,7 kBq/m^2 [280]. Im Nordwesten wurden bis 400 Bq/L I-131 in Kuhmilch gefunden, bis 1700 Bq/L in Schaf- und Ziegenmilch. Spinat enthielt bis 3700 Bq/kg Cs-137 + 134 [281]. Der Verkauf von Frischgemüse wurde vorübergehend verboten.

Österreich

Wie in Deutschland und der Schweiz gibt es in Österreich Jahresberichte [282], die eine genaue Verfolgung der Umweltradioaktivität im Allgemeinen und der Radioaktivität in Lebensmitteln im Besonderen ermöglichen. Einige Übersichtsberichte bieten weitere Informationen [283–285]. Mehrere Regionen Österreichs, vor allem im oberösterreichischen und salzburgischen Alpenvorland, gehören zu den am stärksten betroffenen Gebieten außerhalb der ehemaligen Sowjetunion. Die regionalen Unterschiede waren sehr groß. Die Bodenkontamination durch Cs-137 variierte von $< 1\ kBq/m^2$ bis 200 kBq/m^2. Wie in anderen Ländern zeigte sich, dass die Ingestionsdosis in verschiedenen Landesteilen viel weniger variierte als die Bodenkontamination. Bereits am 2. Mai wurde ein Grenzwert von 370 Bq/L für I-131 in Milch und Milchprodukten verkündet, am 26. Mai wurde er auf 185 herabgesetzt; ab 31. Mai galt auch für Cs-137 die Grenze von 185 Bq/L, es wurde jedoch zugleich empfohlen, zum Trinken nur Milch mit einer Cs-137-Konzentration von unter 74 Bq/L zu verwenden. Für Cs-137 in Babynahrung galt ab 23. Mai ein Grenzwert von 0,3 nCi/kg, entsprechend 11,1 Bq/kg. Auch für Radiocäsium in Fleisch und einigen anderen Lebensmittelgruppen gab es einen kaum mehr überschaubaren Wechsel von Grenzwerten [286, 287]. Wie retrospektiv festgestellt wurde, hatte die Festlegung von Grenzwerten sehr wenig Einfluss auf die Ingestionsdosis; aus apparativen und personellen Gründen war es gar nicht möglich, die Masse der für den Handel verfügbaren Lebensmittel auf Radioaktivität zu prüfen. Wirksam im Sinne einer Dosissenkung waren nur drei Maßnahmen [283]:

- Verkaufsverbot für Grüngemüse,
- Verbot der Weidehaltung und Grünfutterfütterung bei Milchtieren,

- Auswahl der Milch in den Molkereien (Verkauf von Frischmilch nur aus wenig kontaminierten Gebieten, Verarbeitung stärker kontaminierter Milch zu Butter und Käse und Lagerung bis zum Abklingen der Iodaktivität).

Wie anderenorts wurde in Österreich die Erfahrung gemacht, dass die im Ganzkörperzähler gemessene tatsächliche Zufuhr von Radiocäsium im ersten Jahr nach Tschernobyl um mehr als einen Faktor 2 unter dem nach der Warenkorbmethode ermittelten Wert lag. Im zweiten Jahr war die Übereinstimmung gut. Als mittlere Ingestions-, Inhalations- und externe Dosis im 1. Jahr werden 0,42, 0,03 bzw. 0,1 mSv angegeben, insgesamt 0,55 mSv [283], nach UNSCEAR (Tab. 4.8) 0,67 mSv. In den stärker kontaminierten Voralpengebieten liegt die Gesamtdosis um 30% über dem nationalen Mittelwert. Die Dosis von 0,67 mSv liegt fünffach über dem von UNSCEAR genannten Mittelwert für die Bundesrepublik von 0,13 mSv, aber beträgt nur etwa ein Viertel der durch natürliche Strahlenquellen pro Jahr verursachten Strahlenexposition.

Damalige Tschechoslowakei

Die damals noch herrschende Regierung schloss sich zunächst den Moskauer Geheimhaltungsmethoden an und ließ möglichst wenig über die Folgen der Reaktorkatastrophe verlauten. In den Molkereien wurden Milchpartien mit I-131-Aktivitäten von über 1000 Bq/L vom Verkauf als Frischmilch ausgeschlossen, was jedoch selten vorkam. Sehr hohe Aktivitätskonzentrationen wurden in Schafsmilch aus dem Bergland der Slowakei gefunden und den Schafhirten wurde zur Vermeidung hoher Radioiodakkumulation in der Schilddrüse stabiles Jod in Form von Lugollösung verabreicht. Die effektive Dosis im ersten Jahr wird mit 0,26 mSv angegeben, 0,21 intern, 0,05 extern [288]. UNSCEAR (Tab. 4.8) gibt 0,35 mSv an.

Polen

Die räumliche Nähe zum Unfallort ließ die Polen das Schlimmste befürchten. Tatsächlich lag die mittlere Bodenkontamination durch Cs-137 bei 5,2 kBq/m^2 und damit niedriger als in manchen anderen europäischen Ländern. Wegen der Unsicherheit, wie sich das Drama in Tschernobyl weiter entwickeln würde, beschloss die Regierung am 29. April die Verabreichung von stabilem Iod in Form von Lugollösung, zunächst nur in den östlichen und nördlichen Woiwodschaften, am 30. April für die gesamte Bevölkerung. Eines der umfangreichsten Prophylaxeprogramme aller Zeiten wurde bis zum 2. Mai durchgeführt. Ausreichende Iodvorräte waren in der Zeit des kalten Krieges in allen Apotheken angelegt worden, um für den Fall eines Atomkrieges gerüstet zu sein. Später stellte sich heraus, dass die mittlere effektive Dosis im ersten Jahr in Polen mit 0,27 mSv [289] in einem Bereich lag, der diese Vorsichtsmaßnahme nicht erfordert hätte. Vor allem in dem Tschernobyl am nächsten liegenden Gebiet um Bialystok ist die Radioaktivitätsüberwachung seit 1986 intensiv fortgesetzt worden. Hier betrug die effektive Dosis durch Radiocäsium aus dem Reaktorunfall zehn Jahre später noch 23 μSv, davon 32% durch Ingestion, 68% durch externe Exposition [290]. In Maronenröhrlingen (*Xerocomus badius*), einer für hohe Cäsiumakkumulation bekannten Pilzspezies, wurden in den 90er Jahren Cs-137-Aktivitäten von bis zu 157 kBq/kg Trockengewicht gemessen [291].

Skandinavien

Auch in den nordischen Ländern wurden die radioaktiven Niederschläge sehr ungleich verteilt. Die Wolke aus Tschernobyl zog am 28./29. April über Südfinnland und das mittlere Schweden und Norwegen. Im hohen Norden dieser drei Länder, im Süden Schwedens und in Dänemark wurde kaum Radioaktivität deponiert. Die mittlere Bodenkontamination reichte von 11 kBq/m^2 in Schweden bis 1,3 in Dänemark. In Europa außerhalb der Sowjetunion waren die von der Rentierzucht lebenden Samen sicher die sozial am härtesten durch den Tschernobylunfall betroffene Bevölkerungsgruppe [292].

In *Schweden* wurden 78% der im ersten Jahr nach Tschernobyl geschlachteten 93 500 Rentiere wegen zu hoher Radiocäsiumgehalte vernichtet, im zweiten Jahr waren es noch 29%, nachdem ab Juli 1987 ein höherer Grenzwert (1500 Bq/kg Cs-137) für Rentierfleisch galt. Während der Fallout in den 60er Jahren zu Cs-137-Gehalten von etwa 3 kBq/kg Rentierfleisch geführt hatte, wurden nach dem Reaktorunfall häufig 20 und gelegentlich 80 kBq/kg gemessen. Die Radiocäsiumkonzentration hängt stark von der Jahreszeit ab. Sie ist bei zwischen Januar und März geschlachteten Tieren am höchsten, von Juli bis Oktober am geringsten. Im Sommer fressen die Tiere vor allem Gras und andere Weidepflanzen, die wenig kontaminiert sind, im Winter bleiben ihnen praktisch nur die relativ stark kontaminierten Flechten als Nahrung [293]. Es gibt Rentier-Weidegebiete, in denen die Bodenkontamination durch Radiocäsium fast ausschließlich aus der Zeit des Fallout von Kernwaffenversuchen stammt und andere, wo Radiocäsium überwiegend aus Tschernobyl stammt. So ergeben sich interessante Vergleichsmöglichkeiten. Nach [294] ist frischer Fallout besser bioverfügbar als alter. Im Vergleich zum alten Fallout aus den 1960er Jahren führte Radiocäsium aus Tschernobyl zu einem steileren Anstieg der spezifischen Aktivität in Rentierfleisch und in den ersten Jahren zu einem steileren Rückgang. Für „altes Cs-137" ergab sich eine effektive Halbwertszeit von 30 Jahren, für „neues Cs-137" eine von 4 Jahren. (Ähnliche Beobachtungen wurden in anderen Ökosystemen gemacht und als Folge einer im Lauf der Jahre immer stärker werdenden Fixierung des Cäsiums an Bestandteile des Bodens interpretiert [295].)

Eine weitere Untersuchung an der Samen-Population galt vor allem der Frage, welche Wirkung die amtlichen Maßnahmen zur Verminderung der Strahlenexposition hatten. Angeordnete Maßnahmen waren:

- Vernichtung von Rentierfleisch, das den Grenzwert von 1500 Bq/kg überschritt (im Jahr 1986 den Grenzwert von 300 Bq/kg);
- Schlachtung im Herbst statt im Frühjahr (wegen geringerer Kontamination des Fleisches im Herbst);
- Verabreichung von unkontaminiertem Futter während 8–12 Wochen vor der Schlachtung.

Nach Schätzung der Autorin [296] hätte die untersuchte Samen-Population ohne diese Maßnahmen und unter Beibehaltung ihrer Verzehrsgewohnheiten durch den Verzehr von Rentierfleisch in 50 Jahren eine effektive Dosis von 44 mSv pro Person erhalten. Tatsächlich wird eine Dosis von 8 mSv erwartet. Die erzielte Dosis-Verminderung um über 80% hat den schwedischen Staat im Zeitraum 1986–1996 etwa 490 Mio. Schwedenkronen (61 Mio. US-$) gekostet, hauptsächlich in Form von Ausgleichszahlungen an die in ihrer Existenz bedrohten Rentierhalter. (Eine der seltenen Publikationen, in denen man Angaben über Kosten der Tschernobyl-Folgen findet.)

In *Norwegen* wurde durch Ganzkörpermessungen an Bewohnern der relativ stark von radioaktiver Kontamination nach Tschernobyl betroffenen Gemeinde Sel in den vier Jahren 1987–1990 eine interne Dosis von 150, 110, 100 und 60 μSv festgestellt. In den genannten Jahren wurden an Rentierhirten Mittelwerte von 0,9, 1,7, 1,1 und 0,9 mSv gemessen [297]. Zweifellos beruhten diese 6–15-mal höheren Dosiswerte auf dem Verzehr des kontaminierten Rentierfleischs. Die Gesamtbevölkerung Norwegens nahm im ersten Jahr nach Tschernobyl 33% der Radiocäsiumzufuhr durch den Verzehr von Milch auf, 19% durch Rindfleisch, 10% durch Ziegenkäse, 9% durch Fisch, je 5% durch Schaf- und Rentierfleisch, 19% durch sonstige Lebensmittel [298]. Mehrere Hunderttausend Schafe erhielten vor der Schlachtung vier bis zwölf Wochen lang unkontaminiertes Futter (und zum Teil Bentonit oder Berliner Blau im Futter, s. Kapitel 7), um die Aktivität von Cs-137 im Fleisch auf unter 600 Bq/kg zu senken [299].

Wegen seiner relativen Nähe zu sowjetischen Kernwaffenversuchen hatte *Finnland* bereits in den 1960er Jahren ein leistungsfähiges System der Radioaktivitätsüberwachung aufgebaut, das sich auch nach Tschernobyl bewährte. Die finnischen Berichte über Umweltradioaktivität und deren Auswertung gehören zu den gründlichsten, die nach Tschernobyl veröffentlicht wurden. Besondere Aufmerksamkeit wurde der Radioaktivität in Fischen gewidmet, da in Finnland mit seinen vielen Binnenseen der Fischverzehr eine große Rolle spielt. Auch durch Radiocäsium oft stark kontaminierte Waldpilze und Waldbeeren tragen in Finnland stärker zur Radioaktivitätszufuhr bei als in vielen anderen Ländern. Während im ersten Jahr nach Tschernobyl fast 2/3 der Ingestionsdosis durch Milch- und Fleisch-Verzehr bestimmt wurden, lieferte im zweiten und dritten Jahr der Fischverzehr den Hauptanteil. Barsch wies von 1986 bis 1988 Cs-137-Mittelwerte von fast 4000 Bq/kg auf, bei Hecht nahm der Mittelwert von 1500 Bq/kg im Jahr 1986 auf 4500 im Jahr 1988 zu [300].

Großbritannien

Auch hier wird die Öffentlichkeit seit Jahrzehnten durch die Veröffentlichung von Jahresberichten über Umweltradioaktivität informiert [81]. Nach Tab. 4.8 war das Land relativ wenig von Tschernobyl betroffen. Die radioaktiven Niederschläge konzentrierten sich auf eng begrenzte Gebiete in Nord-Wales, Nordengland und Süd-Schottland und trafen hier auf meist saure, mineralstoffarme Böden, auf denen überwiegend Schafhaltung betrieben wird. Im Hochland von Cumbria wurden stellenweise 20–40 kBq/m^2 Cs-137/134 gemessen. Weidehaltung und Bodenbeschaffenheit begünstigten den Übergang von Radiocäsium in den Bewuchs und weiter in Schaffleisch und -milch. Ein 1986 festgesetzter Grenzwert von 1000 Bq/kg wird in vielen Gegenden auch in jüngster Zeit nicht selten überschritten. Um diese Überschreitungen so weit wie möglich zu verhindern, wurden die am stärksten kontaminierten Weideflächen zu Kontrollzonen erklärt, in denen Transport, Verkauf und Schlachtung von Schafen der behördlichen Zulassung bedürfen. Im Jahr 1986 befanden sich 8900 Farmen ganz oder teilweise in Kontrollzonen. Mit abnehmender Radiocäsiumaktivität ging diese Zahl bis zum Jahr 2000 auf 386 zurück. Auf diesen 386 Farmen wurden in dem genannten Jahr immerhin 230000 Schafe gehalten, die diesen Kontrollen unterlagen [81]. Um die Radiocäsiumgehalte der Tiere zu senken, werden sie einige Zeit vor der Schlachtung auf nicht oder schwach kontaminierte Weiden verlegt, mit unkontaminiertem Zusatzfutter versorgt und erhalten Gaben von Berliner Blau, das mit Cäsium schwerlösliche Komplexe bildet und damit dessen Resorption im Magen-Darm-Trakt verhindert (Kapitel 7) [301].

Im gesamten Land wurde nach der Duplikatmethode im ersten Jahr nach dem Unfall eine mittlere Radiocäsiumaufnahme von 2–3 Bq pro Person und Tag festgestellt und daraus eine Ingestionsdosis von 3–29 µSv/Jahr berechnet. In recht guter Übereinstimmung damit ergaben Ganzkörpermessungen 6–18 µSv/Jahr [302].

4.4
„Strahlenmolke" und ähnliche Verirrungen

Außerhalb der Sowjetunion und ihrer Satellitenstaaten folgte jeder Stellungnahme der im eigenen Land zuständigen Behörden oder wissenschaftlichen Beratergremien die Gegendarstellung derjenigen, die schon lange den Ausstieg aus der Kernenergie gefordert hatten und die jetzt die Ursachen der Reaktorkatastrophe nicht den spezifisch sowjetischen Bedingungen zuschrieben, sondern der angeblich generellen Unbeherrschbarkeit der Kerntechnik. Die Medien waren hier überwiegend auf Seiten der Kassandrarufer. Die britische *Daily Mail* füllte schon am 29. April 1986 die Hälfte ihrer Titelseite mit Riesenbuchstaben „2000 DEAD". Am folgenden Tag meldete die *New York Post,* bei Tschernobyl seien 15000 Leichen mit Bulldozern in Abfallgruben geschoben worden – und in diesem Stil ging es weiter. In der Bundesrepublik wurde die erste Nachricht über den Unfall in Tschernobyl am 29. April 1986 von der *Bild*-Zeitung betitelt: „Reaktor zerstört. Todeswolke schon über Dänemark – bald bei uns?" Wenn in den folgenden Wochen die Schreckensnachrichten für eine Weile verstummten, halfen *Greenpeace* und andere Umweltschutzinitiativen mit Katastrophenszenarien nach. In Deutschland hält diese unsachliche Art der Berichterstattung an, wie wir an den erfundenen Hunderttausenden von Toten als Folge von Tschernobyl gesehen haben, die von renommierten Presseorganen zitiert wurden.

Die Schwarzmalerei der Medien und der Antikernkraft-Gruppierungen löste verständlicherweise in der Bevölkerung Angst aus. In einem Leserbrief in der *Frankfurter Allgemeinen* vom 31. Mai 1986 schrieb Frau D. R. aus Zypern, wohin sie mit

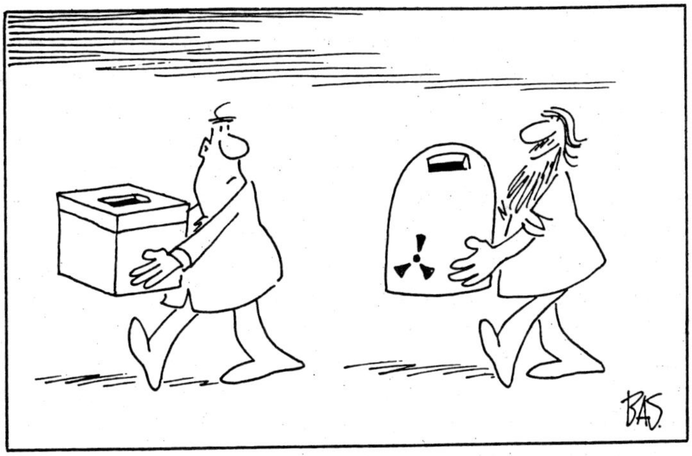

Abb. 4.15 So sah der Karikaturist Basilius Mitropoulos in der FAZ vom 5. Dez. 1986 den Wahlkampf vor der Bundestagswahl vom 25. Januar 1987 (mit Genehmigung der *Frankfurter Allgemeinen Zeitung*).

ihrer 5-jährigen Tochter geflohen war: „Wir haben keine Zukunft mehr – und wenn dann ist sie strahlend, verstrahlt... Wir haben Krieg, sanft, leise und ohne Brandgeruch... Egal wie viel Becquerel, jede Zahl, sei sie auch noch so klein, ist für die Menschen zuviel". Sicher brachte sie damit die Ängste vieler Mütter zum Ausdruck. (Vermutlich hat sie sich nicht klargemacht, dass der Flug nach Zypern und zurück eine zusätzliche Dosis von etwa 30 μSv durch kosmische Strahlung verursacht hat. Nach Tab. 4.7 betrug im Jahr 1986 die mittlere Ingestionsdosis durch Zufuhr von Radiocäsium in Deutschland 34 μSv.)

Nicht ohne Einfluss auf die öffentliche Diskussion waren bevorstehende Landtagswahlen in mehreren Bundesländern und die Bundestagswahl im Januar 1987. Die Grünen machten die Forderung nach dem sofortigen und totalen Ausstieg aus der Kernenergie zum zentralen Thema ihres Wahlkampfes (Abb. 4.15).

In der Grünenfraktion des Hessischen Landtags, deren Joschka Fischer gerade zum hessischen Umweltminister ernannt worden war, bezeichnete man die Bundesregierung als die „Abwiegler-Mafia in Bonn" (*Frankfurter Allgemeine*, 7.5.86). Ein Kommentar der *Badischen Neuesten Nachrichten* vom 17.7.86 legte nah, dass widersprüchliche Maßnahmen von Landes- und Kommunalbehörden mancherorts mehr mit parteipolitischen Auseinandersetzungen zu tun hatten, als mit Prinzipien der Strahlenschutzvorsorge: „In Hessen geht weiterhin die Strahlenangst um... . Sofort nach dem GAU-Unfall in der Sowjetunion hatte der hessische Sozialminister Armin Clauss, der bis zum Amtsantritt des Grünen-Umweltministers Joschka Fischer auch für den Umweltschutz zuständig war und seinen ‚Machtverlust' noch nicht verwinden konnte, die Grenzwerte für Lebensmittel so drastisch heruntergeschraubt, dass nicht nur seine politischen Gegner von ‚Angstmache' sprachen. Seither ließ Clauss nicht nach, der Öffentlichkeit fast täglich Schreckensmeldungen zu präsentieren".

Das Resultat war allgemeine Verwirrung und Verunsicherung. Wie konnten die Bürger verstehen, dass beispielsweise in Wiesbaden die städtischen Kinderspiel-

Tab. 4.9 Von der Strahlenschutzkommission (SSK) sechs Wochen nach dem Tschernobylunfall, nach einem Jahr und nach zehn Jahren veröffentlichte Schätzungen der durch diesen Unfall in der Bundesrepublik Deutschland verursachten effektiven Dosis, nach [254] und [221]

Gebiet	*Effektive Dosis im 1. Jahr (mSv)*			*Effektive Dosis in 50 Jahren (mSv)*		
	Juni 1986	*Mai 1987*	*Juni 1996*	*Juni 1986*	*Mai 1987*	*Juni 1996*
Nördlich der Donau	–	0,2	0,17	–	0,6	0,55
Südlich der Donau	0,5–1,1	0,6	0,35	1,5–4	1,9	1,3
Voralpen-gebiet	–	1,2	0,65	–	3,8	2,2

plätze, Sport- und Freizeitanlagen geschlossen wurden, während man im wenige Kilometer entfernten Mainz nichts dergleichen für erforderlich hielt? Derart widersprüchliche Behördenmaßnahmen gab es überall. Im Kreuzfeuer der Kritik stand die Strahlenschutzkommission, deren jede Verlautbarung als Verharmlosung und Beschwichtigungsversuch verurteilt wurde. Tab. 4.9 informiert über die zu verschiedenen Zeitpunkten nach Tschernobyl bekannt gegebenen *Dosisprognosen* der SSK für die Bevölkerung der Bundesrepublik Deutschland. Offensichtlich hat diese Kommission 1986 das durch Tschernobyl verursachte Strahlenrisiko nicht unter-, sondern überschätzt. Sie hat ihre Schätzung in den folgenden Jahren zweimal nach unten korrigiert.

Auch die *Empfehlungen* der SSK (Tab. 4.5) waren aus heutiger Sicht eher übervorsichtig als leichtfertig. So erscheint die am 4. Mai bekannt gegebene Empfehlung, Blattgemüse zur Weiterverarbeitung nur bei einer Cs-137-Aktivität von unter 100 Bq/kg freizugeben, als unnötig restriktiv. Der Vorwurf der Verharmlosung, den man der SSK immer wieder gemacht hat, war vollkommen unberechtigt. Im Gegenteil verdient Anerkennung, dass die auf zunächst nur schwacher Datenbasis getroffenen Risikoschätzungen und Empfehlungen der SSK im Nachhinein so wenig zu korrigieren waren.

In einer Stellungnahme zu der an ihr geübten Kritik stellte die SSK im Mai 1987 fest: „Die Diskussion um die Ereignisse und die Folgen des Unfalls in Tschernobyl wurde teilweise in der Bundesrepublik sehr emotional und wenig sachlich geführt... . [Es] wurden sehr oft in unkritischer Weise diejenigen Nachrichten und Beurteilungen in den Vordergrund gestellt, die mehr oder minder bewusst nicht unsere Bevölkerung aufklären und unterrichten sollten, sondern nur geeignet waren, deren Ängste und Befürchtungen weiter anzuheizen" [252].

Falsch waren nicht die Vorhersagen der SSK, sondern die ihrer Kritiker, die von den Medien gern als „unabhängige Wissenschaftler" oder „kritische Wissenschaftler" vorgestellt wurden. Prominent unter ihnen und besonders häufig von den Medien zitiert, waren einige Physiker/Physikerinnen der Universität Bremen. Da wurde postuliert, die Dosisschätzungen der SSK müssten um den Faktor 10 erhöht werden (*DIE ZEIT*, 24.10.86). Dann wurden 10000 zusätzliche Todesfälle in der Bundesrepublik allein durch Lungenkrebs vorausgesagt, „hinzu kommen andere Krebsarten, Erbschäden, sowie erhöhte Anfälligkeit gegen Infektionskrankheiten durch strahlenbedingte Schwächung des Immunsystems" (*Frankfurter Allgemeine*, 7.5.86). Vier Wochen später prophezeite dieser Warner, von den Grünen als Vortragender in das Auditorium Maximum der Aachener Hochschule eingeladen, mindestens 40000 zusätzliche Krebstote in der Bundesrepublik und fügte hinzu, in den USA seien in Gebieten mit Atomkraftwerken mehr als eine halbe Million behinderte Kinder auf die Welt gekommen. „Das werden wir in der Bundesrepublik auch erleben" zitierten ihn die *Aachener Nachrichten* vom 2. Juni 1986[7)] In den Schatten gestellt wurden diese Apokalyptiker durch einen Kollegen, der für die Bundesrepublik als Folge von Tschernobyl 364000 zusätzliche Krebstote und 182000 „ungeborene Opfer" errechnete (*DIE ZEIT*, 16.5.86). Ähnlich erschreckende Verlautbarungen waren von Vertretern verschiedener Öko-Institute zu hören und zu lesen.

In dem Bemühen, einer breiten Öffentlichkeit klarzumachen, wie das durch Tschernobyl gegebene Risiko einzuschätzen sei, zog die SSK wiederholt den Vergleich der durch Tschernobyl verursachten mit der durch natürliche Strahlenquellen bedingten Strahlendosis. Dem wurde von ihren Kritikern entgegen gehalten, der Vergleich sei unberechtigt. An natürliche Strahlung habe sich der Mensch im Lauf der Evolution gewöhnt. Künstliche Strahlung sei etwas ganz anderes. Diese Behauptung war nicht neu. Schon in einer Stellungnahme vom 16. Dez. 1976 hatte die SSK dazu gesagt: „Die biologische Wirkung der verschiedenen Strahlenarten aus natürlichen und künstlichen Strahlenquellen beruht auf den gleichen biophysikalischen Mechanismen. Eine äußere oder innere Bestrahlung aus künstlichen Quellen hat bei gleicher Äquivalentdosis, d.h. bei Berücksichtigung von Strahlenart und -energie, Dosisleistung und gegebenenfalls mikroskopischer Dosisverteilung neben der räumlich gemittelten Energiedosis praktisch die gleiche Wirkung wie die Bestrahlung aus natürlichen Quellen... . Darüber hinaus bestehen bei Aufnahme der in Frage kommenden Radionuklide in den Körper keine diesbezüglichen Unterschiede zwischen künstlichen radioaktiven Stoffen aus den Ableitungen kerntechnischer Anlagen und den vergleichbaren natürlichen radioaktiven Stoffen".

Man könnte eine Vielzahl von nationalen und internationalen Fachgremien zitieren, die sich ähnlich geäußert haben. Das beeindruckte die Kritiker wenig. Um nur ein Beispiel zu nennen: Am 14.5.86 gab die *Süddeutsche Zeitung* dem durch populärwissenschaftliche Veröffentlichungen und Fernsehsendungen bekannten Frederic Vester fast eine ganze Druckseite für den Beitrag: „Wenn der Körper selbst zur Strahlenquelle wird", in dem er behauptete, natürliche und künstliche Strahlung seien keineswegs gleichzusetzen:

7) Dieser Bremer Professor, KPD-Mitglied und militanter Antikernkraft-Demonstrant von Whyl bis Gorleben, hatte am 22.11.1973 in *Dem Volke dienen, Zentralorgan des kommunistischen Studentenverbandes* geschrieben, Kernkraftwerke in der Bundesrepublik seien schlecht, weil sie dem Monopolkapital dienten, aber chinesische Kernwaffenversuche gut, weil für die Arbeiterklasse nützlich (zitiert nach [303]).

„Die natürliche Strahlung, an die sich unser biologischer Reparaturmechanismus im Laufe der Entwicklungsgeschichte angepasst hat, besteht nämlich bis auf wenige Ausnahmen aus immaterieller Strahlung, die von außen auf den Körper trifft, zum Teil gar nicht erst durch die Haut dringt und, wenn sie vom Körper einmal absorbiert ist, dort hinterher nicht mehr weiterstrahlt… . Unser Körper kommt also mit ihr nie in Berührung…[Künstliche Strahlung] wirkt auf den Menschen prinzipiell anders, sie besteht nicht aus immaterieller Strahlung, sondern aus radioaktiven Atomen, also der strahlenden Materie selber…[die] dort weiterstrahlt, auch wenn sie von außen nicht mehr messbar ist".

Es erstaunt noch immer, wie die Wissenschaftsredaktion der SZ der Veröffentlichung dieses offensichtlichen Unsinns zustimmen konnte. Natürliche Strahlung von außen (kosmische, terrestrische) wird keineswegs durch die Haut aufgehalten, natürliche Strahlenquellen im Körper (K-40, Radionuklide der Zerfallsreihen) sind sehr wohl materieller Art, genau wie die inhalierten Radonisotope; und die wichtigste künstliche Strahlenquelle im Körper, Radiocäsium, kann sehr gut außerhalb des Körpers gemessen werden, wie es in Ganzkörperzählern geschieht. So falsch Vesters Behauptungen waren, sie wurden viel zitiert und halfen kräftig mit, die Autorität der SSK zu unterminieren.

Eine große Rolle spielte auch das falsch verstandene ALARA-Prinzip (s. Kapitel 1). Man übersah gern, dass der Buchstabe R für *reasonably* steht. Die Strahlenexposition soll so niedrig gehalten werden, wie dies *vernünftigerweise* möglich ist. Kein vernünftiger Mensch kommt auf die Idee, einen Urlaubsaufenthalt in den Alpen nur deshalb abzulehnen weil dort die kosmische Strahlung eine zusätzliche Dosis bringt – oder im Bayerischen Wald, weil dort die terrestrische Strahlung höher ist – oder den Verzehr von Austern zu meiden, weil sie Polonium-210 enthalten. Aber mit Bezug auf Tschernobyl hieß es immer wieder: *Egal wie viel Becquerel, jede Zahl, sei sie noch so klein, ist für die Menschen zuviel.* Der daraus folgende Wettstreit deutscher Behörden, immer noch niedrigere Grenzwerte festzusetzen, wurde bereits erwähnt. In dem Glauben, jedes Becquerel sei ein Becquerel zuviel, fühlten sich Vertreter unzähliger Organisationen verpflichtet und berechtigt, den verunsicherten und verängstigten Verbrauchern immer neue Warnungen einzuhämmern: In den nächsten vier Wochen keine Frischmilch zu trinken, keine Milch aus Süddeutschland zu kaufen, für die Weihnachtsbäckerei keine Haselnüsse zu verwenden, nicht zuviel Rindfleisch zu essen, kein Tee aus der Türkei zu trinken, kein Fisch aus der Ostsee zu essen, kein Schaffleisch, kein Wild, keine Pilze, kein Hasenfleisch, keinen Heidehonig, keine Blaubeeren zu essen und so weiter. An einem Tag warnte die *Verbraucherzentrale Hamburg*, am nächsten waren es die *Mütter gegen Atomkraft*, am dritten die *Verbraucherinitiative Bonn*, gefolgt von der *Ärzte-Initiative gegen Atomwaffen*, ad infinitum. Und jeder Warnung stellten die Print-Medien bereitwillig ihre Seiten, die Funk-Medien ihre Sendezeit zur Verfügung. Ein Beispiel soll genügen, um zu zeigen, welche praktischen Folgen dieses *Jedes-Becquerel-ist-ein-Becquerel-zuviel*-Denken nach sich zog: Um die Osterzeit 1987 wurden an städtischen Kindergärten in Hamburg Schokoladen-Osterhasen im Wert von 50000 DM ausgemustert und vernichtet, weil man 14 bis 42 Bq/kg an ihnen gemessen hatte. Dieses Denken wurde bestärkt durch die Empfehlung einer „Unabhängigen Strahlenschutzkommission", die sich der

Bund für Umwelt und Naturschutz (BUND) zugelegt hatte. Sie riet Erwachsenen, sich an einem Wert von 35 Bq Cäsium/kg Nahrung zu orientieren. Kinder, Schwangere und Stillende sollten 10 Bq/kg nicht überschreiten. Zugleich kritisierte dieses Gremium die Bundesregierung: sie täusche die Bevölkerung, wenn sie behaupte, von der Strahlenbelastung gehe keine Gefahr aus. Kein Wunder, dass die in vielen Tageszeitungen veröffentlichten Listen der neuesten Radiocäsium-Messwerte in Lebensmitteln so großes Interesse fanden. Viele Verbraucher versuchten, so einzukaufen, ihre Mahlzeiten so zusammenzustellen, dass ihre und ihrer Kinder Tagesrationen die BUND-Grenzen nicht überschritten. Man kann sich gut vorstellen, mit wie viel Stress dieses sinnlose Bemühen verbunden war.

Einige Länderregierungen halfen kräftig mit, die Strahlenangst zu schüren. Um auch hier wieder nur ein Beispiel zu nennen: Im April 1987, ein Jahr nach Tschernobyl, legte die Gesundheitssenatorin der wenig vom radioaktiven Niederschlag betroffenen Hansestadt Hamburg der Öffentlichkeit einen Bericht *Gesundheitliche Folgen des Reaktorunfalls in Tschernobyl für die Hamburger Bevölkerung* vor, in dem als Folge des Reaktorunfalls „weit mehr als 100 Krebsfälle" in Hamburg vorhergesagt wurden, verbunden mit dem nachdrücklichen Hinweis, eine gefahrlose Strahlenexposition gebe es nicht. Weiter wurden die Bürger gewarnt: „Obwohl die Messwerte von in Hamburg erhältlichen Waren im Allgemeinen weit unterhalb der von der EG erlassenen Importgrenzwerte liegen, kann jedermann ein Übriges für seine Gesundheit tun, indem er bewusst solche Produkte bevorzugt, die weniger belastet sind als andere. Dies ist insbesondere dann wichtig, wenn Säuglinge oder Kleinkinder im Haushalt sind".

Die Kommunikation zwischen Strahlenschutz-Fachleuten und Öffentlichkeit wurde unglücklicherweise durch die gerade erfolgte Umstellung auf das internationale Standardsystem der Einheiten zusätzlich erschwert. Früher hatte man Radioaktivität in Curie, Energiedosis in Rad und Äquivalentdosis in Rem gemessen (s. Kapitel 1). Nun verwendeten viele – aber nicht alle – Fachleute stattdessen Becquerel, Gray und Sievert.

Um weltweit die Verwendung einheitlicher Maßeinheiten zu erreichen, wurde 1875 die *Conférence Générale des Poids et Mesures* (Allgemeine Konferenz über Gewichte und Maße) gegründet, die durch das *Bureau International des Poids et Mesures* (Internationales Amt für Gewichte und Maße) in Sèvres, Frankreich, verwaltet und weitergeführt wird. Durch die Allgemeine Konferenz wurde 1960 das SI-System der Einheiten festgelegt (*Systeme International d'Unités*), das zum Beispiel als Einheit der Energie das Joule anstelle der Kalorie einführte. Obwohl die Verwendung der SI-Einheiten in der Bundesrepublik Deutschland durch das *Gesetz über Einheiten im Messwesen* vom 2. Juli 1969 für den amtlichen und geschäftlichen Verkehr zwingend vorgeschrieben wurde, halten sich die alten Einheiten sehr zäh. In der Ernährungslehre wird immer noch mehr von Kalorien als von Joule gesprochen. Im Strahlenschutz setzten sich sehr allmählich die neuen Einheiten durch. Als 1986 manchmal die alten, manchmal die neuen Einheiten verwendet wurden, war die Verwirrung komplett.

Die Affäre „Strahlenmolke"

Den Irrungen und Wirrungen der Nach-Tschernobyl-Zeit im Deutschland des Jahres 1986 folgte noch das Trauerspiel (oder die Tragikomödie) mit der Strahlenmolke. In den stärker kontaminierten Gebieten Süddeutschlands fielen im Mai 1986 erhebliche Mengen Milch an, deren Radioiod- und/oder Radiocäsiumkonzentration über dem Grenzwert von 500 Bq/L lag. Diese Partien wurden zu Butter und

Käse verarbeitet. Radioiod zerfiel entsprechend seiner Halbwertszeit von 8 Tagen, Radiocäsium blieb in der Molke. Wohin mit der kontaminierten Molke? Bald waren alle verfügbaren Tanks gefüllt. Man half sich durch Trocknen. Der Wasserentzug reduziert die Molkenmenge auf etwa 1/20. Aus einem kg Flüssigmolke, mit beispielsweise 200 Bq, wurden 50 g Molkenpulver mit 200 Bq, entsprechend 4000 Bq/kg.

Am 29. Januar 1987 teilte der Präsident des Bremer Senats der Presse mit, im Hafengebiet seien 100 Waggons mit „hochradioaktiv verstrahltem Molkenpulver" aus Bayern angekommen. Die bremische Messstelle für Radioaktivität habe eine „Strahlenbelastung" von 5836 Bq/kg festgestellt (spätere Messungen ergaben einen Mittelwert von etwa 3000 Bq/kg). Das Molkenpulver sei zum Export per Schiff bestimmt, das Gewerbeaufsichtsamt der Hansestadt habe jedoch das Entladen der Waggons wegen Gefährdung der Arbeitnehmer untersagt. In den folgenden Monaten beherrschte das Thema Strahlenmolke mehr oder weniger die Berichterstattung der Medien. Weitere 50 Waggons mit Molke wurden in Köln festgestellt, für Rotterdam bestimmt. Die insgesamt 5000 t Trockenmolke hatten vorher monatelang unbeachtet auf einem Abstellgleis in Rosenheim gestanden. Der Pressesprecher der bayerischen Grünen mutmaßte, das Molkenpulver sei für nichtsahnende Menschen in einem Entwicklungsland in Form von künstlicher Babynahrung und anderen Nahrungsmitteln bestimmt gewesen [8)]. Er bezeichnete den (vermuteten) Versuch der Abschiebung des „verstrahlten" Pulvers in ein Entwicklungsland als ein „unglaubliches Verbrechen gegen die Menschlichkeit". Die Kriminalpolizei ermittelte wegen „umweltgefährdender Abfallbeseitigung". Bremen und Nordrhein-Westfalen verlangten die Rücknahme der „Strahlenfracht" durch den Freistaat Bayern. Der lehnte ab. Am 6. Februar 1987 übernahm der Bund die Trockenmolke und begann die Suche nach einer Liegenschaft der Bundeswehr mit Gleisanschluss, um die Waggons dort zunächst abzustellen und dann über die Entsorgung zu beraten. Man entschied sich für die Bundeswehr-Erprobungsstelle bei Meppen im Emsland. Der Meppener Oberkreisdirektor drohte mit Blockierung des Zubringergleises. Am Bahnhof Meppen wurde mit Plakaten wie DIE MOLKE KOMMT UNS NICHT INS HAUS, FAHRT DAS ZEUG NACH BAYERN RAUS demonstriert. Die Waggons wurden inzwischen militärisch gesichert. Im Fernsehen sah man gespenstische Güterzüge durch die Nacht rattern. In Bahnhöfen Strahlenschutztrupps mit Schutzanzügen, Gasmasken und Geigerzählern bei fahlem Scheinwerferlicht. Zwischen Lokomotive und erstem Molkenwaggon ein Leerwaggon, um den Lokomotivführer vor Strahlung zu schützen. Strahlenschutz-Fachleute sprachen von einer Polit-Posse, von absurdem Theater, von Panikmache. Sie wiesen darauf hin, dass handelsübliche Kalidünger in Form von K-40, Radium-226, Thorium-232 und Uran-238 noch mehr Becquerel pro kg

8) Molke enthält Milchzucker, Molkeneiweiß und einen Teil der Mineralstoffe und wasserlöslichen Vitamine der Milch. Der größte Teil der anfallenden Molke wird üblicherweise zu Molkenpulver verarbeitet, das früher überwiegend in Futtermitteln verwendet wurde, vor allem für die Kälber- und Schweineaufzucht. In den letzten Jahren hat die Verwendung von Molkepulver und Molkeinhaltsstoffen in der Lebensmittelherstellung stark zugenommen.

enthielten als das Molkenpulver, und dass noch nie jemand auf die Idee gekommen sei, die zwei Millionen Tonnen Mineraldünger, die jährlich durch die Bundesrepublik transportiert würden, als ein Strahlenschutzproblem zu behandeln. Die SSK stellte fest, dass gegen die Verwendung des Molkenpulvers als Bodendünger keine Bedenken bestünden. Auch sei das Molkenpulver als Futtermittel in der Rinder- und Schweinezucht einsetzbar. Aber keine Behörde traute sich, entsprechende Genehmigungen zu erteilen.

Nach monatelangen Beratungen wurde im August 1987 beschlossen, das Molkenpulver in Werkshallen des am Rand der mittelhessischen Kleinstadt Hungen liegenden Milchversorgungsunternehmens Moha mit Hilfe einer Ionenaustauscheranlage zu „entseuchen". Massive Proteste der Einwohner verhinderten das Projekt. Die Odyssee der Strahlenmolke endete schließlich im Juli 1988 auf dem Gelände des stillgelegten Kernkraftwerks Lingen im Emsland, wo die Dekontaminierung nach dem Ionenaustauscherprinzip durchgeführt wurde. Die Arbeiten zogen sich bis Dezember 1990 hin. Die vorher auf 39 Millionen DM geschätzten Kosten wurden erheblich überschritten. Der damalige Vorsitzende der SSK, Erich Oberhausen, beschrieb in seinem Zehnjahres-Rückblick, wie sehr die Tätigkeit der Kommission „durch weite Teile einer ideologisch aufgeheizten deutschen Öffentlichkeit" erschwert wurde: „Es war noch nicht einmal möglich, das nur geringfügig mit Cs-137 kontaminierte Molkenpulver als Schweinefutter zu verwenden. In ganz Europa ist das Problem des Molkenpulvers, ohne viel Aufhebens, mehr oder minder intelligent gelöst worden, nur in Deutschland musste der Steuerzahler einen Tribut von 100 Millionen Mark an die Dummheit entrichten" [273].

Das im Umweltschutz grundsätzlich zu empfehlende Vorsorgeprinzip wird pervertiert, wenn die Medien entscheiden, was zu tun oder zu lassen ist. Öffentliche Gelder wurden sinnlos verschleudert, Gelder, die an anderer Stelle einem sinnvollen Umweltschutz hätten dienen oder Not lindern können. In der Sprache der Ökologie heißt das Ressourcen-Vergeudung.

5
Überwachung der radioaktiven Kontamination der Lebensmittel und Maßnahmen der Strahlenschutzvorsorge

5.1
Rückblick auf die Zeit vor Tschernobyl

Als Folge der oberirdischen Kernwaffentestserien der Jahre 1951 bis 1963 in den USA und der Sowjetunion gelangten große Mengen radioaktiven Materials in die oberen Schichten der Atmosphäre und setzten sich erst allmählich auf der Erdoberfläche ab (s. Kapitel 3). Über das Ausmaß der hierdurch verursachten radioaktiven Kontamination der Luft, der Niederschläge und des Pflanzen- und Tierreichs (*Biosphäre*) konnte man in der Bundesrepublik Deutschland zunächst nur Daten aus dem Ausland erhalten.

Anfänge eines Überwachungssystems

Die Entstehungsgeschichte der Umweltradioaktivitätsüberwachung ist eng verknüpft mit den in der Atmosphäre durchgeführten Kernwaffentestserien. Von Messstellen der Universitäten Heidelberg und Freiburg wurde Anfang 1953 in Luftaerosolen und Niederschlägen ein zeitweise erheblicher Anstieg der β-Radioaktivität festgestellt. Es gab Diskussionen in der Öffentlichkeit über eine mögliche Gefährdung der Bevölkerung und entsprechende Reaktionen im Bundestag; ein Ausbau der Überwachung der Umweltradioaktivität wurde gefordert. Jedoch war der Bundesrepublik Deutschland zunächst alles, was mit Atomforschung zu tun hatte, durch Beschluss der alliierten Besatzungsmächte untersagt. Erst als die Bundesrepublik am 5. Mai 1955 souverän wurde und ein Bundesministerium für Atomfragen errichtet werden konnte, war der Ausbau einer intensiveren Strahlenschutzforschung möglich.

Der Deutsche Wetterdienst wurde durch Gesetz vom 8. August 1955 mit der Überwachung der Atmosphäre und der Niederschläge auf radioaktive Stoffe beauftragt. Nach der Konstituierung der Deutschen Atomkommission am 26. Januar 1956 und ihrer Fachkommission Strahlenschutz, schlug Letztere die Bildung eines besonderen Ausschusses vor, der sich mit den Problemen der radioaktiven Kontamination der Atmosphäre, der Niederschläge und der Erdoberfläche befassen sollte. Dieser *Sonderausschuss Radioaktivität* wurde am 1. Oktober 1956 gegründet; zum Vorsitzenden wurde Boris Rajewsky gewählt, einer der Pioniere der Biophysik in Deutschland. Der Ausschuss wurde beauftragt, einen wissenschaftlichen Bericht über die

Radioaktivität der Umwelt zu erstellen und der Bundesregierung Maßnahmen zum Gesundheitsschutz der Bevölkerung zu empfehlen.

Zu diesem Zeitpunkt lagen fast nur Ergebnisse von Messungen der Gesamt-β-Aktivität von Zisternenwasser, Oberflächenwasser, Regenwasser und Luftstaub vor. Eine wissenschaftlich fundierte Stellungnahme über die Konsequenzen für einen Schutz der Bevölkerung war auf dieser schmalen Basis nicht möglich. Als besonders vordringlich wurde deshalb nicht nur die Erfassung aller Institutionen angesehen, die sich bereits mit Messungen der Umweltradioaktivität befassten, sondern auch die Ausdehnung des Messstellennetzes und die verstärkte Einbeziehung der Biosphäre – und damit der Lebens- und Futtermittel – in die Überwachung. Ein wichtiger Bestandteil des Programms des Sonderausschusses Radioaktivität war auch die Weiterentwicklung und Koordinierung der Messmethoden für Radioaktivität in Luft, Wasser, Niederschlägen, Böden, Bewuchs und Lebensmitteln. Mit zunehmender Verbesserung der Geräteausstattung der Messstellen wurde die anfangs fast ausschließlich angewandte Gesamt-β-Messung 1957/1958 mehr und mehr durch Sr-90- und Cs-137-Analysen ersetzt, während die γ-Spektrometrie erst seit etwa 1960 verstärkt Verwendung fand. Der Sonderausschuss Radioaktivität hat in den Jahren 1958, 1959 und 1963 umfassende Berichte veröffentlicht, die den Beginn einer systematischen Datenerfassung und -bewertung auf dem Gebiet der Umweltradioaktivität darstellten.

Mit der Umsetzung des Vertrags zur Gründung der Europäischen Atomgemeinschaft (EURATOM) in deutsches Recht und nachdem der EURATOM-Vertrag am 1. Januar 1958 in Kraft getreten war, übernahm die Bundesrepublik Deutschland auch Verpflichtungen zur Überwachung der Umweltradioaktivität. In Artikel 35 dieses Vertrages wird die Schaffung von Einrichtungen zur Überwachung der Radioaktivität der Luft, des Wassers und des Bodens vorgeschrieben (Lebensmittel kamen später dazu). Gleichzeitig wurde der Kommission der Europäischen Gemeinschaften zugestanden, Arbeitsweise und Wirksamkeit der Überwachungseinrichtungen zu überprüfen. Damit die Kommission ihre Überwachungs- und Koordinierungsfunktionen ausüben kann, haben ihr die Mitgliedstaaten nach Artikel 36 die Ergebnisse der Umweltradioaktivitäts-Überwachung in regelmäßigen Zeitabständen mitzuteilen.

Während die Mitarbeit im Sonderausschuss Radioaktivität sich im Wesentlichen auf unabhängig voneinander arbeitende Forschungsanstalten und Universitätsinstitute erstreckt hatte, machten die mit dem EURATOM-Vertrag eingegangenen Verpflichtungen den Aufbau eines amtlichen Messstellennetzes erforderlich. Die Überwachung der Umweltradioaktivität wurde eine Angelegenheit des Bundes und der Länder. Es wurden weitere Messstellen eingerichtet und die Aufgaben neu verteilt. Im Jahr 1961 war dieses Überwachungssystem etabliert. Es wies dem Bund die Überwachung der Radioaktivität der Luft, der atmosphärischen Niederschläge, der Bundeswasserstraßen und des Meeres zu, den Messstellen der Länder die der übrigen Umweltbereiche, insbesondere der Lebensmittel und Futtermittel.

Warum das Thema Radioaktivität die Öffentlichkeit damals so stark beschäftigt hat, warum die Notwendigkeit für den Aufbau eines mit hohen Kosten verbundenen Messnetzes von Bund und Ländern reibungslos akzeptiert wurde, ist gut zu

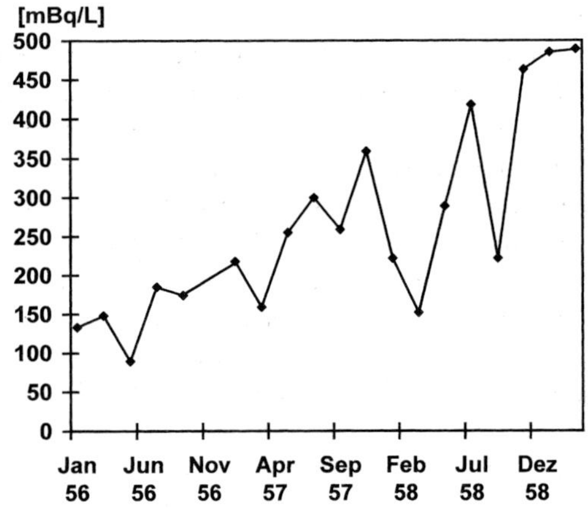

Abb. 5.1 Anstieg des Sr-90-Gehalts der Kuhmilch von August 1955 bis März 1959. Monatsmittelwerte von Proben aus dem Gebiet der Bundesrepublik Deutschland, etwa 10 bis 30 Proben pro Monat, nach [322].

verstehen, wenn man sich anhand von Abb. 5.1 in die damalige Situation versetzt. Die (mit gelegentlichen Unterbrechungen) fortgesetzten oberirdischen Kernwaffenversuche verursachten einen bedrohlich wirkenden Anstieg von Sr-90 in der Milch. Noch waren es wenige Bq pro Liter – aber die Tendenz nach oben war erschreckend. Und es war nicht nur die Milch und nicht nur Sr-90.

Leitstellen Umweltradioaktivität

Gleichzeitig mit dem Messstellennetz wurde ein System von Leitstellen eingerichtet, die folgende Aufgaben übernahmen: Auswertung der Ergebnisse der Umweltradioaktivitätsüberwachung, Entwicklung von Probenahme-, Analysen- und Messverfahren, Forschungsarbeiten über die Kontaminationsketten (Nahrungsketten), Beratung der Bundesregierung in Fragen der Umweltradioaktivität, Mitherausgabe der Vierteljahresberichte *Umweltradioaktivität und Strahlenbelastung* [304].

Von den zunächst neun Leitstellen interessieren uns hier vor allem die drei, die für Lebensmittel zuständig waren:

- Die Bundesforschungsanstalt für Fischerei, Hamburg, für Fische, Fischprodukte, Krusten- und Schalentiere, Wasserpflanzen, Plankton;
- Die Bundesanstalt für Milchforschung, Kiel, für Milch und Milchprodukte;
- Die Bundesforschungsanstalt für Lebensmittelfrischhaltung, Karlsruhe (ab 1974 BfA für Ernährung) für Fleisch, Getreideprodukte, Gemüse, Obst, Kartoffeln, Babynahrung, Gesamtnahrung.

Der erste nach Artikel 36 des EURATOM-Vertrags vorgesehene Bericht wurde im 4. Quartal 1958 erstattet. Um das Interesse der Öffentlichkeit an der Entwicklung der Umweltradioaktivität zu befriedigen, wurden ab dem 4. Quartal 1959 Vierteljahresberichte der Bundesregierung herausgegeben, die seit 1968 als Jahresberichte *Umweltradioaktivität und Strahlenbelastung* erscheinen [82]. Sie enthalten die Werte der Überwachung der Umweltradioaktivität in Bereichen von kerntechnischen Anlagen und außerhalb dieser Bereiche im gesamten Staatsgebiet auf der

Basis der Meldungen der amtlichen Messstellen der Länder. Die Information über Ermittlung und Bewertung der Strahlenexposition der Bevölkerung aus den vorliegenden Messwerten ist ebenfalls ein wichtiger Teil dieser Jahresberichte.

Überwachung kerntechnischer Anlagen

In dem Maß, wie nach dem Teststopabkommen von 1963 allmählich die Bedeutung des Fallout abnahm, wurde die Überwachung der Umgebung einer zunehmenden Zahl kerntechnischer Anlagen der ausschlaggebende Faktor für den weiteren Ausbau und die Erweiterung der Funktionen des Messstellennetzes und der Leitstellen. Der erste Forschungsreaktor der Bundesrepublik wurde 1957 in Garching in Betrieb genommen und 1961 folgte der erste Elektrizität liefernde Kernreaktor, das Versuchs-Atomkraftwerk (VAK) Kahl am Main. In den Jahren 1966 bis 1968 folgten die Kraftwerke Grundremmingen, Lingen an der Ems und Obrigheim am Neckar. Bis 1988 ging fast jedes Jahr ein weiterer Reaktor ans Netz.

Auf der Grundlage des Atomgesetzes (Gesetz über die friedliche Verwendung der Kernenergie und den Schutz gegen ihre Gefahren vom 23. Dezember 1959) und der Strahlenschutzverordnung (Verordnung über den Schutz vor Schäden durch ionisierende Strahlen vom 13. Oktober 1976) wurden die Einzelheiten der Überwachung durch die „Richtlinie zur Emissions- und Immissionsüberwachung kerntechnischer Anlagen“ [305] festgelegt. Immissionen in der Umgebung kerntechnischer Anlagen werden vom Betreiber in den Medien Wasser, Luft, Boden, Bewuchs und Sediment überwacht, während sich die Programme der Messstellen vorwiegend auf die Überwachung der Ernährungsketten auf dem Land und im Wasser erstrecken.

Um die für die Überwachung benötigten Analysen- und Messverfahren auf eine einheitliche Basis zu stellen, wurden (und werden) von den Leitstellen Messanleitungen erstellt und in Form einer Loseblattsammlung veröffentlicht [9]. Außerdem werden von den Leitstellen zur Kontrolle der angewandten Methoden Ringversuche unter Beteiligung der amtlichen Messstellen und der Betreiber von kerntechnischen Anlagen durchgeführt.

Zusätzlich zu dem System der Mess- und Leitstellen wurden ab Ende der 70er Jahre von den Ländern, in denen kerntechnische Anlagen existieren, *Kernkraftwerks-Fernüberwachungssysteme* (KFÜ) eingerichtet. Mit diesen Systemen werden sicherheitsrelevante Messwerte jedes Kernkraftwerks automatisch erfasst und online an die atomrechtlichen Aufsichtsbehörden weitergeleitet.

Zum Erfahrungs- und Ideenaustausch zwischen den Mitarbeitern der Messstellen der Länder und Leitstellen des Bundes wurden schon seit der Aufbauzeit des Überwachungssystems *Fachgespräche zur Überwachung der Umweltradioaktivität* veranstaltet und die Texte der dort gehaltenen Vorträge veröffentlicht. Als vom 15. bis 17. April 1986 das sechste Fachgespräch in Karlsruhe stattfand, bei dem des dreißigjährigen Bestehens des Systems der Überwachung der Umweltradioaktivität in der Bundesrepublik gedacht wurde, ahnte keiner der Teilnehmer, welche schwierigen Aufgaben zwei Wochen später auf sie zukommen würden. Man diskutierte über Themen wie Ra-226/228 in Paranüssen und über die verwegene Idee eines schwäbischen Professors, das (angebliche) Waldsterben sei die Folge der Einwirkung radioaktiver Abgase aus Kernreaktoren [306]. Der im Rückblick bemerkenswerteste, weil geradezu prophetische Beitrag in diesem Tagungsband stammte von Arnold Wiechen, Leiter der Leitstelle für die Überwachung der Umweltradioaktivität an der Bundesanstalt für Milchforschung, Kiel, und trug den Titel „Vereinheitlichung der Radioaktivitätsüberwachung in der Umwelt". Dort heißt es:

„Die föderative Struktur der Bundesrepublik hat auf dem Gebiet der Radioaktivitätsüberwachung Reibungsverluste zur Folge. Zentralistische Systeme tun sich in vieler Hinsicht leichter, durch technologische Entwicklungen erforderlich werdende Überwachungsaufgaben zu organisieren. Um auch in einem föderativen Staat, wie dem unseren, eine sachgerechte, funktionsfähige Radioaktivitätsüberwachung zu installieren und zu garantieren, dass diese Aufgabe in allen Ländern weitgehend gleichgerichtet wahrgenommen wird, sind Initiativen und das Erreichen eines Konsenses erforderlich".

Einen entsprechenden Konsens zwischen Bund und Ländern gab es hinsichtlich der Überwachung der Kernkraftwerke in der Bundesrepublik, festgelegt in der erwähnten Richtlinie zur Emissions- und Immissionsüberwachung von 1979. Was fehlte, war eine zweite Richtlinie, die der Koordinierung der Zuständigkeiten für die Überwachung des Kernwaffen-Fallout und der Überwachung möglicher Fernwirkungen bei Störfällen in kerntechnischen Anlagen des Auslands dienen sollte. Einen entsprechenden Richtlinienentwurf gab es bereits seit 1981, aber eine Einigung darüber stand noch aus, vor allem weil einige Länder zusätzliche Kosten für die Überwachung vermeiden wollten. Wie sehr Wiechens Aufforderung zum Konsens und zur Vereinheitlichung gerade bei der Überwachung von Fernwirkungen angebracht war, sollte sich zwei Wochen später zeigen, als das Fehlen einer klaren Kompetenzenverteilung entscheidend zum Informationschaos nach der Tschernobylkatastrophe beitrug.

5.2 Maßnahmen in der Bundesrepublik Deutschland nach dem Reaktorunfall von Tschernobyl

Nachdem die Fallout-Radioaktivität in den 80er Jahren auf ein unbedeutendes Niveau zurückgegangen war, gab es für das System der Radioaktivitätsüberwachung in der Bundesrepublik zwei sehr verschiedenartige Aufträge: zum Einen die Routineüberwachung kerntechnischer Anlagen auf deutschem Boden, zum Anderen das Bereitstehen für Messungen, Bewertungen, Risikoabschätzungen im Fall einer schwerwiegenden Radioaktivitätsfreisetzung aus einem der deutschen Kernkraftwerke. Für Katastrophenschutzmaßnahmen sind nach den Regelungen des Grundgesetzes die Länder und die regionalen Katastrophenschutzbehörden zuständig. Der Bund trägt die Verantwortung für Maßnahmen zur Verringerung der Strahlenexposition unterhalb der Eingreifrichtwerte des Katastrophenschutzes und wenn ein größeres, insbesondere Landesgrenzen überschreitendes Gebiet betroffen ist. An der Unterschiedlichkeit der in den Ländern geltenden Katastrophen-

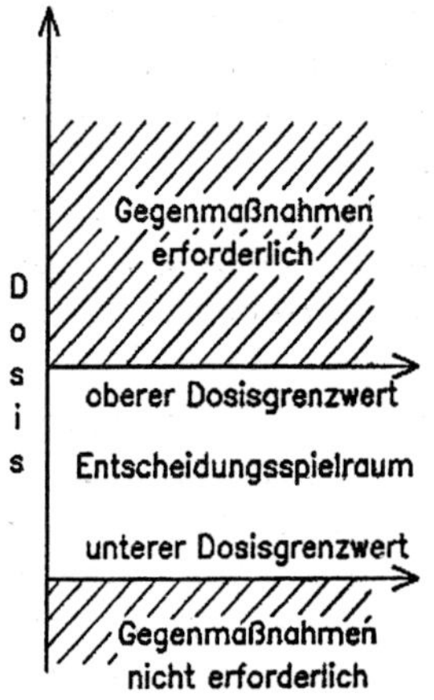

Maßnahmen:

Eingriffe in die Lebensmittelversorgung		Evakuierung
Ganzkörperdosis	Einzelorgandosis	Ganzkörperdosis
50 mSv	500 mSv	500 mSv
5 mSv	50 mSv	50 mSv

Abb. 5.2 Dosisgrenzwerte für Gegenmaßnahmen bei einer nuklearen Katastrophe, nach Empfehlungen der Internationalen Strahlenschutzkommission ICRP [246].

einsatzpläne störte man sich in der Zeit vor Tschernobyl nicht. Man ging davon aus, dass bei einem Reaktorunfall in Bayern der bayerische Katastrophenschutz und in Niedersachsen der niedersächsische zuständig sei. Auf die Möglichkeit einer Reaktorkatastrophe in der fernen Sowjetunion, mit Auswirkungen auf die gesamte Bundesrepublik, war man schlecht vorbereitet.

Wie überall, wo es kerntechnische Anlagen gibt, stützten sich die Einsatzpläne für den Fall einer Nuklearkatastrophe auf Empfehlungen der *Internationalen Strahlenschutzkommission* (ICRP). Ab welcher Strahlenexposition im Fall einer Nuklearkatastrophe staatliche Maßnahmen erwogen werden sollen und ab welcher Dosis sie erforderlich sind, war in der ICRP-Veröffentlichung 40 von 1984 [246] festgelegt worden (Abb. 5.2). Demnach sind bis zu einer effektiven Dosis (1984 sagte man Ganzkörperdosis) von 5 mSv keine Gegenmaßnahmen erforderlich. Zwischen 5 und 50 mSv gibt es einen Entscheidungsspielraum für die zuständige Behörde. Oberhalb 50 mSv werden Eingriffe in die Lebensmittelversorgung für erforderlich gehalten, beispielsweise ein Verbot des Verkaufs von Frischmilch. Eine Evakuierung der Bevölkerung braucht bei Dosen bis zu 50 mSv nicht erwogen zu werden, ab 500 mSv ist sie erforderlich. (Inzwischen gibt es neuere Stellungnahmen der ICRP zu Strahlenschutzmaßnahmen bei länger anhaltender Exposition der Bevölkerung [307, 308]. Gegenüber ICRP 40 werden die Bedingungen für zu treffende Maßnahmen genauer beschrieben, ohne Grundsätzliches zu ändern.)

Entscheidungen der Strahlenschutzkommission (SSK)

In der Nachfolge der Fachkommission Strahlenschutz wurde 1974 die Strahlenschutzkommission als eigenständiges Beratungsorgan des für Strahlenschutz zuständigen Ministeriums gegründet. Das war damals das Bundesministerium des

Innern, seit 1986 ist es das Bundesministerium für Umwelt, Naturschutz und Reaktorsicherheit (BMU). Die SSK besteht aus mindestens 14 Mitgliedern aus Universitäten und anderen staatlichen oder privaten Institutionen, die vom BMU in der Regel für drei Jahre berufen werden. Die Mitgliedschaft in der SSK ist ein persönliches Ehrenamt und die Mitglieder dürfen nicht an Weisungen gebunden sein. Einzelheiten über die Arbeit der SSK, ihre Satzung, ihre Mitglieder findet man im Internet unter www.ssk.de. Dort kann man auch die Jahresberichte der SSK als pdf-Datei abrufen.

Obwohl die Kommission bereits 12 Jahre vor Tschernobyl ihre Tätigkeit begann, hatte die Öffentlichkeit von ihrer Existenz zunächst kaum Kenntnis genommen. Das änderte sich dramatisch nach der sowjetischen Reaktorkatastrophe. Die dann von der SSK ausgesprochenen Empfehlungen sind in Kapitel 4 genannt worden. Als sich die Kommission am 2. Mai 1986 erstmals zu der durch den Reaktorunfall in Tschernobyl entstandenen Situation äußerte, zeigten die vorliegenden Messwerte keine Wahrscheinlichkeit einer Überschreitung von 5 mSv – also nach den ICRP-Empfehlungen kein Erfordernis von Gegenmaßnahmen. Die Risikoabschätzung wurde aber durch das Fehlen von konkreten Informationen aus der Sowjetunion sehr erschwert. Man konnte nicht ahnen, welche Aktivitäten in Tschernobyl noch freigesetzt würden und wie viel davon das zentraleuropäische Gebiet erreichen würde. In einem solchen Fall großer Unsicherheit wird jede Kommission lieber zuviel als zuwenig Vorsicht walten lassen. So empfahl die SSK einen Grenzwert von 500 Bq/L für I-131 in Milch und einige andere Maßnahmen (Tab. 4.5). Heute ist klar, dass 5 mSv selbst in dem am stärksten betroffenen Voralpengebiet nicht erreicht wurden (Abb. 4.13), also eine Katastrophensituation nach den Maßgaben der ICRP in der Bundesrepublik nicht bestand. In der Erwartung weiterer radioaktiver Depositionen aus Tschernobyl wurden von den für Katastrophenschutz Zuständigen in den Bundesländern zum Teil stark voneinander abweichende Entscheidungen getroffen und von manchen örtlichen Behörden wurden Maßnahmen ergriffen, die nicht mit denen der betreffenden Landesregierung abgestimmt waren. Eine der unumstrittensten Lehren aus Tschernobyl war die, dass gesetzliche Regelungen getroffen werden müssten, die einen solchen Kompetenz-Wirrwar in Zukunft vermeiden würden. Noch im Jahr des Tschernobylunfalls wurde das *Strahlenschutzvorsorgegesetz* (StrVG) vom 19. Dezember 1986 verabschiedet, das aus dieser Einsicht die Konsequenz zieht.

Das Strahlenschutzvorsorgegesetz

Das Gesetz dient dem Schutz der Bevölkerung vor Strahlenexpositionen infolge von Ereignissen mit erheblichen radiologischen Auswirkungen. In § 2 nennt das Gesetz die Aufgaben des Bundes, in § 3 die der Länder. Danach hat der Bund die Radioaktivität in Luft und Niederschlägen, in Bundeswasserstraßen und in Nord- und Ostsee sowie die Gamma-Ortsdosisleistung zu ermitteln. Er hat weitere, hier nicht im Einzelnen zu nennende Aufgaben, die mit den Analyse-, Berechnungs- und Auswertungsmethoden, der Bewertung der Daten und der Übermittlung der Ergebnisse an die Länder zusammenhängen. Als Aufgabe der Länder wird die Ermittlung der Radioaktivität in Lebens-, Arznei-, Futter- und Düngemitteln, in Trinkwasser und einigen anderen Medien genannt.

Das Gesetz ermächtigt nach § 6 den Bundesminister für Umwelt, Naturschutz und Reaktorsicherheit Rechtsverordnungen zu erlassen, durch die Kontaminationsgrenzwerte, insbesondere für Lebens- und Futtermittel, und angemessene Berechnungsverfahren, die der Bestimmung dieser Werte zugrunde zu legen sind sowie aus diesen Werten abgeleitete Beschränkungen und Verbote festzulegen. Weiterhin kann die Kontrolle und die Dekontamination von Fahrzeugen sowie die Zurückweisung von Fahrzeugen und Warensendungen an den Bundesgrenzen veranlasst werden (§ 8). BMU kann der Bevölkerung bestimmte Verhaltensweisen empfehlen und Vorsorgemaßnahmen in die Wege leiten, um die radiologischen Auswirkungen so gering wie möglich zu halten (§ 9). Die Empfehlungen sollen im Benehmen mit den zuständigen obersten Landesbehörden ergehen. Nur wenn es sich um ein Ereignis mit ausschließlich örtlichen Auswirkungen handelt, kann die zuständige oberste Landesbehörde Empfehlungen an die Bevölkerung geben.

In § 11 werden die Verwaltungsbehörden des Bundes genannt, die für die Erfüllung der dem Bund zugewiesenen Aufgaben zuständig sind. Für den Lebensmittelbereich sind nach Übernahme der bisher durch die Bundesforschungsanstalt für Ernährung in Karlsruhe wahrgenommenen Aufgaben durch die Bundesanstalt für Milchforschung in Kiel jetzt nur noch zwei Leitstellen tätig. Die Bundesforschungsanstalt für Fischerei in Hamburg ist zuständig für den Bereich Fische und Fischprodukte, die Bundesanstalt für Milchforschung für alle übrigen Lebensmittel sowie Futtermittel, Boden, Bewuchs und Düngemittel.

Trotz der formalen Trennung in die Bereiche „Katastrophenschutz" und „Strahlenschutzvorsorge" können beide Bereiche nicht völlig unabhängig voneinander gesehen werden, da auch innerhalb eines von Katastrophenschutzmaßnahmen betroffenen Bereichs Vorsorgemaßnahmen erforderlich sein können, um eventuelle gesundheitliche Schäden in der Bevölkerung zu minimieren. Als Unterlage zur Einschätzung der Notwendigkeit von Katastrophenschutzmaßnahmen bei kerntechnischen Notfällen liegt der *Leitfaden für den Fachberater Strahlenschutz der Katastrophenschutzleitung bei kerntechnischen Notfällen* als Veröffentlichung der SSK vor [309]. Er ermöglicht eine rechnerische Dosisabschätzung aus den Eigenschaften der Unfallquelle, den Ausbreitungsbedingungen in der Atmosphäre und sonstigen Einflussfaktoren. Anhand dieser Dosisabschätzung kann der Fachberater Empfehlungen für Vorsorgemaßnahmen erarbeiten und kann die Katastrophenschutzleitung über geeignete Schutz- und Vorsorgemaßnahmen entscheiden.

Neben diesem Leitfaden gibt es einen *Maßnahmenkatalog: Übersicht über Maßnahmen zur Verringerung der Strahlenexposition nach Ereignissen mit nicht unerheblichen radiologischen Auswirkungen,* herausgegeben vom BMU und von dort kostenlos als CD-ROM erhältlich[1)]. Der Maßnahmenkatalog dient in erster Linie der Auswahl von Schutzmaßnahmen. Hierzu werden die vorhandenen Informationen über die Unfallquelle und Kontaminationswerte von Lebensmitteln und anderen

1) Anschrift: Bundesministerium für Umwelt, Naturschutz und Reaktorsicherheit, Referat RS II 6, Postfach 120629, 5304 Bonn.

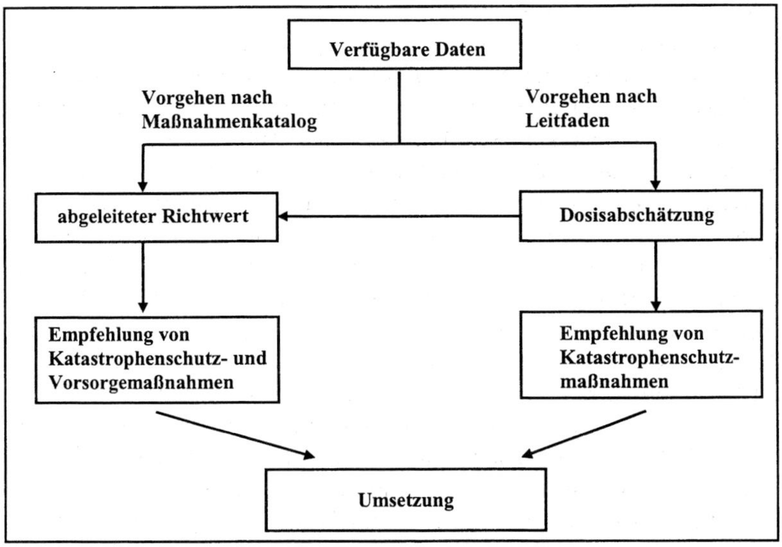

Abb. 5.3 Das Vorgehen im Ereignisfall nach „Maßnahmenkatalog" und „Leitfaden". Quelle: der im Text erwähnte Maßnahmenkatalog.

Umweltmedien sowohl in Form von Messdaten als auch in Form von Prognosedaten herangezogen. Dabei beschränkt der Katalog sich nicht nur auf den Katastrophenschutzbereich. Ausführlich werden auch Maßnahmen der Strahlenschutzvorsorge behandelt.

Das Vorgehen im Notfall (im Ereignisfall, wie es im StrVG heißt) wird durch Abb. 5.3 verdeutlicht. Beide Unterlagen, Leitfaden und Maßnahmenkatalog, stehen in der Anwendung nebeneinander; der Maßnahmenkatalog ersetzt nicht den Leitfaden, sondern ergänzt ihn im Hinblick auf Vorsorgemaßnahmen. Um die Abstimmung zwischen Bund und Ländern im Ereignisfall zu erleichtern und zu einer Harmonisierung der Planungen der Länder untereinander beizutragen, wurden die *Rahmenempfehlungen für den Katastrophenschutz in der Umgebung kerntechnischer Anlagen* entwickelt. Zu der Frage, ob dieses komplexe System der Rechte und Pflichten von Bund- und Länderbehörden in einem erneuten Notfall geeignet wäre, einen Kompetenz-Wirrwarr wie 1986 zu verhindern, gibt es geteilte Meinungen.

IMIS

Wie in § 4 des Strahlenschutzvorsorgegesetzes vorgesehen, sind die bestehenden Messnetze des Bundes und der Länder zu einem rechnergestützten *Integrierten Mess- und Informationssystem zur Überwachung der Umweltradioaktivität* (IMIS) zusammengefasst worden [310]. Nach einer Aufbau- und Probezeit von 1988 bis 1993 ist IMIS seit Ende 1993 in Betrieb. Es ermöglicht eine schnelle und zuverlässige Erfassung und Bewertung bedeutsamer Veränderungen der Umweltradioaktivität und schafft so die Voraussetzung für eine umfassende Information der Öffentlichkeit. Dem BMU werden mit IMIS die Entscheidungsgrundlagen für un-

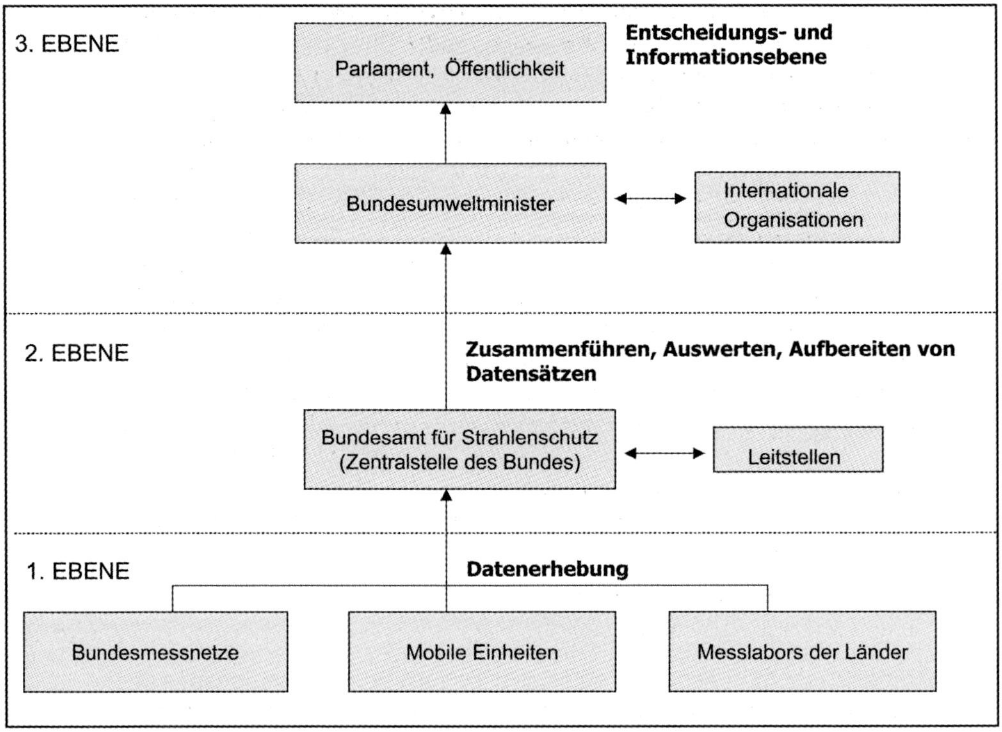

Abb. 5.4 Struktur des Integrierten Mess- und Informationssystems zur Überwachung der Umweltradioaktivität (IMIS), nach [126].

verzügliches Handeln geliefert. Koordinierte Vorsorgemaßnahmen können getroffen werden, um die Bevölkerung so gut wie möglich zu schützen – oder ihr überzeugend mitzuteilen, dass besondere Vorsorgemaßnahmen nicht erforderlich sind. IMIS ist dazu in drei Ebenen aufgebaut: Datenerhebung, Aufbereitung und Entscheidung (Abb. 5.4).

Ebene 1: Datenerhebung

Der Bund verfügt über mehr als 2000 Messstellen, die von sechs Bundesbehörden betreut werden: Bundesamt für Strahlenschutz (bodennahe Gamma-Ortsdosisleistung, Grundwasser, Trinkwasser, Abwasser, Klärschlamm), Deutscher Wetterdienst (Luft und Niederschlag), Bundesanstalt für Gewässerkunde (Binnengewässer), Bundesamt für Seeschifffahrt und Hydrografie (Küstengewässer) und die erwähnten Leitstellen der Bundesanstalten für Fischerei und für Milchforschung.

Die Länder verfügen über 43 spezialisierte Messlabors, in denen die Radioaktivität von Lebensmitteln und anderen, nach § 3 den Ländern zur Überwachung zugeordneten Substanzen gemessen wird. Um sicherzustellen, dass nach einheitlichen Verfahren und Kriterien vorgegangen wird, ist zwischen Bund und Ländern ein Messprogramm für den Normalbetrieb (*Routinemessprogramm*) [311] und ein

Messprogramm für den Katastrophenfall (*Intensivmessprogramm*) [312] vereinbart worden. Wie viele Messungen an welchen Lebensmitteln in jedem Jahr von jedem der 16 Bundesländer im Rahmen des Routinemessprogramms durchzuführen sind, ist festgelegt. Sollte eine Situation wie nach dem Reaktorunfall von Tschernobyl eintreten, ruft der Bundesumweltminister den Intensivbetrieb aus, der, je nach gegebener Situation, eine zeitliche und örtliche Verdichtung der Probenahmen und Messungen vorsieht. Im Durchschnitt befindet sich etwa alle 15 km eine IMIS-Messstelle zur Bestimmung der bodennahen Gamma-Ortsdosisleistung. Über dieses Messnetz kann der Durchzug einer radioaktiven Wolke zeitnah verfolgt werden. Kommt es zu sehr unterschiedlichen Messergebnissen innerhalb dieses Rasters (denkbar beispielsweise beim Absturz eines Satelliten mit radionuklidbetriebenem thermoelektrischen Generator oder bei einem Unfall beim Transport radioaktiven Materials), können mobile Messeinheiten in den Gebieten zwischen den stationären Messpunkten eingesetzt werden. Jedes Bundesland verfügt über mindestens ein mobiles Messfahrzeug, das Bundesamt für Strahlenschutz über weitere Fahrzeuge und Hubschrauber.

Von den Messstellen der Länder und den Leitstellen des Bundes werden folgende Radionuklide gemessen:

- γ-Strahler, wie I-131, Cs-134 und Cs-137
- β-Strahler, wie Tritium, Sr-89 und Sr-90
- α-Strahler, wie Plutoniumisotope.

Die Ergebnisse werden in Jahresberichten der Länder in gedruckter Form (z.B. Baden-Württemberg [3, 271]) und/oder im Internet (z.B. Hessen unter www.mulf.hessen.de/umwelt/atomaufsicht/strahlenschutz.htm) und in Jahresberichten des Bundes [82] veröffentlicht.

Ebene 2: Zentralstelle des Bundes

Das Bundesamt für Strahlenschutz (BfS) sammelt die von den Bundes- und Ländermessstellen kommenden Daten, wertet sie aus, erstellt Prognosen mit Hilfe von radioökologischen Modellen (wie RODOS und PARK, s. Kapitel 6), dokumentiert und archiviert die Daten und übermittelt sie an das Bundesumweltministerium. Mit dem von BfS entwickelten computergestützten Informationssystem ELAN (Elektronische Lagedarstellung) können in einem Ereignisfall relevante Daten über den Betriebszustand einer kerntechnischen Anlage, über Kontamination der Umwelt und über die aktuelle und die zu erwartende Strahlenexposition der Bevölkerung übersichtlich und thematisch geordnet dargestellt werden. BfS wird im Normalbetrieb und im Ereignisfall durch die Leitstellen [304] unterstützt. Sie prüfen die Daten auf Plausibilität, bestimmen repräsentative Kontaminationswerte und erarbeiten Bewertungsvorschläge. Ferner entwickeln sie Verfahren für Analysen und für die Probenahme und sichern die Qualität durch Vergleichsmessungen und -analysen. Ein Beispiel dafür bietet [313], wo man auch eine Liste der teilnehmenden Mess- und Leitstellen findet.

Ebene 3: Entscheidungsebene

IMIS leitet die ermittelten Daten und Prognosen dem BMU zur Entscheidungsfindung zu. Falls erforderlich, formuliert dieses Ministerium Strahlenschutzempfehlungen. Zu diesem Zweck verfügt es über den erwähnten *Maßnahmenkatalog*, der es gestattet, die Notwendigkeit für das Ergreifen bestimmter Maßnahmen aus direkt messbaren Kontaminationswerten abzuleiten. BMU informiert Parlament und Öffentlichkeit, im Normalfall wöchentlich, im Ereignisfall entsprechend der Lage. Das Parlament wird im Normalfall einmal jährlich durch den Bericht *Umweltradioaktivität und Strahlenbelastung* informiert. Ein regelmäßiger zwischenstaatlicher Daten- und Informationsaustausch erfolgt mit der Schweiz, Frankreich und einer Reihe anderer Länder. Bei außergewöhnlichen Ereignissen werden auch internationale Organisationen täglich informiert, so die Internationale Atomenergieorganisation (IAEA) in Wien und die Kommission der Europäischen Union. Es gibt ein Übereinkommen der EU-Mitgliedsstaaten über die schnelle gegenseitige Unterrichtung bei nuklearen Unfällen und ein Abkommen der IAEA über die frühzeitige Anzeige eines nuklearen Unfalls sowie über Hilfeleistungen bei nuklearen Unfällen und radiologischen Notfällen. Als Alarmierungsnetz der EU steht das System ECURIE (*European Community Urgent Radiological Information Exchange*) zur Verfügung, während die IAEA mit ihren etwa 140 Mitgliedstaaten durch das Schnellinformationsnetz EMERCON (*Emergency Convention*) verbunden ist.

IMIS stellt gegenüber der Situation in den Wochen nach dem Ereignis in Tschernobyl schon insofern einen großen Fortschritt dar, als jetzt die Kommunikation von Daten und sonstigen Informationen zwischen Messstellen, Leitstellen, Zentralstelle des Bundes, zuständigen Länderbehörden und BMU online erfolgen kann. Im Jahr 1986 kamen diese Meldungen ganz überwiegend nur in ausgedruckter Form auf dem Postweg. Für eilige Durchsagen standen nur die Telefondienste zur Verfügung, die in den ersten Tagen nach dem Reaktorunfall derartig überlastet waren, dass oft stundenlang keine Verbindung zustande kam. Sollte sich, was hoffentlich nie der Fall sein wird, nochmals eine Situation wie nach Tschernobyl ergeben, wären die zuständigen Institutionen der Bundesrepublik jedenfalls informationstechnisch besser dafür gerüstet als im Mai 1986.

Über die ständige Weiterentwicklung von IMIS und solcher Hilfsmittel wie RODOS, ELAN, ECURIE kann man sich in den (kostenlos erhältlichen) Jahresberichten des BfS [314] und auf den Webseiten des BfS informieren (www.bfs.de). Eine umfassende Darstellung der amtlichen Überwachung der Umweltradioaktivität und der damit befassten Institutionen bietet [315].

5.3
Das Tauziehen um Grenzwerte

In der Bundesrepublik Deutschland gab es vor Tschernobyl keine lebensmittelrechtlich festgelegten Höchst- oder Grenzwerte für Radionuklide in Lebensmitteln. Für den Strahlenschutz sorgte die *Strahlenschutzverordnung* (StrlSchV), die für Einzelpersonen der Allgemeinbevölkerung einen Höchstwert der Strahlenexposition von 1,5 mSv im Jahr vorsah, für beruflich strahlenexponierte Personen 50 mSv im Jahr. Die Neufassung dieser Verordnung vom 20. Juli 2001 [125] hat die erlaubte Strahlenexposition für die Allgemeinbevölkerung auf 1 mSv und für beruflich Exponierte auf 20 mSv im Jahr reduziert.

Diese Grenzen gelten für den Umgang mit künstlichen Radionukliden; für natürliche Radionuklide nur dann, wenn der Umgang aufgrund ihrer Radioaktivität, ihrer Nutzung als Kernbrennstoff oder zur Erzeugung von Kernbrennstoff erfolgt. Die Verordnung trifft ausdrücklich *keine* Regelungen für stillgelegte Betriebsstätten des Uranerzbergbaus, die Errichtung und den Betrieb von Röntgenanlagen (dafür gibt es eine eigene *Röntgenverordnung*), die Strahlenexposition durch Radon in Wohnungen und durch im menschlichen Körper natürlicherweise enthaltene Radionuklide, durch kosmische Strahlung in Bodennähe und durch Radionuklide, die in der nicht durch menschliche Eingriffe beeinträchtigten Erdrinde vorhanden sind. Wenn es die Ausnahme für Radon in Wohnungen nicht gäbe, müsste so manche Wohnung geräumt werden, da die Strahlenexposition der Bewohner mehr als 1 mSv/Jahr beträgt. Zur Erinnerung: die natürliche Strahlenexposition liegt im Bereich von 1 bis 10 mSv im Jahr (Kapitel 2). Die Verfasser der StrlSchV haben sich nicht mit der Festlegung der genannten Expositions-Grenzwerte begnügt. In § 6 wird gefordert, auch unterhalb der Grenzwerte jede Strahlenexposition so gering wie möglich zu halten. Das klingt sehr wie die nach Tschernobyl von Vielen verbreitete Parole *Jedes Becquerel ist ein Becquerel zuviel.* Die Beschränkung der Strahlenexposition auf 1 bzw. 20 mSv geht auf Empfehlungen der Internationalen Strahlenschutzkommission (ICRP) zurück [11]. Dort wird gefordert *to keep all exposures as low as reasonably achievable, economic and social factors being taken into account* (S. 2). Das wichtige *reasonably* oder sein deutsches Äquivalent kommt allerdings in der StrlSchV nicht vor. In der ICRP-Veröffentlichung liest man auch *Ionizing radiation needs to be treated with care rather than fear* (S. 3). Eine vergleichbare Empfehlung (etwa: der Umgang mit ionisierenden Strahlen verlangt Vorsicht, nicht Angst) sucht man in der StrlSchV ebenfalls vergebens.

Aus den Höchstwerten für die Strahlenexposition kann man, unter Annahme bestimmter Verzehrsmengen und mit Hilfe der Dosiskoeffizienten, Höchstwerte für die spezifische Aktivität in Lebensmitteln ableiten.

Berechnungsbeispiel: Bei wie viel Bq Cs-137 pro kg Gesamtnahrung würde die Ingestionsdosis von 1 mSv pro Jahr überschritten?

Dosiskoeffizient für Cs-137 bei Erwachsenen nach Tab. 1.7: 0,013 µSv/Bq.

Das sind 13 mSv/1 Mio Bq oder 1 mSv/77 000 Bq.

Ein Erwachsener nimmt etwa 2 kg Speisen und Getränke pro Tag zu sich, das sind $2 \times 365 = 730$ kg/Jahr.

77 000 Bq in 730 kg entsprechen 105 Bq/kg.

Bei einer das ganze Jahr anhaltenden Cs-137-Konzentration von über 105 Bq pro kg Gesamtnahrung würde demnach die Ingestionsdosis von 1 mSv überschritten.

Die Festlegung von Höchstwerten der Aktivität in einzelnen Lebensmitteln (wie Weizen) oder Lebensmittelgruppen (wie Getreideprodukte) bedarf weiterer Annahmen über den Anteil, den diese an der Gesamtnahrung haben. Zu berücksichtigen ist, dass nach einem Ereignisfall, wie Tschernobyl gezeigt hat, die Kontamination bestimmter Lebensmittel, wie Blattgemüse, zunächst sehr hoch sein kann, dann aber während der Wachstumsperiode stark abnimmt, die Kontamination also nicht ein ganzes Jahr lang gleichmäßig anhalten wird. Ferner muss berücksichtigt werden, dass auch andere Radionuklide, wie I-131, zugegen sein können, die Grenze von 1 mSv also nicht durch Cs-137 allein ausgeschöpft werden darf.

Man muss zwischen Grenzwerten unterscheiden, die in Normalzeiten gelten (wie 1 mSv für die Allgemeinbevölkerung nach der StrlSchV) und solchen, die für einen begrenzten Zeitraum nach einem Katastrophenfall gelten sollen (wie 50 bis 500 mSv nach ICRP 40) . Im ersteren Fall kann man es sich leisten, sehr niedrige Grenzwerte festzusetzen, im letzteren wird man, da es sich um einen begrenzten Zeitraum handelt, höhere Grenzwerte dulden können, ohne die Bevölkerung durch eine zu hohe interne Strahlenexposition zu gefährden und ohne zu große Lebensmittelmengen vernichten zu müssen. Wer allerdings davon überzeugt ist, dass jede Strahlenexposition durch künstliche Strahlenquellen schädlich ist, wie gering auch immer, der wird jeden über Null liegenden Grenzwert als zu hoch empfinden.

Wie in Kapitel 4 dargelegt, hat die Strahlenschutzkommission nach Tschernobyl für I-131 in Milch einen Grenzwert von 500 Bq/L empfohlen. Brüssel verordnete am 30. Mai 1986 für die Einfuhr aus Drittländern Radiocäsium-Grenzwerte von 370 Bq/L in Milch, 370 Bq/kg in Babynahrung und 600 Bq/kg in sonstigen Lebensmitteln. Später galten diese Grenzwerte auch für den Handel innerhalb der EU. Diese Verordnung war zunächst bis 30. September 1986 terminiert, wurde dann aber mehrfach verlängert, zuletzt bis zum 31. 3. 2010 (durch EG-Verordnung 616/2000 vom 20. 3. 2000).

Die EU-Kommission wurde 1987 vom Rat der EU ermächtigt, für eventuelle künftige Notstandsituationen eine Verordnung vorzubereiten, die zulässige Höchstwerte an Radioaktivität in Lebensmitteln und Futtermitteln festlegt, um sie im Ereignisfall in Kraft zu setzen [255]. Die Geltungsdauer der Notfall-Verordnung darf drei Monate nicht überschreiten, wenn sie nicht erneuert wird. Eine erste Fassung vom Dezember 1987 enthielt noch keine Höchstwerte für Babynahrung und flüssige Nahrung. Die in zwei neuen Verordnungen von 1989 angegebenen Höchstwerte werden in Tab. 5.1 genannt. Während sich die unmittelbar nach Tschernobyl erlassene EWG-Verordnung vom 6. Mai 1986 auf Höchstwerte für I-131 beschränkte und die vom 30. Mai 1986 für Radiocäsium (Kapitel 4), weist Tab. 5.1 auch Höchstwerte für Sr-90 und für α-Strahler aus.

In einer weiteren Verordnung vom März 1990 wurden auch Höchstwerte für Cs-134/137 in *Futtermitteln* festgelegt: 1250 Bq/kg für Schweinefutter, 2500 für Futtermittel für Geflügel, Lamm und Kalb, 5000 für Futter sonstiger Tierarten [318]. Was noch fehlt, sowohl hinsichtlich der Höchstwerte für Nahrungsmittel wie der für Futtermittel, sind Angaben über die Messgenauigkeit, die in einer Notfallsituation, wenn alle Messeinrichtungen überlastet sind, erwartet werden kann. Die Angabe von Messwert-Toleranzen, auch die der anzuwendenden Messverfahren, sollte Bestandteil jeder Festlegung von Höchstwerten sein. Ist der Höchstwert für Radiocäsium in Milch schon dann überschritten, wenn 1001 Bq/kg gefunden werden?

Tab. 5.1 Nach einem nuklearen Unfall von der Kommission der Europäischen Union in Kraft zu setzende Höchstwerte der radioaktiven Kontamination von Nahrungsmitteln [Bq/kg], nach [316, 317]

Radionuklide	*Babynahrung*	*Flüssige Nahrungsmittel und Milcherzeugnisse*	*Nahrungsmittel von geringer Bedeutung*	*Sonstige Nahrungsmittel*
Strontiumisotope, insbes. Sr-90	75	125	7500	750
Iodisotope, insbes. I-131	150	500	20000	2000
α-Strahler, insbes. Pu-239, Am-241	1	20	800	80
Alle übrigen Nuklide mit HZ von >10 Tg., insbes. Cs-134, Cs-137	400	1000	12500	1250

Das wäre eine völlig praxisfremde Vorgabe. Oder dürfen es 1100 oder vielleicht 1500 Bq/kg sein? Das sollte geregelt werden [319].

5.4 Internationale Maßnahmen

Die Reaktorkatastrophe von Tschernobyl hatte nicht nur für die unmittelbar von radioaktiver Kontamination Betroffenen, sondern für manche Wirtschaftszweige global schwerwiegende Folgen. Um dies an einem Beispiel zu zeigen: von Rindern aus Irland, England und Dänemark stammendes Fleisch wurde Ende 1986 in England in Dosen abgefüllt. Die Herstellerfirma verkaufte 280000 dieser Dosen an einen Abnehmer in Venezuela. Als die Ware im Januar 1987 dort ankam, stellten die venezolanischen Behörden zum Teil etwas über dem EU-Grenzwert von 600 Bq/kg liegende Radiocäsiumgehalte fest und beschlagnahmten die Sendung. Die Ware lag bis Mai 1988 in einem Lagerhaus in Venezuela und verursachte hohe Lagerkosten. Als sie endlich an Bord des Frachters „Reefer Rio" nach Europa zurückkam, weigerten sich die Hafenarbeiter zuerst in Rotterdam, dann in verschiedenen anderen Häfen, die Dosen zu entladen, da sie sich nicht dem von ihnen befürchteten Strahlenrisiko aussetzen wollten. Immer wieder wurde in den folgenden Monaten in der Tagespresse von der von Hafen zu Hafen irrenden „Reefer Rio" berichtet. Schließlich konnte die Ware doch in Rotterdam entladen werden, wo sie sogleich vernichtet wurde, was wiederum mit hohen Kosten verbunden war.

Auch wenn EU-Grenzwerte nicht überschritten wurden, waren aus Europa kommende Lebensmittel auf dem Weltmarkt noch lang nach Tschernobyl nur schwer verkäuflich, oft nur zu reduzierten Preisen. Australien setzte für alle Lebensmittel einen Radiocäsium-Grenzwert von 100 Bq/kg fest, Saudi-Arabien entschied sich für 70, Bangladesh für 50, Iran für 10 Bq/kg. Manche Regierungen dekretierten eine Nulltoleranz für Radioaktivität in importierten Lebensmitteln, ohne zu berücksichtigen, dass die meisten Lebensmittel von Natur aus etwa 100 Bq K-40 pro kg enthalten und außerdem C-14 und Radionuklide der Zerfallsreihen. Unterschiedliche und in manchen Ländern absurd niedrige Grenzwerte wirkten sich als schweres Handelshemmnis aus – zumal manche Hafen- und Zollbehörden gar nicht über nuklidspezifische Messgeräte verfügten. Die importierenden Firmen verlangten im Allgemeinen vom Lieferanten ein Zertifikat, aus dem hervorging, dass die Ware den vom Empfängerland festgesetzten Grenzwert nicht überschritt. Das verursachte zusätzliche Kosten und Unsicherheiten, da Zertifikate oft nicht anerkannt wurden. Nach [286] hat Tschernobyl die Mitgliedstaaten der EU „mehrere Milliarden US $“ gekostet – genauere Angaben seien nicht möglich.

Um derartige Handelshemmnisse zu vermeiden, falls sich nochmals irgendwo eine nukleare Katastrophe ereignen sollte, haben mehrere internationale Behörden Vorschläge zu einer Vereinheitlichung der Grenzwerte erarbeitet. In Tab. 5.2 [320] werden die von der *Codex Alimentarius Commission* (CAC)[2)] festgelegten Richtwerte für den internationalen Handel nach einem nuklearen Ereignisfall wiedergegeben. Der Bezug zu den Dosiskoeffizienten ist hilfreich, da er die unterschiedlichen Richtwerte verständlich macht. Kleine Dosiskoeffizienten (10^{-8}), wie bei den Cäsiumisotopen, erlauben höhere Richtwerte als die größeren Dosiskoeffizienten (10^{-6} für Erwachsene, 10^{-5} für Kleinkinder) bei den α-Strahlern Am-241 und Pu-239. Leider stimmen die Codex-Richtwerte nicht mit den Höchstwerten der EU-Verordnung überein. Bei Radiocäsium in Babynahrung ist der Codexwert höher als der EU-Wert (im Verhältnis 1000 zu 400 Bq/kg), in allen anderen Fällen ist der Codexwert strenger, beispielsweise für Sr-90 in „sonstigen Nahrungsmitteln“ im Verhältnis 100 zu 750 Bq/kg, für α-Strahler in „sonstigen Nahrungsmitteln“ 10 zu 80 Bq/kg.

Sowohl bei der EU-Verordnung als auch bei den Richtwerten (*guideline levels*) der CAC geht es darum, durch willkürlich niedrig festgesetzte Grenzwerte entstehende Handelshemmnisse zu vermeiden. Die ICRP spricht in der nach Tschernobyl erschienenen Veröffentlichung 63 von *non-intervention levels* [307], von einem Kontaminationspegel unterhalb dessen *keine* einschränkende Maßnahme, keine Intervention erforderlich ist. ICRP geht es weniger um die Vermeidung von Handelshemmnissen als um Empfehlungen an die Behörden, ab welcher durch einen nuklearen Notfall verursachten zusätzlichen Strahlendosis welche Maßnahmen gerechtfertigt erscheinen. Ab einer vermeidbaren Dosis von 50 mSv sei die Empfehlung, Gebäude nicht zu verlassen, also sich nicht im Freien aufzuhalten, „fast immer gerechtfertigt“, ab 500 mSv Schilddrüsendosis die Verabreichung von Iodpräparaten, ab 500 mSv Ganzkörperdosis die Evakuierung – und ab 10 mSv/Jahr

2) Die *Gemeinsame FAO/WHO Codex Alimentarius Commission* in Rom wurde 1962 mit der Absicht gegründet, den Welthandel mit Lebensmitteln durch Harmonisierung der lebensmittelrechtlichen Vorschriften zu erleichtern. Derzeit gehören ihr 165 Staaten an.

Tab. 5.2 Für die Situation nach einem nuklearen Unfall im Codex Alimentarius genannte Richtwerte für den internationalen Handel, nach [320]

Größenordnung des Dosiskoeffizienten [Sv/Bq]	*Beispielhafte Radionuklide*	*Richtwert[a)] (Bq/kg)*
Milch und Babynahrung		
10^{-5}	Am-241, Pu-239	1
10^{-7}	I-131, Sr-90	100
10^{-8}	Cs-134, Cs-137	1000
Sonstige Nahrungsmittel		
10^{-6}	Am-241, Pu-239	10
10^{-7}	Sr-90	100
10^{-8}	I-131, Cs-134, Cs-137	1000

a) Die genannten Richtwerte sind nur für den Fall der radioaktiven Kontamination von Lebensmitteln im internationalen Handel bestimmt und gelten nicht für natürliche Radionuklide, die schon immer in der Nahrung vorhanden waren. Wenn die Richtwerte überschritten werden, soll die betreffende nationale Regierung entscheiden, ob und unter welchen Bedingungen das Lebensmittel in ihrem Gebiet oder unter ihrer Jurisdiktion gehandelt werden darf. Die Richtwerte gelten für ein Jahr nach einem nuklearen Unfall.

seien Einschränkungen des Lebensmittelangebots zu erwägen. Diese 10 mSv/Jahr übersetzt ICRP in einen Kontaminationspegel von 1000 bis 10 000 Bq/kg für β- und γ-Strahler, 10 bis 100 Bq/kg für α-Strahler. Die fast immer gerechtfertigten Interventionspegel entsprechen den bereits in der Veröffentlichung 40 angegebenen oberen Dosisgrenzwerten (s. Abb. 5.1). Zwischen unterem und oberem Dosisgrenzwert bleibt den Behörden ein weiter Entscheidungsspielraum, in dem es von der jeweiligen Situation abhängt, ob ein höherer oder niedrigerer Eingreifpegel gewählt werden soll. Im Übrigen betont ICRP, es sei wichtig, vor dem Verhängen von Interventionen sorgfältig zu prüfen, ob die erwogene Maßnahme für die Bevölkerung mehr Vorteile als Nachteile bringe.

Die Internationale Atomenergie Organisation (IAEA) in Wien hat sehr detaillierte Sicherheitsstandards für den Umgang mit ionisierenden Strahlen und Strahlenquellen herausgegeben [135, 321], die auch auf Maßnahmen bei nuklearen Notsituationen eingehen. Es werden dort Richtwerte für Radionuklidgehalte in Lebensmitteln genannt, die mit den im Codex Alimentarius festgelegten identisch sind, sie werden aber nicht, wie im Codex, *Guideline Levels* genannt, sondern *Generic Action Levels,* Allgemeine Interventionspegel. Im Notfall sind *Specific Action Levels* davon abzuleiten, Spezifische Interventionspegel, die in einer Katastrophensituation je nach örtlichen und zeitlichen Umständen festgelegt werden müssen und die eventuell erheblich höher sein können als die Allgemeinen Interventionspegel, beispielsweise wenn Lebensmittelknappheit herrscht. Insofern besteht Übereinstimmung zwischen den Vorgaben der ICRP und denen der IAEA. Es wäre sehr sinnvoll, die Eingreifwerte der EU diesen internationalen Empfehlungen anzupassen, um nicht doch wieder durch unterschiedliche Grenzwerte Unsicherheit entstehen zu lassen.

6
Transfer von Radionukliden in Nahrungsketten

Dieses Kapitel könnte auch *Radioökologie* oder Radioökologische Aspekte überschrieben werden. Es soll hier nicht das Verhalten der Radionuklide in der gesamten Umwelt interessieren, sondern speziell deren Verhalten in den Nahrungsketten. Forschungsarbeiten auf diesem Gebiet haben meist einen praktischen Hintergrund. Zum Einen kann man in der Radioökologie gewonnene Erkenntnisse häufig auf das Verhalten nicht-radioaktiver Nuklide übertragen und erhält so für die Landwirtschaft nützliche Informationen über Böden und zur Pflanzen- und Tierernährung, zum Anderen benötigt man Daten über den Radionuklidtransfer als Basis von Rechenmodellen, die Vorhersagen über die Strahlenexposition des Menschen nach Freisetzung von Radionukliden erlauben. Dabei kann es sich sowohl um die in sehr engen Grenzen erlaubte Abgabe gewisser Radionuklide aus kerntechnischen Anlagen handeln, wie um die Folgen von nuklearen Unfällen. Zum Dritten bieten radioökologische Kenntnisse eine wichtige Grundlage zur Entwicklung von Verfahren, die eine Minimierung der Kontamination von Lebensmitteln ermöglichen sollen – ein Thema, das in Kapitel 7 behandelt wird.

Die Grundlagen der Radioökologie wurden in den 1950er bis 70er Jahren gelegt und es gibt eine sehr umfangreiche Literatur aus dieser Zeit. Um nicht ins Uferlose zu geraten, werden in diesem Kapitel überwiegend Veröffentlichungen aus jüngster Zeit zitiert, die zeigen sollen, welche Aspekte der Erforschung der Nahrungsketten in den letzten Jahren vor allem bearbeitet wurden.

6.1
Verteilung der Radionuklide im Boden

Böden, die den Pflanzen als Kultursubstrat dienen, bestehen aus organischen und mineralischen Bestandteilen und aus wechselnden Anteilen Wasser und Luft. Der mineralische Anteil wird nach (abnehmender) Teilchengröße in Sand-, Schluff- und Tonfraktionen eingeteilt und enthält außerdem Mineralstoffe und Spurenelemente, die teils durch Verwitterung von Gestein, teils durch mikrobiologische Zersetzung von organischen Stoffen wie Ernterückständen, Gründünger oder Laub freigesetzt werden und teils durch Staubablagerung und Regenauswaschung aus der Atmosphäre in den Boden gelangen.

Frisch deponierter Fallout sitzt zunächst (soweit er nicht durch Bewuchs abgefangen wurde) auf der Oberfläche der Böden und wird durch Regen- oder Schmelzwasser allmählich in tiefere Bodenschichten befördert. In landwirtschaftlich genutzten Böden wird dieser Prozess durch die Bodenbearbeitung stark beeinflusst. Innerhalb von einigen Jahren ist die auf Ackerboden deponierte Radioaktivität durch die Wirkung von Pflügen, Grubbern, Eggen, sowie von bodenbiologischen Prozessen und Niederschlägen in einer Schicht von 20–30 cm mehr oder weniger gleichmäßig verteilt. Migrationsstudien werden im Allgemeinen entweder an mit Sicherheit unbearbeiteten Böden oder an künstlichen Erdsäulen (Lysimeter u. a.) durchgeführt.

Untersuchungen über die vertikale Wanderungsgeschwindigkeit von Radionukliden interessieren vor allem im Hinblick auf die Frage, wie hoch die Konzentration bestimmter Radionuklide zu verschiedenen Zeitpunkten nach einer Deposition in denjenigen Bodenschichten sein wird, aus denen landwirtschaftlich genutzte Pflanzen Nährstoffe aufnehmen. Bei γ-Strahlern, wie Cs-137, ist ein weiterer Gesichtspunkt von Interesse: die von einem Boden nach oben abgegebene Strahlung hängt erheblich davon ab, wie tief das betreffende Radionuklid bereits in den Boden eingedrungen ist [323]. Bei nasser Deposition wird ein Anteil der deponierten Radionuklide durch Poren und Risse im Boden bis in eine Tiefe eingespült, die meist einige Zentimeter nicht überschreitet. Das entstandene Tiefenprofil der Radioaktivität bleibt dann in einem ungestörten Boden lange Zeit stabil und wandert jährlich nur wenige Millimeter bis Zentimeter nach unten. Mit welcher Geschwindigkeit der Migrationsprozess erfolgt, hängt einerseits von den chemisch-physikalischen Eigenschaften der Radionuklide ab, andererseits von der Beschaffenheit der Böden. Auch Klimabedingungen haben einen Einfluss.

Ergebnisse von Untersuchungen, die 1984 und 1990, also vor und nach Tschernobyl, an leichtem, humosen Sandboden einer Dauerweidefläche in Schleswig-Holstein durchgeführt wurden, gibt Abb. 6.1 wieder. Das Tiefenprofil hat sich bei Sr-90 von 1984 bis 1990 bemerkenswert wenig verändert. Die Unterschiede zwischen 1984 und 1990 liegen im Bereich des zu erwartenden Gesamtfehlers der Methode. Da durch den Tschernobylunfall kein zusätzliches Sr-90 deponiert wurde, ist die 1990 gemessene Aktivität nicht signifikant höher als im Jahr 1984. Ein geringer Anteil der Sr-90-Aktivität ist bis in eine Tiefe von 70 cm vorgedrungen (tiefere Bohrungen wurden nicht vorgenommen). Hinsichtlich Cs-137 ist bis in eine Tiefe von etwa 20 cm in den Proben von 1990 eine deutlich höhere Aktivität als in denen von 1984 zu erkennen. Die durch Tschernobyl hinzugekommene Radiocäsiumaktivität war in den vier Jahren seit 1986 nicht nennenswert über eine Tiefe von 20 cm vorgedrungen. Cs-137 aus dem Fallout ist kaum über eine Tiefe von 40 cm hinausgelangt.

Eine geringere Migrationsgeschwindigkeit von Cäsiumionen im Vergleich zu Strontiumionen ist auch von vielen anderen Autoren beschrieben worden und wird allgemein auf die starke Bindung der Cäsiumionen an Tonmineralien (wie Illite, Montmorillonite) zurückgeführt. In einem stark tonhaltigen Boden wandert Cs-137 langsamer als in einem tonarmen [325]. Im Allgemeinen führt in mineralischen Böden ein zunehmender Anteil organischer Substanz zu zunehmender

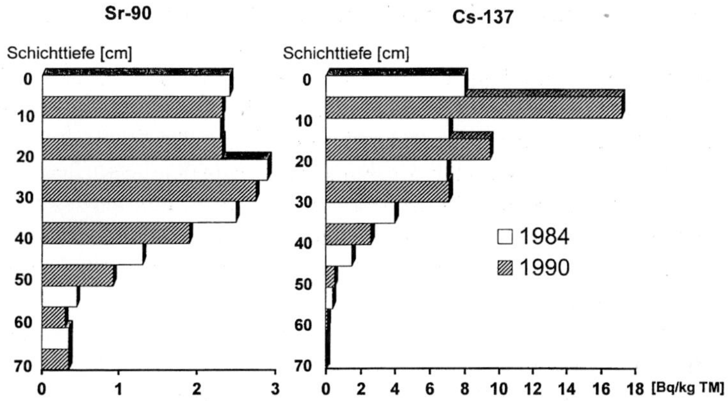

Abb. 6.1 Tiefenprofile von Sr-90 und Cs-137 in einem humosen Sandboden in den Jahren 1984 und 1990; Werte von 1984 sind auf 1990 zerfallskorrigiert, nach [324].

Migrationsgeschwindigkeit der Cäsiumionen – aber ob dies nur am geringeren Gehalt an Tonmineralien liegt oder ob die organische Substanz eine spezifische Wirkung hat, ist umstritten. Nach [326] wird die Adsorption von Cäsiumionen an die mineralische Fraktion des Bodens durch organische Substanz inhibiert, während nach [327] die organische Substanz nur einen geringen Einfluss auf die Adsorption der Cäsiumionen hat.

Untersuchungen auf diesem Gebiet werden durch eine Reihe von Einflussfaktoren erschwert. So spielt in unbearbeiteten Böden mit hohem organischen Anteil die mikrobiologische Aktivität, vor allem das weitverbreitete Myzel der Pilze, in dem Ionen sowohl gespeichert als auch vertikal und horizontal transportiert werden können, eine nicht geringe Rolle [328, 329]. Auch tierische Bodenlebewesen, wie Maulwürfe, Wühlmäuse, Regenwürmer, können das Bodenprofil stören. Trotz der Vielfalt dieser Einflüsse wird immer wieder festgestellt, dass Radionuklide in Böden sehr langsam wandern – und Radiocäsium besonders langsam. In der Umgebung von Nagasaki wurden noch 40 Jahre nach der Explosion der Atombombe über 95% des deponierten Cs-137 in den obersten 10 Zentimetern unbearbeiteter Böden gefunden [330]. In Böden in Weißrussland waren sieben Jahre nach dem Tschernobylunfall etwa 80% des vorhandenen Cs-137 in den obersten 10 cm enthalten, fast 20% in einer Tiefe von 10–50 cm und nur Spuren in Tiefen von über 50 cm. Je nach Bodentyp wanderte Radiostrontium 0,7–1,5 cm, Radiocäsium 0,4–1 cm/Jahr [331]. Verbindungen der Plutonium- und Americiumnuklide bewegen sich ähnlich wenig wie die des Radiocäsiums [332, 333].

6.2
Transfer Boden → Pflanzen

Das starke Interesse an Untersuchungen zum Übergang von Radionukliden vom Boden in Pflanzen hat viel mit der Entwicklung der Kerntechnik zu tun. Ehe ein Kernreaktorbau genehmigt wurde, mussten die Bauherrn/Betreiber nachweisen, dass ein Betrieb der Anlage nicht zur Überschreitung gewisser Höchstwerte der Strahlenexposition bei der Bevölkerung der Umgebung führen würde, wobei sowohl externe wie interne Strahlenexposition gemeint war. Zu welcher externen Dosis die Freisetzung einer bestimmten Aktivität eines Radionuklids führen würde, konnte unter gewissen Annahmen über die Ausbreitung der radioaktiven Wolke und die Aufenthaltsdauer von Menschen in dieser Wolke und auf kontaminiertem Boden abgeschätzt werden. Noch komplexer ist die Aufgabe, Voraussagen über das Verhalten von Radionukliden in der Nahrungskette Luft–Boden–Pflanze–Tier–Mensch zu machen. Würde Radioaktivität in das zum Kühlen verwendete Flusswasser freigesetzt und dieses flussabwärts zur Bewässerung von Anbauflächen verwendet, wäre die Nahrungskette Wasser–Boden–Pflanze–Tier–Mensch wichtig, ebenso wie Wasser–Wasserpflanzen–Fisch–Mensch.

In der Bundesrepublik Deutschland gingen diese Überlegungen in die Strahlenschutzverordnung vom 13. Oktober 1976 ein, in deren § 45 Grenzwerte für die Strahlenexposition der Bevölkerung in der Umgebung kerntechnischer Anlagen genannt wurden. Die Einhaltung dieser Werte war durch Berechnungen nachzuweisen, die in der Richtlinie *Allgemeine Berechnungsgrundlage für die Strahlenexposition bei radioaktiven Ableitungen mit der Abluft oder in die Oberflächengewässer* vom 15. August 1979 [334] beschrieben wurden.[1)] Hier soll zunächst das Glied Boden → Pflanze der Nahrungskette besprochen werden.

Die Berechnungsgrundlage gab für den Übergang vom Boden in Pflanzen *Transferfaktoren* TF an, definiert als

$$\mathrm{TF} = \frac{\text{spez. Aktivität Pflanzenfrischmasse [Bq/kg]}}{\text{spez. Aktivität Bodentrockenmasse [Bq/kg]}}$$

Für Cs-137 wurde TF = 0,05, für Sr-90 TF = 0,20, für I-131 TF = 0,02 genannt, Werte, die aus den entsprechenden US-Richtlinien übernommen worden waren. Eigene Untersuchungen gab es noch nicht, sie wurden dann aber in großem Umfang durchgeführt. Ergebnisse von an den Standorten Hamm, Mülheim-Kärlich und Neupotz von der Landwirtschaftlichen Untersuchungs- und Forschungsanstalt Speyer in den Jahren 1979 bis 1983 vorgenommenen Messungen werden in Tab 6.1 auszugsweise wiedergegeben. Bei Weideaufwuchs und Getreidekörnern stimmen die Ergebnisse einigermaßen mit den oben genannten Transferfaktoren überein, bei anderen Produkten gibt es erhebliche Abweichungen. Transferfak-

1) Spätere Änderungen und Berichtigungen zu dieser Richtlinie und die neue Strahlenschutzverordnung vom 20. Juli 2001 [125], in der es nicht mehr um § 45 geht, sondern um § 47, haben an den damals festgelegten Berechnungsgrundlagen im Prinzip festgehalten.

Tab. 6.1 Auf Pflanzen-Frischmasse bezogene Transferfaktoren Boden → Pflanze für Cs-137 und Sr-90 bei verschiedenen Kulturen, 1979 –1983 an drei Standorten bestimmt, nach [335]

Kultur	*Anzahl der Proben*	*Transferfaktoren*			
		Cs-137		*Sr-90*	
		Mittelwert	*Maximum*	*Mittelwert*	*Maximum*
Weideaufwuchs	20	0,042	0,283	0,37	1,04
Getreidekörner	26	0,063	0,333	0,32	1,25
Kartoffeln	5	0,009	0,015	0,03	0,05
Kopfsalat	11	0,014	0,031	0,16	0,46
Karotten	9	0,008	0,014	0,22	0,42
Spargel	8	0,02	0,040	0,05	0,19
Sauerkirschen	5	0,014	0,019	0,04	0,06
Äpfel	5	0,017	0,025	0,01	0,02
Mittelwert	(89)	0,02	–	0,15	–

toren für viele weitere Radionuklide bietet [336]. Auf I-131 soll in diesem Abschnitt nicht weiter eingegangen werden. Wegen der kurzen Halbwertszeit dieses Radionuklids spielt der Übergang vom Boden über Wurzeln in Pflanzen im Vergleich zum direkten Übergang aus der Luft auf die Pflanzen praktisch keine Rolle.

Für die erforderlichen Untersuchungen entnimmt man die Proben im Allgemeinen der für die Nährstoffaufnahme der meisten Ackerpflanzen wichtigsten Schicht von 20 oder 30 cm Tiefe, beim Boden von Wiesen und Dauerweideflächen nimmt man oft 10 cm. Durch Sieben der Boden-Trockenmasse werden im Allgemeinen Teilchen, die einen größeren Durchmesser als 2 mm haben, abgetrennt. TF ist dimensionslos, da Bq/kg im Zähler und Nenner sich aufheben.

In den Jahren, als radioaktiver Fallout der Kernwaffenversuche die Forschung stark beschäftigte, wurden relativ wenige Feldversuche über die Wurzelaufnahme von Radionukliden durchgeführt. Solange immer von Neuem globaler Fallout auf den Pflanzen deponiert wurde, war es sehr schwierig, oft unmöglich, zu entscheiden, ob in Pflanzen vorhandene Radionuklide über die Wurzeln oder über die Blätter aufgenommen worden waren. Bei Topfversuchen in Gewächshäusern konnte man zwar die Blattkontamination weitgehend vermeiden, es erschien jedoch zweifelhaft, ob die unter diesen künstlichen Bedingungen erhaltenen Ergebnisse die in der Natur ablaufenden Vorgänge richtig wiedergaben. Seit dem Reaktorunfall von Tschernobyl ist inzwischen eine Vielzahl von Berichten über den Transfer Boden → Pflanze und über die den Transfer beeinflussenden Faktoren erschienen. Die Deposition von Radionukliden aus Tschernobyl erfolgte im Wesentlichen Anfang Mai 1986 (Kapitel 4). Untersuchungen über die Wurzelaufnahme wurden nach dieser Zeit nicht durch neue Depositionen gestört, sieht man von der Möglichkeit einer geringen späteren Kontamination durch Resuspension von Bodenaktivität ab.[2)]

Ein Teil der in Tab. 6.1 deutlich werdenden Unterschiede in den Transferfaktoren, beispielsweise beim Vergleich Getreidekörner und Kartoffeln, ist auf den unterschiedlichen Wassergehalt der Produkte zurückzuführen. In dem Bemühen, zu weniger stark variierenden Werten zu kommen, werden in neuerer Zeit meist die auf Pflanzentrockengewicht bezogenen Transferfaktoren verwendet:

$$\mathrm{TF} = \frac{\text{spez. Aktivität Pflanzentrockenmasse [Bq/kg]}}{\text{spez. Aktivität Bodentrockenmasse [Bq/kg]}}$$

Bei einer kritischen Auswertung von über 100 Arbeiten wurden 31 Untersuchungen über den Boden → Pflanze-Transfer von Radiocäsium und Radiostrontium ausgewählt, die bestimmte Bedingungen erfüllten [337]. Nur die vier wichtigsten Bodentypen sollten es sein, das pflanzliche Material sollte von den essbaren Teilen der Pflanze stammen, es sollte gewaschen sein, um es von resuspendierter Aktivität möglichst zu befreien und es sollte nicht aus der Ernte 1986 stammen, damit wirklich nur die Aufnahme über die Wurzeln erfasst würde. Einen Auszug aus dieser Zusammenstellung gibt Tab. 6.2 wieder. Selbst innerhalb *einer* Produktgruppe, wie Getreide, und bei Anbau auf dem gleichen Bodentyp, unterscheiden sich die TF-Werte stark. Der 95% Vertrauensbereich umspannt bei Radiocäsium zwei bis drei, bei Radiostrontium ein bis zwei Zehnerpotenzen.

Für Radiocäsium wurden auf Tonböden meist die niedrigsten, auf organischen Böden die höchsten TF-Werte festgestellt. Für Radiostrontium sind die TF-Werte auf organischen Böden am niedrigsten. Nach den Daten der Tab. 6.2 waren auf allen Böden und bei allen Produktgruppen die Transferfaktoren für Radiostrontium um etwa eine Zehnerpotenz größer als die für Radiocäsium. Dass dies nicht immer gilt, zeigen Ergebnisse von Untersuchungen an Böden und Grasbewuchs in Flussniederungen [338]. In fünf von neun Proben waren die TF-Werte für Cs-137 höher als die für Sr-90.

Den Transfer Boden → Pflanze beeinflussende Faktoren

Die Aufnahme von Radionukliden durch Pflanzenwurzeln wird durch zahlreiche Faktoren beeinflusst. Die wichtigste Rolle spielen meist konkurrierende Kationen, bei Cäsium vor allem K^+ und NH_4^+, bei Strontium vor allem Ca^{2+}. Welcher Anteil des insgesamt im Boden vorhandenen Radiocäsiums und Radiostrontiums den Pflanzenwurzeln in der Bodenlösung zur Verfügung steht, hängt nicht nur vom Bodentyp ab, sondern auch von Bodenstruktur und -porosität, vom pH-Wert, von der Kationen-Austauschkapazität, von der Bodenfeuchtigkeit, von der Aktivität von Mikroorganismen, die Mineralien und organisches Material abbauen können. Radiostrontium ist in calciumarmen Böden mit geringem organischen Anteil gut wurzelverfügbar. Aus dem Fallout der 60er Jahre stammendes Radiocäsium ist

2) Dies gilt allerdings nicht für die Plutoniumnuklide und andere Aktinide, bei denen, wie in Kapitel 2 besprochen, Resuspension eine Hauptquelle der Pflanzenkontamination ist.

Tab. 6.2 Auf Pflanzen-Trockenmasse bezogene Transferfaktoren Boden → Pflanze für Radiocäsium und Radiostrontium in essbaren Teilen verschiedener Pflanzengruppen auf vier Bodentypen, nach [337]

Erntegut	*Bodentyp*	*Radiocäsium*			*Radiostrontium*		
		Empfohlener Wert	*95% Vertrauensbereich*		*Empfohlener Wert*	*95% Vertrauensbereich*	
			von	*bis*		*von*	*bis*
Getreide	Sand	0,021	0,0017	0,25	0,23	0,030	1,7
	Lehm	0,014	0,00045	0,42	0,15	0,022	0,94
	Ton	0,011	0,00057	0,21	0,071	0,022	0,23
	Organisch	0,043	0,0038	0,49	0,030	0,0074	0,12
Kartoffeln	Sand	0,11	0,014	0,89	0,23	0,039	1,4
	Lehm	0,029	0,0029	0,28	0,21	0,053	0,86
	Ton	0,029	0,0034	0,25	0,094	0,028	0,31
	Organisch	0,055	0,0060	0,51	0,017	0,0051	0,055
Grüne Gemüse	Sand	0,21	0,026	1,7	3,2	0,45	22
	Lehm	0,12	0,012	1,2	2,4	0,65	9,1
	Ton	0,066	0,0076	0,58	1,8	0,83	4,0
	Organisch	0,29	0,016	5,5	0,033	–	–
Wurzelgemüse	Sand	0,054	0,0087	0,33	1,5	0,12	20
	Lehm	0,037	0,0015	0,90	1,6	0,19	13
	Ton	0,022	0,0035	0,14	1,4	0,34	5,5
	Organisch	0,079	0,0033	1,9	0,16	0,094	0,26

stärker fixiert, wandert langsamer und ist weniger wurzelverfügbar als das aus Tschernobyl stammende in den ersten Jahren nach 1986 [339]. Nach [340] gilt dies auch für Radiostrontium.

Die von Wurzeln aufgenommenen Ionen werden in der Pflanze weitertransportiert und in verschiedenen Pflanzenteilen unterschiedlich stark akkumuliert. Wie dieser Vorgang der *Translokation* verläuft, hängt nicht nur vom Nuklid und der Pflanzenart ab, sondern auch von zeitlich variierenden Faktoren, wie Klima und Reifegrad. In Untersuchungen, bei denen Weinreben über die Blätter mit Radiocäsiumionen kontaminiert wurden, wanderte das Cs-137 zu einem gewissen Anteil zunächst in die Traubenbeeren und in einem späteren Entwicklungsstadium von da zurück in die Zweige und – überraschenderweise – zum Teil über die Wurzeln in den Boden [341].

Umfangreiche Literatur über den Transfer von Radionukliden vom Boden in die Früchte von Sträuchern und Obstbäumen wurde in [342] zusammengestellt. Nach in Griechenland durchgeführten Untersuchungen gelangte 1986 das aus Tschernobyl kommende Radiocäsium über Blätter und Knospen in das Phloem der Zweige und Äste von Obstbäumen und von da in die Früchte. In den folgenden Jahren in den Früchten gefundenes Radiocäsium stammte ganz überwiegend aus diesem 1986 entstandenen „Vorrat" in der Pflanze. Blätter von *nach* 1986 gepflanzten Bäumen enthielten viel weniger Radiocäsium pro Gewichtseinheit als

Blätter von auf dem gleichen Boden wachsenden älteren Bäumen. Nach Ansicht der Autoren spricht dies für eine geringe Rolle der Wurzelaufnahme für die Kontamination der Früchte [343]. Diese Schlussfolgerung kann sich aber nur auf die besondere Situation nach Tschernobyl beziehen, die in den Obstbaugebieten Griechenlands eine relativ hohe Deposition von Radiocäsium bewirkte. Transferuntersuchungen Boden → Früchte beruhen überwiegend auf im Boden vorhandenen Fallout-Radionukliden der 60er Jahre, die in der Zwischenzeit bis in den Wurzelraum der Bäume gewandert sind. Die Folgen der hohen Tschernobyl-Deposition in Griechenland lassen dagegen die Wurzelaufnahme als unbedeutend erscheinen. In den ersten Jahren nach Tschernobyl kann das von dort gekommene Radiocäsium den Wurzelraum der Obstbäume noch gar nicht erreicht haben.

Die Bestimmung von TF-Werten ist sehr aufwändig und es erscheint kaum möglich, für alle in Frage kommenden Radionuklide, für alle wichtigen Pflanzenarten und alle Bodentypen und verschiedenen Klimazonen Transferuntersuchungen durchzuführen. Mit dem Ziel, den erforderlichen Aufwand zu verringern, hat eine internationale Autorengruppe vorgeschlagen, den TF für Getreide als Referenzwert zu betrachten und mit Hilfe von Umrechnungsfaktoren daraus die TF-Werte für andere Lebensmittelgruppen zu berechnen [344]. Wenn beispielsweise für Getreide ein mittlerer TF-Wert von 0,01 festgestellt wird und für Kohlgemüse 0,07, erhält der Umrechnungsfaktor (*conversion factor*) vom Referenzwert zu Kohlgemüse die Ziffer 7. Ziel ist, für alle wichtigen Lebensmittelgruppen eine Liste von Umrechnungsfaktoren aufzustellen. Auf Böden in Gebieten, in denen bisher noch keine TF-Werte bestimmt wurden, soll der Referenz-TF für Getreide ermittelt und aus diesem sollen mit Hilfe der Liste von Umrechnungsfaktoren TF-Werte für andere Lebensmittelgruppen errechnet werden können. Die von diesen Autoren bereits vorgeschlagenen Umrechnungsfaktoren reichen von 1 für Zwiebeln über 5 für Obst bis 9 für grüne Gemüse.

Wie zuverlässig sich auf diese Weise TF-Werte bestimmen lassen, muss die Praxis zeigen.

Ein anderer Vorschlag zur Vereinfachung der Bestimmung von Transferfaktoren ist der, auf Bodenuntersuchungen zu verzichten und stattdessen die spezifische Aktivität im getrockneten Pflanzenmaterial in Beziehung zu setzen zur Oberflächenkontamination des Bodens, die relativ einfach zu bestimmen oder aus nationalen Monitoring-Programmen bereits bekannt ist. Der auf die Deposition auf der Bodenoberfläche bezogene *aggregierte Transferfaktor*

$$TF_{ag}[\mathrm{m^2/kg}] = \frac{\text{spez. Aktivität Pflanzentrockenmasse [Bq/kg]}}{\text{Aktivität auf der Bodenoberfläche [Bq/m}^2\text{]}}$$

war zunächst vor allem für die Anwendung auf landwirtschaftlich bearbeiteten Böden gedacht, wo die deponierte Aktivität in der für die Wurzelaufnahme von Ackerpflanzen wichtigen Bodenschicht von 20 cm Tiefe gleichmäßig verteilt ist. Wenn man die vorher erwähnten, auf Aktivität im Trockenboden bezogenen TF-Werte zur Unterscheidung von TF_{ag} als TF_P bezeichnet, so kann man rein rechnerisch die beiden Transferfaktoren über die Gleichung

$$TF_{ag} = TF_P/Q_{20}$$

in Beziehung setzen, wobei Q_{20} für die Bodenmasse in einer 20 cm tiefen Schicht unter 1 m^2 Fläche steht [kg/m^2] [345]. In den letzten Jahren sind TF_{ag}-Werte zunehmend auf nicht landwirtschaftlich bearbeitete Böden angewandt worden, in denen die Radionuklidverteilung sehr heterogen sein kann. Für Transferstudien wichtige Parameter, wie das Tiefenprofil eines Radionuklids im Boden oder die Wurzeltiefe einer Pflanze, lassen sich jedoch im Modell der aggregierten Transferfaktoren nicht darstellen. Von eindeutigem Nutzen sind die TF_{ag}-Werte in einer Notfallsituation wie nach Tschernobyl, wenn die schnell zu messende Oberflächenkontamination bekannt ist und daraus Vorhersagen der Kontamination von Ernteprodukten abgeleitet werden sollen. Manche Autoren verwenden statt TF_{ag} den Begriff *areal transfer factor* (ATF) [346].

Boden → Pflanze-Transfer in natürlichen Ökosystemen

Nach Tschernobyl war für die radioökologische Forschung, sobald die kurzlebigen Radionuklide an Bedeutung verloren hatten, im Wesentlichen nur Radiocäsium von Interesse. Wegen dessen starker Bindung an Bodenmineralien in Ackerböden gab es aber nur eine äußerst geringe Wurzelaufnahme in landwirtschaftliche Erzeugnisse. Eine ganz andere Herausforderung bot die bereits in den 60er Jahren beobachtete und nach Tschernobyl noch stärker in Erscheinung getretene Akkumulation von Radiocäsium in Pilzen, Früchten und anderen pflanzlichen Produkten aus Wäldern und anderen halbnatürlichen oder natürlichen Ökosystemen (wie auch in Wild, zu dessen Nahrung diese Produkte gehören). Wie in Kapitel 4 erwähnt, tragen solche Produkte in hohem Maß zur Strahlenexposition der ländlichen Bevölkerung in den waldreichen Gegenden der vom Reaktorunfall in Tschernobyl stark betroffenen Gebiete bei.

Böden, in denen Radiocäsium für Pflanzenwurzeln gut verfügbar ist, zeichnen sich durch geringen Gehalt an Ton und Mineralstoffen aus, durch niedrige pH-Werte und durch hohen Gehalt an organischem Material [347]. Diese Charakterisierung ist für Wald- und Hochmoorböden typisch, meist auch für alpine Weideflächen und Tundren. Auf diesen Böden wachsende Pflanzen sind darauf angewiesen, Nährstoffe möglichst effektiv in ihre Wurzeln aufzunehmen. Die Transportsysteme, die K^+ in die Wurzeln befördern, können das chemisch verwandte Cs^+ nicht ausschließen, obwohl dieses Element, soweit bekannt ist, keine essentielle Funktion im Stoffwechsel der Pflanzen hat.

Da Radiocäsium in solchen Böden – trotz deren geringer Tongehalte – sehr langsam nach unten wandert, befindet sich das Cs-137 des Kernwaffen-Fallout heute noch hauptsächlich in den obersten Schichten, in denen das Wurzelwerk vieler Waldpflanzen und das Myzel von Pilzen besonders stark ausgebildet ist. Pflanzenwurzeln sind im Allgemeinen von der Mykorrhiza symbiotischer Pilze besiedelt, die den Übergang von Nährstoffen aus dem Boden in die Wurzeln vermitteln kann. Die Fähigkeit des im Boden vorhandenen pilzlichen Myzels, Ionen zu speichern und zu transportieren, wurde bereits erwähnt. Die mikrobiologische Aktivität eines Bodens wirkt sich daher auf Transferfaktoren aus, wobei sowohl fördernde wie hemmende Wirkungen möglich sind [348], fördernd für die mit der Mykorrhiza in Symbiose wachsenden Pflanzen, hemmend für andere Pflanzen, für die das im Myzel festgehaltene Radionuklid nicht verfügbar ist. Pilzmyzel stellt den Hauptanteil der Biomasse von Waldböden dar und ist für den langen Verbleib von Radiocäsium in den obersten Schichten dieser Böden von ausschlaggebender Bedeutung [349].

Nach bisheriger Auffassung können nur gelöste Nuklide von Wurzeln aufgenommen werden, ob in Ionenform oder als Komplexverbindung; nach dieser Vorstellung ist für die Akkumulation eines Radionuklids in Pflanzen die Konzentration in der Bodenlösung wichtiger als die Gesamtkonzentration im Boden [347]. Anscheinend gilt dies nur für solche Pflanzen, deren Wurzeln keine Mykorrhiza tragen. Nach neueren Beobachtungen sind pilzliche Hyphen in der Lage, in feinste Poren von mineralischen Partikeln hineinzuwachsen, dort Nuklide aufzunehmen und diese über das Myzel an die Mykorrhiza von Pflanzenwurzeln weiterzugeben – ohne ein Durchwandern der Bodenlösung [350]. Dafür spricht auch die Beobachtung, dass in Böden, in denen Radiocäsium für die meisten grünen Pflanzen nicht verfügbar ist, Pilze sehr wohl Radiocäsium aufnehmen können [165].

Untersuchungen über die Frage, warum am gleichen Standort wachsende Pflanzen ein Radionuklid sehr unterschiedlich akkumulieren können, erfordern die experimentelle Bestimmung von Transferfaktoren, unter Berücksichtigung der Bodenschicht, aus der die verschiedenen Pflanzenarten ihre Nährstoffe beziehen – eine schwierige Aufgabe, da eine Isolierung von Myzel bestimmter Pilzarten aus definierten Bodenschichten kaum möglich ist. Eine Methode zur Überwindung dieses Problems bediente sich der Tatsache, dass die von Tschernobyl stammende Deposition Cs-134 und Cs-137 enthielt, der Fallout aus Kernwaffenversuchen jedoch nur Cs-137. Die Bestimmung des Verhältnisses von Cs-137 zu Cs-134 in oberirdischen Fruchtkörpern von Pilzen und in den verschiedenen Horizonten des dazugehörenden Bodens erlaubte die Zuordnung bestimmter Bodenschichten zu bestimmten Pilzarten [351]. Inzwischen lässt sich diese Methode kaum mehr anwenden, da die Cs-134-Aktivität mit einer physikalischen Halbwertszeit von zwei Jahren abnimmt und inzwischen einen zu niedrigen Pegel erreicht hat, um mit vertretbarem Aufwand bestimmt zu werden.

An drei Waldstandorten bestimmte Transferfaktoren für Cs-137 in Speisepilzen, bezogen auf die Cs-137-Aktivität in den Schichten der dazugehörigen Waldböden, in denen das Myzel dieser Pilze vor allem zu finden ist, werden in Tab. 6.3 wiedergegeben. Trotz des Bezugs auf die maßgebende Bodenschicht weisen die TF-Werte innerhalb einer Spezies erhebliche Schwankungen auf, ausgedrückt durch die Standardabweichungen der Mittelwerte (SD). Noch viel größer sind die Unterschiede zwischen den Spezies. Da gibt es im gleichen Sammelgebiet die ausgesprochenen Cäsiumsammler, wie den Reifpilz, und Arten wie den Waldchampignon, die einen um drei Zehnerpotenzen kleineren TF-Wert aufweisen. Die wohl bekanntesten und am häufigsten gesammelten Speisepilze, Pfifferling und Steinpilz, nehmen eine mittlere Position ein. Überzeugende Erklärungen für diese Unterschiede gibt es bisher nicht. Das Alter der Fruchtkörper ist ohne Ein-

Tab. 6.3 Cs-137-Aktivität von Speisepilzen und Transferfaktoren Boden → Fruchtkörper; Proben der Jahre 1987–1991 von drei Waldstandorten in Oberbayern, nach [352]

Deutscher Name	Lateinischer Name	Anzahl Proben	Cs-137 [Bq/ kg Pilz-Frischmasse]		Transferfaktor[a)] Mittelwert ± SD
			Tiefstwert	Höchstwert	
Reifpilz	*Rozites caperata*	4	2090	3070	2,8 ± 0,5
Semmelstoppelpilz	*Hydnum repandum*	7	2420	15000	2,3 ± 1,2
Trompetenpfifferling	*Cantharellus tubaeformis*	5	1700	3270	2,3 ± 1,5
Heringstäubling	*Russula xerampelina*	5	620	5175	2,0 ± 2,0
Maronenröhrling	*Xerocomus badius*	9	1320	4365	2,0 ± 1,4
Lackbläuling	*Laccaria amethystina*	4	435	5115	1,6 ± 1,3
Ockergelber Täubling	*Russula ochroleuca*	6	1480	3870	1,1 ± 0,5
Habichtspilz	*Sarcodon imbricatus*	5	410	1170	0,59 ± 0,42
Pfifferling	*Cantharellus cibarius*	4	175	840	0,44 ± 0,28
Frauentäubling	*Russula cyanocantha*	5	545	1390	0,30 ± 0,05
Steinpilz	*Boletus edulis*	3	115	395	0,27 ± 0,13
Butterrübling	*Collybia buthracea*	9	37	535	0,16 ± 0,19
Violetter Rötelritterling	*Lepista nuda*	5	32	285	0,14 ± 0,13
Schafporling	*Albatrellus ovinus*	4	120	285	0,09 ± 0,03
Parasol	*Macrolepiota procera*	4	29	130	0,05 ± 0,06
Anisegerling	*Agaricus abruptibulbus*	5	6	115	0,02 ± 0,03
Safranschirmpilz	*Macrolepiota rhacodes*	4	8	47	0,009 ± 0,008
Waldchampignon	*Agaricus silvaticus*	6	2	20	0,004 ± 0,004

a) $\mathrm{TF} = \dfrac{\text{Bq/kg Pilz-Frischmasse}}{\text{Bq/kg Boden des O-Horizonts, Trockenmasse}}$.

fluss. Genetische Faktoren sind sicher sehr wichtig, aber warum es innerhalb einer Gattung, Familie oder Spezies so große Unterschiede gibt, ist unklar. Im Mittel reichern Mykorrhiza-Pilze mehr Radiocäsium an als saprophytisch lebende und diese mehr als parasitisch lebende [353].

In dieser von 1989 bis 1993 durchgeführten Arbeit wurde bei Bodenuntersuchungen in Wäldern an verschiedenen Standorten in Bayern festgestellt, dass in einer Bodentiefe von >6 cm nahezu kein Tschernobyl-Cäsium anzutreffen war. Die Aktivität des Radiocäsiums aus dem Fallout von Kernwaffenversuchen war in den untersuchten Schichten von 2 bis 9 cm Bodentiefe etwa gleich groß. In der Schicht von bis zu 9 cm lagen die höchsten Myzelgehalte vor.

Speziesabhängige Reihenfolgen der Cäsiumakkumulation wie in Tab. 6.1 wurden auch von anderen Autoren beschrieben. Der hier an erster Stelle stehende Reifpilz (auch Runzelschüppling genannt, in manchen Gegenden auch Zigeunerpilz, was Verwirrung schafft, da drei andere, überhaupt nicht verwandte Arten in anderen Gegenden so bezeichnet werden) erwies sich auch in Norwegen [354] und Schweden [355] als einer der stärksten Cäsiumsammler. Der in Deutschland oft durch hohe Radiocäsiumgehalte auffallende Maronenröhrling fiel in gleicher Weise in Polen auf [291].

In einer schwedisch-ukrainischen Gemeinschaftsarbeit [356] wurden in einem Kiefernwald etwa 70 km westlich von Tschernobyl unmittelbar unter den Fruchtkörpern verschiedener Pilzarten Bodenproben entnommen, in 1-cm-Schichten geschnitten und in jeder Schicht unter dem Mikroskop die Myzelanteile so weit wie möglich von den übrigen Bodenbestandteilen getrennt – eine äußerst mühselige Arbeit. Im getrockneten Material von Fruchtkörper, Myzel und Boden wurde die Cs-137-Aktivität bestimmt. Ein Teil der Ergebnisse wird in Abb. 6.2 wiedergegeben. Die höchste Aktivität im Boden und im Myzel wurde in den obersten 1–3 cm gefunden. Wie die Autoren betonen, konnten sie das Myzel verschiedener

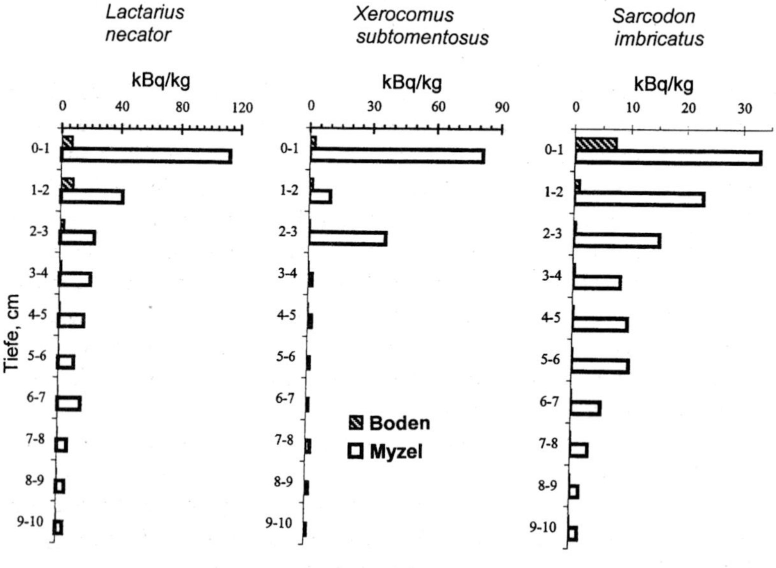

Abb. 6.2 In 1-cm-Schichten bestimmte spezifische Aktivität von Cs-137 im Boden und in dem drei Pilzarten zugeordneten Myzel; Waldboden, westliche Ukraine, 1997/98. Quelle [356], mit Genehmigung des Verlags Elsevier.

Pilzarten nicht unterscheiden. Sie nehmen jedoch an, dass unmittelbar unter einem Fruchtkörper und in dessen näherer Umgebung überwiegend das Myzel zur gleichen Pilzart gehört wie der Fruchtkörper. Das Myzel stellte 0,7–1,4% des Gewichts einer Schicht dar, enthielt jedoch 13% der Radiocäsiumaktivität dieser Schicht, mit großen Schwankungen nach oben und unten. Die spezifische Aktivität in den Fruchtkörpern war im Allgemeinen etwa 10fach höher als im Myzel, maximal 65fach. Die höchste Aktivität im Fruchtkörper, 862 kBq/kg Trockengewicht, wurde in *Paxillus involutus* (Kahler Krempling, giftig) gemessen.

6.3 Transfer Pflanze → Tier

Die erwähnte *Allgemeine Berechnungsgrundlage* [334] gab Transferfaktoren für den Übergang von Radionukliden vom Futter in Fleisch (TF_{Fl}) und Milch (TF_{Mi}) an, definiert als

$$TF_{Fl}[d/kg] = \frac{\text{spez. Aktivität im Fleisch [Bq/kg]}}{\text{Radionuklidaufnahme/Tag [Bq/d]}}$$
$$= \frac{\text{spez. Aktivität im Fleisch [Bq/kg]}}{\text{spez. Aktivität im Futter [Bq/kg]} \times \text{Futteraufnahme [kg/d]}}$$

Für TF_{Mi} wird das Wort Fleisch durch Milch ersetzt. Die Dimension von TF_{Mi} wird meist in d/L ausgedrückt, manchmal in d/kg, was keine Rolle spielt, da Milch etwa die Dichte 1 hat. Die Gewichtsangabe für Fleisch bezieht sich immer auf das Frischgewicht, die für das Futter meistens auch. Wird Trockenfutter verabreicht, muss sowohl die spezifische Aktivität im Futter als auch die Futteraufnahme auf Trockengewicht bezogen werden.

Die Bestimmung von TF-Werten für Fleisch und Milch soll im Zustand der Gleichgewichtsfütterung erfolgen. Den Versuchstieren wird solange eine konstante tägliche Radionuklidmenge (Bq/d) verabreicht, bis die Aktivitätskonzentration des betreffenden Radionuklids in der Milch (Bq/L) oder die spezifische Aktivität im Fleisch (Bq/kg) nicht mehr zunimmt. Es hat sich dann ein Gleichgewichtszustand von Aufnahme in den Tierkörper und Ausscheidung aus dem Organismus eingestellt. Bei Rindern dauert dies im Fall der Verabreichung von Radiocäsium etwa drei Wochen, im Fall des Radiostrontiums wenige Tage. Die erforderliche Zeit hängt ab von der täglich verabreichten Dosis, der Art der Verabreichung (gelöstes Radionuklid oder Fallout-Radionuklid), dem Alter der Tiere und kann je nach Tierart und Radionuklid sehr verschieden sein.

Über die Höhe der bei Berechnungen der Strahlenexposition zu verwendenden TF_{Fl}- und TF_{Mi}-Werte bestand in den 1960er und 70er Jahren noch wenig Klarheit. Wie Tab. 6.4 zu entnehmen ist, wurden die in der *Allgemeinen Berechnungsgrundlage* [334] von 1979 angegebenen Werte in der *Allgemeinen Verwaltungsvorschrift* von 1990 [357] teils nach oben, teils nach unten korrigiert.

Die TF-Werte der Tab. lassen nicht erkennen, dass die Aufnahme von im Futter enthaltenen Radionukliden in den Organismus des Tieres von vielerlei Faktoren

Tab. 6.4 Transferfaktoren Futter → Milch und Futter → Fleisch für Radiostrontium, Radiocäsium und Radioiod, nach Angaben aus den Jahren 1979 [334] und 1990 [357]

Radionuklid	*TF_{Mi} [d/L]*		*TF_{Fl} [d/kg]*	
	1979	*1990*	*1979*	*1990*
Sr-90	0,0008	0,002	0,0006	0,0006
Cs-137	0,012	0,005	0,004	0,03
I-131	0,01	0,003	0,029	0,01

beeinflusst wird. Beispielsweise ist TF_{Fl} für Schweine- und Rehfleisch um etwa den Faktor zehn größer als für Rindfleisch [358]. Die Resorption von im Futter enthaltenem Radiocäsium im Verdauungstrakt ist geringer, wenn das Futter Erde enthält, da die in der Erde vorhandenen Tonmineralien Cäsiumionen binden. Weidende Kühe nehmen am Tag bis zu 1 kg Erde mit dem Weidebewuchs zusammen auf. Auch ein hoher Rohfasergehalt des Futters bewirkt eine geringere Resorption von Cäsiumionen. Die Aufnahme von Radiostrontium in den Tierkörper wird durch einen erhöhten Calciumgehalt des Futters vermindert.

Die Erfahrung nach Tschernobyl hat jedoch gezeigt, dass diese Einflüsse gegenüber dem starken Einfluss der Kontamination des Futters sekundär waren. Wegen des höheren TF_{Fl} für Schweinefleisch hätte man nach Tschernobyl höhere Radiocäsiumgehalte in solchem Fleisch erwarten können als in Rindfleisch. Rinder kamen jedoch auf kontaminierte Weiden oder erhielten kontaminiertes Grünfutter, während Schweine üblicherweise im Stall gehalten werden und unkontaminiertes Futter aus Vorräten oder aus Importen erhielten. Wie ein Rückblick auf Tab. 4.6 zeigt, war der Radiocäsiumgehalt von Schweinefleisch in den ersten Monaten nach dem Reaktorunglück viel geringer als der von Rindfleisch.

Wie bereits hinsichtlich der Transferstudien Boden → Pflanze erwähnt, interessierte sich die radioökologische Forschung nach dem Reaktorunglück von Tschernobyl vor allem für solche Nahrungsketten, die zu überdurchschnittlich stark kontaminierten Lebensmitteln führten: hohe Radiocäsiumkontaminationen des Fleisches von Schafen, Rehen, Wildschweinen und Rentieren, wie auch der Milch von auf Hochmoor- oder alpinen Weideflächen gehaltenen Kühen und Schafen. Der Zusammenhang zwischen dem Radiocäsiumgehalt von Wildbret und dem Verzehr von Pilzen und anderen stärker kontaminierten Waldpflanzen durch das Wild wurde bereits in vorhergehenden Kapiteln beschrieben, ebenso die im Winter besonders ausgeprägte Abhängigkeit der Ernährung von Rentieren und Karibus von Flechten, die mehr als die meisten anderen Pflanzen Radiocäsium akkumulieren können.

Wie Abb. 6.3 zu entnehmen ist, weist Milch von auf Hochmoorböden gehaltenen Kühen einen deutlich höheren Radiocäsiumgehalt auf als Milch aus anderen Gegenden. Solche Böden, die sich durch niedrigen pH, geringen Mineralstoffgehalt und hohen organischen Anteil auszeichnen, gibt es in Deutschland insbesondere in einigen Gebieten Niedersachsens und Mecklenburg-Vorpommerns.

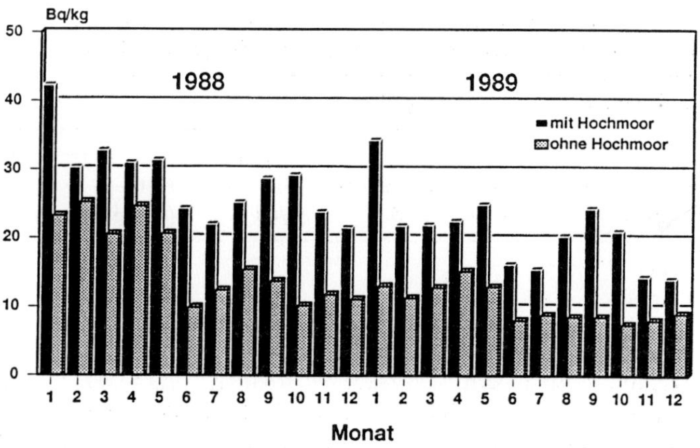

Abb. 6.3 Maximalwerte der spezifischen Aktivität von Cs-137 in Milchpulver von Molkereien in Einzugsgebieten mit bzw. ohne Hochmoorböden. Quelle: [359].

Dort wurde 1986 weniger Radiocäsium deponiert, als in den meisten anderen Regionen Deutschlands. Die erhöhte Wurzelverfügbarkeit von Radiocäsium in diesen Böden führte – trotz der geringen Deposition – zu erhöhter Kontamination des Weidebewuchses und somit auch der dort produzierten Milch.

Ähnliche Bedingungen wie auf Hochmoorböden finden sich auf alpinen Almen. In Österreich wurde in den Jahren 1995/96 Radiocäsium und Radiostrontium in Weidebewuchs und Milch von zwei alpinen Almen (1600 und 1300 m hoch gelegen) und von zwei Weidegebieten im Tiefland bestimmt [360]. Die Bodenkontamination variierte von 30–68 kBq/m^2 bei Cs-137 und 1,0–2,4 kBq/m^2 bei Sr-90, Ersteres überwiegend von Tschernobyl, Letzteres überwiegend von globalem Fallout der Kernwaffenversuche stammend. Wie in Tab. 6.5 wiedergegeben, waren die Aktivitätswerte von Cs-137 im Futter und der Milch und die TF_{Mi}-Werte für den Transfer Futter → Milch auf den Almen deutlich höher als im Tiefland. Bei Radiostrontium waren die Unterschiede Hochland/Tiefland weniger deutlich, gingen aber in die gleiche Richtung wie bei Radiocäsium. Im Vergleich mit den Tieflandweiden enthielt der Bewuchs auf den Almen weniger als halb soviel Kalium, Calcium und nichtradioaktives Strontium (Daten nicht in Tab. 6.5 enthalten).

Bei Untersuchungen an alpinen Weiden in Deutschland und Italien [361] war ein geringer Kaliumgehalt im Boden mit hoher spezifischer Aktivität des Cs-137 im Bewuchs verbunden, und im pflanzlichen Material wurde eine negative Korrelation zwischen Cäsiumaktivität und Kaliumkonzentration gefunden.

Wie Untersuchungen in Schweden und Norwegen zeigten, ging in den Jahren nach Tschernobyl die Aktivitätskonzentration von Cs-137 in der Kuhmilch von intensiv bewirtschafteten Höfen schneller zurück als in extensiv bewirtschafteten. Die effektive ökologische Halbwertszeit (s. Kapitel 1) von Cs-137 betrug in den intensiv bewirtschafteten Betrieben ein bis zwei Jahre, in den extensiv bewirtschafteten um fünf Jahre und in Einzelfällen 30 Jahre, was der physikalischen Halb-

Tab. 6.5 Spezifische Aktivität von Cs-137 und Sr-90 in Weidebewuchs und Aktivitätskonzentration in Kuhmilch und Transferfaktor TF_{Mi}; Vergleich von zwei alpinen Almen und zwei Tieflandweiden in Österreich, nach [360]

Weidegebiet	*Cäsium-137*			*Strontium-90*		
	Futter[a, b] *(Bq/kg TM)*[c]	*Milch (Bq/L)*	*TF_{Mi}*[d] *(d/L)*	*Futter (Bq/kgTM)*	*Milch (Bq/L)*	*TF_{Mi} (d/L)*
Hochland						
Nassfeld	1750	98	0,0044	40,2	0,62	0,0012
	(1175–2846)	(89–123)	±0,0015	(25,5–52)	(0,36–0,76)	±0,0004
Postalm	470	38	0,0045	24,4	0,34	0,0010
	(171–1887)	(20–66)	±0,0040	(18,7–35,6)	(0,24–0,42)	±0,0002
Tiefland						
Ursprung	21,3	0,44	0,0009	9,8	0,14	0,0008
	(6–78)	(0,29–0,67)	±0,0008	(5,2–16,1)	(0,11–0,17)	±0,0003
Zinkenbach	8,4	0,51	0,0025	12,4	0,093	0,0005
	(2–36)	(0,28–0,96)	±0,0028	(9,6–17,1)	(0,05–0,16)	±0,0002

a) einschließlich im Stall gefüttertes Heu und Gras
b) Median (Wertebereich)
c) TM = Trockenmasse
d) Mittelwert ± Standardabweichung.

wertszeit des Cs-137 entspricht. Im Gegensatz zu den intensiv bewirtschafteten Betrieben verwendeten die extensiv betriebenen keine Mineraldünger, pflügten die Böden nicht und ließen die Tiere zum Teil auch an Waldrändern oder auf Waldwiesen grasen, wo sie Zugang zu Pilzen und anderen Wildpflanzen hatten [362].

Nach Tschernobyl begonnene langfristige Untersuchungen an einer Schafherde, die in einer Bergregion Schwedens auf mineralstoffarmen Böden weidete, ergaben bis 1992 einen Rückgang der spezifischen Aktivität von Cs-137 in Lammfleisch, danach jedoch keinen weiteren zeitlichen Trend nach unten. Der Mittelwert für 1997 lag sogar höher als 1991. In allen Jahren lagen die Radiocäsiumgehalte so hoch über dem Grenzwert, dass eine Vermarktung des Fleisches nicht möglich war. Ursache der Kontamination ist einerseits eine in dieser Region hohe Deposition von Radiocäsium in den Tagen nach dem Reaktorunglück, andererseits ein durch die typischen Eigenschaften von Hochlandböden bedingter hoher Transfer von Radiocäsium vom Boden in den Weidebewuchs. Die Autoren führen den Rückgang der Aktivität im Bewuchs und im Fleisch in den ersten Jahren auf zunehmende Fixierung des Radiocäsiums im Boden zurück. Die in den folgenden Jahren auftretenden Schwankungen korrelierten mit dem Wachstum von Pilzen: in „Pilzjahren" höhere Aktivität im Fleisch als in trockeneren Jahren mit geringerem Pilzwachstum. Auch die Bestimmung von Pilzsporen in den Faeces der Tiere sprach für diesen Zusammenhang zwischen Pilzverzehr und Fleischkontamination [355]. In der Veröffentlichung werden ähnliche Beobachtungen bei früheren Untersuchungen in Norwegen und Schweden zitiert. Die große wirtschaftliche Bedeutung der Überschreitung des Radiocäsium-Grenzwerts von 600 Bq/kg bei Hunderttausenden Schafen in Norwegen in den Jahren nach Tschernobyl schildert [299].

6.4 Transfer in aquatischen Systemen

Da aquatische Pflanzen und Tiere wichtige Nahrungsquellen sind, in manchen Gebieten wichtiger als in anderen, sind auch dem Transfer von Radionukliden vom Wasser in die Lebewesen viele Untersuchungen gewidmet worden. Ergebnisse solcher Studien werden meist als (dimensionsloser) Konzentrationsfaktor CF ausgedrückt, definiert als

$$CF = \frac{\text{spez. Aktivität im Fisch [Bq/kg]}}{\text{Aktivitätskonzentration im Wasser [Bq/L]}}$$

Das Wort Fisch kann durch Bezeichnungen für andere Untersuchungsobjekte, wie Muscheln, Austern oder Algen, ersetzt werden. Radionuklide werden durch aquatische Lebewesen allgemein stärker aufgenommen als durch terrestrische. Während es bei den bisher besprochenen Transferfaktoren meist um Größenordnungen von 10^{-1} bis 10^{-3} ging, liegt der Konzentrationsfaktor für Radiostrontium in Fischen der Nordsee bei Werten von bis zu 100, für Radiocäsium bei bis zu 400. Die Aufnahme erfolgt vor allem über die Nahrung; Konzentrationsfaktoren nehmen daher in der Reihenfolge Plankton-Friedfische-Raubfische zu [325].

Von Einfluss ist dabei vor allem die Konzentration konkurrierender Kationen im Wasser. Je höher die K^+-Konzentration im Wasser, desto niedriger der CF-Wert für Radiocäsium. Gleiches gilt für den Einfluss der Ca^{2+}-Konzentration auf Radiostrontium (Tab. 6.6). Wie der getrennten Darstellung für Fischfleisch und Fischgräten zu entnehmen ist, wird Strontium überwiegend im Skelett gespeichert. Bei Cäsium werden nur CF-Werte für Fischfleisch angegeben, da die Aufnahme in das Skelett gering ist.

Die Wirkung der Na^+-Konzentration im Wasser auf CF-Werte für Radiocäsium ist schwächer ausgeprägt als die der K^+-Konzentration, wirkt aber in die gleiche

Tab. 6.6 Einfluss der Konzentration von Calcium bzw. Kalium im Wasser auf den Konzentrationsfaktor CF von Radiostrontium und Radiocäsium in Fischen, nach [363]

Konzentration im Wasser Ca (mg/L)	*CF für Sr-90*		*Konzentration im Wasser K (mg/L)*	*CF für Cs-137 in Fischfleisch*
	in Gräten	*in Fischfleisch*		
1	200	15 000	10	450
10	90	900	100	100
50	12	110	500	30

Richtung. Bei gleicher Aktivitätskonzentration des Radiocäsiums im Wasser enthalten Fische aus dem Meer deutlich weniger Radiocäsium als Fische aus Süßwasserseen. Dies liegt mehr am höheren Kaliumgehalt des Meerwassers als an dessen höherem Natriumgehalt [325].

Nach Tschernobyl war, wie ein Rückblick auf Abb. 4.10 und 4.11 zeigt, die Aktivität von Radiocäsium in Fischen aus Binnenseen im Mittel erheblich höher als in Fischen aus der Ostsee. Von 1987 bis etwa 1992 nahm die Cs-137-Aktivität von Süßwasserfischen mit einer ökologischen Halbwertszeit von etwa einem Jahr ab und blieb dann auf niedrigem Niveau mit nur noch geringer Veränderung erhalten. Ähnliches wurde bei Fischen aus Seen im Gebiet um Tschernobyl festgestellt: in den ersten Jahren eine Abnahme mit $HZ_{öko}$ von zwei bis drei Jahren, danach eine Abnahme, die nur noch durch die physikalische Halbwertszeit von Cs-137 bestimmt ist [364]. Der anfänglich steile Rückgang in Fischen entspricht dem Rückgang der Aktivitätskonzentration im Wasser der Seen, der einerseits durch Verdünnung (durch Regen und durch Mischung der anfänglich oberflächennah vorhandenen Radionuklidlösung mit Wasser der Tiefe), andererseits durch Bindung des Radiocäsiums an in den See gespülte mineralische Partikel, die dann sedimentieren, bewirkt wird. Nach einigen Jahren stellt sich ein Gleichgewicht aus Abnahme durch Sorption/Sedimentation und Zunahme durch Desorption aus dem Sediment ein. Die effektive ökologische Halbwertszeit beträgt dann 30 Jahre, wird also nur noch durch die physikalische Halbwertszeit von Cs-137 bestimmt. Ähnliche Beobachtungen wurden aus Norwegen und England (Cumbria) berichtet [295]. Die effektive ökologische Halbwertszeit von Cs-137 in Flüssen in Finnland beträgt 10–30 Jahre [365].

6.5
Transfer zum Menschen

Durch die Bestimmung von Transferfaktoren soll die Datenbasis geschaffen werden, die es erlaubt, unter Annahme eines bestimmten Verzehrsverhaltens die Zufuhr des betreffenden Radionuklids mit der Nahrung zu berechnen. Letztendlich soll so die Ermittlung der internen Strahlenexposition des Menschen ermöglicht werden. Dabei ist zu berücksichtigen, dass manche mit Lebensmitteln oder Trinkwasser zugeführte Radionuklide im Verdauungstrakt des Menschen vollständig, andere nur teilweise resorbiert werden. Je nach Radionuklid wird der resorbierte Anteil für kürzere oder längere Zeit im Körper des Menschen festgehalten (s. Kapitel 1, biologische Halbwertszeit).

Aus der nahrungsbedingten Zufuhr in einem Jahr lässt sich mit Hilfe der in Tab. 1.7 angegebenen Dosiskoeffizienten die effektive Dosis berechnen. Bei der Ermittlung der Dosiskoeffizienten wird bereits berücksichtigt, welcher Anteil der zugeführten Aktivität eines Radionuklids resorbiert wird und mit welcher HZ_{biol} dieses Radionuklid aus dem menschlichen Körper ausgeschieden wird. Der Metabolismus von Radionukliden im menschlichen Verdauungstrakt wird allgemein nach dem in der ICRP-Veröffentlichung 30 angewandten metabolischen Modell beschrieben [366]. Bei allen Radionukliden geht das Modell von der Annahme einer mittleren Aufenthaltsdauer im Magen von 1 h, im Dünndarm 3 h, im oberen Dickdarm 13 h und im unteren Dickdarm 24 h aus.

Wenn Zufuhr und Ausscheidung im Gleichgewicht sind, wird der im Verdauungstrakt resorbierte Anteil eines mit der Nahrung zugeführten Radionuklids durch den *gastrointestinalen Resorptionsfaktor* f_1 beschrieben:

$$f_1 = \frac{\text{Radionuklidausscheidung im Urin}}{\text{Radionuklidzufuhr durch Nahrung und Wasser}} \times \frac{1}{f_u}$$

wobei f_1 für den in die Körperflüssigkeiten aufgenommenen Anteil der Zufuhr, f_u für den im Urin ausgeschiedenen Anteil des resorbierten Radionuklids steht. $f_1 = 1$ bedeutet vollständige Resorption, $f_1 = 0$ keine Resorption und damit vollständige Ausscheidung der durch Ingestion zugeführten Aktivität mit den Faeces. Zufuhr und Ausscheidung sollen in einer drei-Tage-Periode bestimmt und daraus die pro-Tag-Werte berechnet werden [98] . Man kann auch auf die Ermittlung der Zufuhr verzichten und stattdessen die Ausscheidung mit den Faeces bestimmen. Da im Gleichgewichtszustand die Zufuhr durch Nahrung und Wasser gleich der Ausscheidung in Urin und Faeces ist, gilt:

$$f_1 = \frac{\text{Radionuklidausscheidung im Urin}}{\text{Radionuklidausscheidung in Urin + Faeces}} \times \frac{1}{f_u}$$

In Tab. 6.7 werden f_1-Werte für verschiedene Nuklide angegeben. Manche, wie Iod und Cäsium, werden vollständig resorbiert, andere, wie die Transurane, nur zu einem sehr geringen Teil. Da der menschliche Organismus (wie andere Lebewesen) zwischen verschiedenen Isotopen eines Nuklids nicht unterscheiden kann, also auch nicht zwischen Radionukliden und stabilen Nukliden eines Elements, gilt beispielsweise für die Radionuklide Sr-89 und Sr-90 und das stabile Sr-88 der in der Tab. angegebene Resorptionsfaktor 0,3, entsprechend 30% Resorption.

Je nach Versuchsbedingungen schwanken allerdings die gefundenen f_1-Werte erheblich, für Strontium von 0,15 bis 0,45 [368]. Eine kürzlich veröffentlichte Arbeit über die Strontiumresorption kommt auf einen (geometrischen) Mittelwert von 0,22 bei Erwachsenen, ohne signifikanten Einfluss von Geschlecht oder Lebensalter; durch eine sehr calciumarme Diät wird die Resorption von Strontium etwas erhöht, durch eine sehr calciumreiche etwas vermindert [369]. Eine erstaunlich große Rolle spielt auch, mit welchem Lebensmittel Strontium zugeführt wird. Nach [370] wurde Strontium in Kresse mit einem f_1-Wert von 0,63 resorbiert, Strontium in Kopfsalat mit 0,27. Eine Erklärung dafür gibt es bisher nicht. Ein anderes Element, dessen Transfer zum Menschen viele Untersuchungen gewidmet worden sind, ist das *Plutonium*. Als α-Strahler besitzen seine Isotope eine hohe Toxizität, die sich aber vor allem bei der Inhalation auswirkt. Auf dem Ingestionsweg kann nur sehr wenig Plutonium in den menschlichen Organismus gelangen. Die Transferfaktoren betragen für Boden → Pflanze 0,0004, Pflanze → Fleisch 0,0003 und Pflanze → Milch 0,0000001 [371]. Wie Tab. 6.7 zu entnehmen

Tab. 6.7 Gastrointestinaler Resorptionsfaktor f_1 für verschiedene Nuklide, nach [367]

Nuklid	f_1
Strontium	0,3
Technetium	0,8
Iod	1,0
Cäsium	1,0
Neptunium	0,01
Plutonium, Oxide und Hydroxide	0,0001
Sonstige Verbindungen	0,00001
Americium	0,0005

ist, wird im menschlichen Verdauungstrakt, je nach der Bindungsform in der das Plutonium vorliegt, nur 1/1000 bis 1/10 000 des in der Nahrung enthaltenen Plutoniums resorbiert. In einer Veröffentlichung der Strahlenschutzkommission wird die radiologische Bewertung des Plutoniums eingehend behandelt [372].

Natürliche und halb-natürliche Ökosysteme, wie sie häufig in Skandinavien angetroffen werden, waren für das Studium des Transfers von Radionukliden in den menschlichen Organismus in den letzten Jahren von besonderem Interesse, wie ja auch für die radioökologische Forschung über den Transfer Boden → Pflanze und Pflanze → Tier. Einige dieser Arbeiten wurden in Kapitel 4 erwähnt. Weitere Untersuchungen aus Schweden [373, 374] sollen hier erwähnt werden, da sie Angaben zum aggregierten Transferfaktor Boden → Mensch für Radiocäsium enthalten. An Jägern und ihren Familienmitgliedern, deren Nahrung einen hohen Anteil von Produkten aus Wald-Ökosystemen einschließt (Wildbret, Pilze, Waldbeeren) wurde mittels Ganzkörperzähler die Aktivität von Cs-137 pro kg Körpergewicht bestimmt. Dabei wurden drei Wohnorte in Mittelschweden verglichen: By, mit einer (jeweils 1986 gemessenen) Cs-137-Deposition von 7, Harbo, mit 40, und Gävle, mit 80 kBq/m^2. Der zuletzt genannte Ort gilt als derjenige mit der höchsten Bodenkontamination durch Radiocäsium in Schweden. Die Ergebnisse der Ganzkörpermessungen sind Tab. 6.8 zu entnehmen, ebenso der aggregierte Transferfaktor. Während die Bodenkontamination in Gävle mehr als elfmal so hoch war wie in By, ist die Radiocäsiumaktivität pro kg Körpergewicht nur fünf- bis sechsmal so hoch. Dem entspricht ein etwa halbierter Transferfaktor in Gävle, verglichen mit By. Aus amtlichen Verlautbarungen ist den Einwohnern dieser Gemeinden der örtliche Kontaminationsgrad bekannt. Es ist anzunehmen, dass die Jägerfamilien der stärker von Tschernobyl-Deposition betroffenen Orte sich mit dem Verzehr von Waldprodukten mehr zurückgehalten haben als die von weniger stark betroffenen. Amtliche Maßnahmen, wie Beschlagnahme und Vernichtung von den Kontaminations-Grenzwert überschreitendem Wild, haben sich ebenfalls eher in Gävle als in By ausgewirkt. Die hohe Bodenkontamination in Gävle hat daher nicht zu einer entsprechend hohen Cäsiumaktivität in den Bewohnern geführt. Die effektive ökologische Halbwertszeit von Cs-137 in Jägern wird mit 6 Jahren angegeben, in der schwedischen Gesamtbevölkerung mit 4 Jahren [374].

Tab. 6.8 Im Ganzkörperzähler bestimmte Cs-137-Konzentration in Erwachsenen schwedischer Jägerfamilien und aggregierter Transferfaktor Boden → Mensch; Vergleich in drei Gemeinden mit unterschiedlicher Bodenkontamination, nach [374]

Kalenderjahr	*Gemeinde* [a]	*Cs-137 im Körper (Bq/kg KG)* [b]	TF_{agg} *(Bq/kg KG : kBq/m²)*
1994	By	8,0	1,14
	Harbo	33	0,82
	Gävle	43	0,54
1997	By	6,7	0,96
	Harbo	20	0,50
	Gävle	31	0,39
1998	By	5,0	0,71
	Harbo	14	0,35
	Gävle	31	0,39

a) Bodenkontamination: By 7, Harbo 40, Gävle 80 kBq/m^2
b) KG = Körpergewicht.

6.6 Radioökologische Berechnungsmodelle

Die Vorhersage der Ingestionsdosis bei einer gegebenen Freisetzung von Radionukliden erfordert einerseits Kenntnisse über Art und Ausmaß der Emission, über die meteorologische Situation, über Transferfaktoren und Dosiskoeffizienten und zahlreiche weitere Einflussfaktoren, andererseits die Verfügbarkeit eines Systems, in dem alle diese Parameter zusammengeführt werden können. Diesem Zweck dienen Berechnungsmodelle, von denen die in Kapitel 5 erwähnte *Allgemeine Berechnungsgrundlage* (Richtlinie zu § 45 StrSchVO) aus dem Jahr 1979 [334] ein frühes Beispiel bietet [3]. Sie galt in erster Linie der kontrollierten geringfügigen Freisetzung von Radionukliden beim normalen Betrieb von kerntechnischen Anlagen. Neuere Modelle gelten primär der Freisetzung von Radionukliden bei einem nuklearen Unfall.

Eines dieser Modelle ist ECOSYS, seit 1978 in der Gesellschaft für Strahlen- und Umweltforschung (GSF), Neuherberg, entwickelt [375]. Für jedes Kompartiment (rechteckiges Kästchen) der in Abb. 6.4 dargestellten Grundstruktur des Modells wurden die benötigten Parametersätze zusammengestellt und die Pfade der Radionuklide von einem Kompartiment zum nächsten durch Differentialgleichungen beschrieben. Dabei hat man sich zunächst auf die 18 wichtigsten Pflanzen, 11 Erzeugnisse tierischer Herkunft und 18 verarbeitete Lebensmittel beschränkt. Das Modell erlaubt jedoch, weitere Erzeugnisse zu berücksichtigen, für die Messergebnisse vorliegen. Input-Größen sind zunächst die im obersten Kompartiment einzugebenden Daten über die lokale Aktivitätskonzentration in der Luft und den

3) Ausführliche Erläuterungen zur „Allgemeinen Berechnungsgrundlage" und der ihr 1990 folgenden „Allgemeinen Verwaltungsvorschrift zu § 45 StrlSchV" bietet eine Veröffentlichung der Strahlenschutzkommission [371].

Anteil der nassen und trockenen Deposition. In dem Maße, wie nach einem Unfall weitere Messergebnisse verfügbar werden, können diese in das Modell eingegeben und mit den errechneten Werten verglichen werden. So können die Inputwerte und die Parameter der Datenbasis iterativ korrigiert werden, um regionale oder zeitliche Besonderheiten eines Unfallszenarios zu berücksichtigen. Die Berechnungen werden an die saisonale Situation, wie Winterruhe oder Sommerwachstum der Pflanzen, Stall- oder Weidehaltung von Rindvieh, angepasst. ECOSYS kann auch, unter Berücksichtigung unterschiedlicher Parameter für Klima, Boden, Ernteprodukte, Verzehrsverhalten usw. an Situationen in anderen Erdteilen angepasst werden.

Wie stark die radioaktive Kontamination der Lebensmittel von der Jahreszeit abhängt, in der sich ein nuklearer Unfall ereignet, geht aus Abb. 6.5 [376] hervor, die mit Hilfe von ECOSYS die Folgen einer weiträumigen Kontamination darstellt. Im hier angenommenen Fall einer reinen Radiocäsiumdeposition würde sich ein Unfall im Juni oder Juli auf die Ingestionsdosis durch den Verzehr innerhalb von 50 Jahren nach der Deposition am stärksten auswirken. Eine der Annahmen für dieses Berechnungsbeispiel ist, dass Schweine nur mit Getreide (Wintergerste und Winterweizen) gefüttert werden. Bei einer Deposition im Juni oder Juli (Säulen 6 oder 7) würde das im August geerntete Getreide relativ hoch kontaminiert. Daher der im Vergleich zu den Erfahrungen nach Tschernobyl als erstaunlich hoch erscheinende Anteil von Schweinefleisch an der Ingestionsdosis. Die sich aus dem Modell ergebende Vorhersage liefert eine *potentielle* Ingestionsdosis – die tatsächliche kann geringer sein, wenn beispielsweise sich die Schweinehalter entscheiden, ihre Tiere nicht mit eigenem, sondern mit importiertem Getreide zu füttern oder wenn die Bevölkerung den Verzehr kontaminierter Erzeugnisse meidet. In welchem Maß sich die Wirtschaftsweise der Landwirte oder die Verzehrsgewohnheiten der Verbraucher nach einem Unfall ändern würden, kann kein Modell vorhersagen.

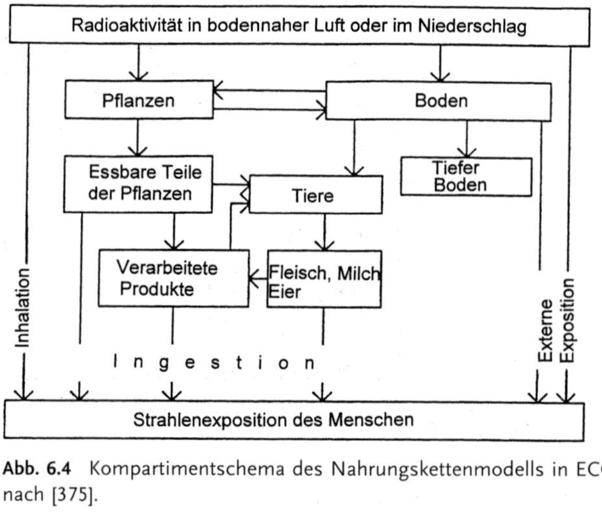

Abb. 6.4 Kompartimentschema des Nahrungskettenmodells in ECOSYS, nach [375].

Die Funktionsfähigkeit dieses Berechnungsmodells konnte nach Tschernobyl überprüft werden. In Abb. 6.6 wird die gemessene und die nach ECOSYS geschätzte Aktivitätskonzentration von Cs-137 in Kuhmilch aus dem Voralpengebiet von Mai 1986 bis November 1987 dargestellt. Nach dem ursprünglichen Anstieg führte das Wachstum der Weidepflanzen zu einer Verdünnung der Kontamination und damit zu einem Rückgang der Aktivitätskonzentration, im Modell wie in den Messungen. Das Modell erwartete ab Oktober/November 1986 einen steilen Wiederanstieg durch das Ende der Weidehaltung und den Beginn der Verfütterung von im Frühsommer eingebrachtem kontaminierten Heu und Gras-Silage. Der tatsächliche Anstieg im Mai war weniger stark als vom Modell vorhergesagt, weil die meisten Landwirte der amtlichen Empfehlung folgten, die Tiere im Stall zu halten. Auch der Wiederanstieg im Herbst war geringer als vom Modell erwartet. Die Molkereien zahlten zum Teil Zuschüsse für wenig kontaminierte Milch, was den Milchbauern Zukauf von unkontaminiertem Futter ermöglichte. Einige Molkereien gaben Bentonit an ihre Milchlieferanten aus, ein Cäsium bindendes Mittel, das die Resorption von Cäsium im Verdauungstrakt der Tiere hemmt (Kapitel 7). Der vom Modell erwartete steile Abfall der Aktivitätskonzentration nach Rückkehr zur Weide im Frühjahr 1987 trat weniger plötzlich ein als erwartet, möglicherweise weil noch Reste von Heu aus dem Jahr 1986 verfüttert wurden [375]. Das Modell liefert offensichtlich Vorhersagen auf der sicheren Seite, da es getroffene Gegenmaßnahmen nicht berücksichtigt.

Zahlreiche weitere dynamische Berechnungsmodelle, die wie ECOSYS das Ziel haben, die aus einer Freisetzung von Radioaktivität resultierende effektive Strahlendosis zu berechnen, sind entwickelt worden, so in Frankreich ASTRAL [377] und im

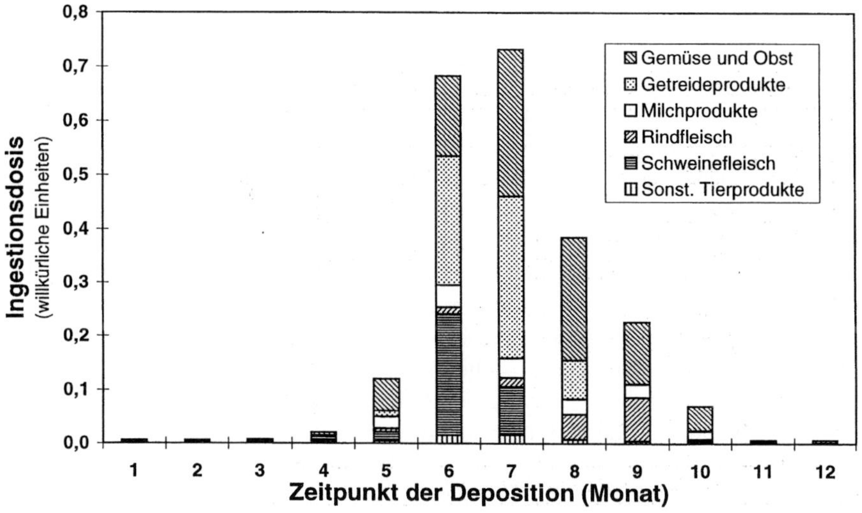

Abb. 6.5 Einfluss des Zeitpunkts einer angenommenen Freisetzung von Cs-137 auf die nach ECOSYS berechnete Ingestionsdosis in 50 Jahren. Quelle: [376].

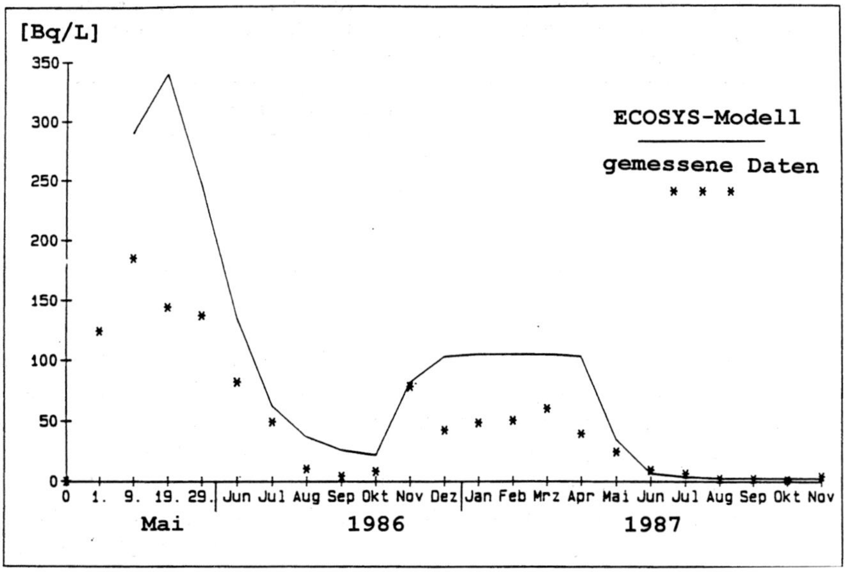

Abb. 6.6 Modellprognose mittels ECOSYS für Cs-137 in Kuhmilch aus dem Bayrischen Alpenvorland nach dem Reaktorunfall in Tschernobyl; Vergleich mit gemessenen Werten (im Mai 1986 Wochen-, ab Juni 1986 Monatsmittelwerte). Quelle: [253].

Vereinigten Königreich FARMLAND [378]. In den Vereinigten Staaten wurde PATHWAY zur nachträglichen Berechnung der durch die oberirdischen Kernwaffenversuche in Nevada in den 50er Jahren verursachten Strahlenexposition eingesetzt [379]. Speziell für Wald-Ökosysteme wurden die Modelle FOA, LOGNAT und FORESTLAND entwickelt [380]. Einige dieser Modelle dienen nur der Berechnung der Ingestionsdosis, während andere auch die externe Exposition berücksichtigen.

Es gibt auch einfachere Modelle, die nicht bis zur Vorhersage der Dosis für den Menschen gehen, sondern sich mit der Vorhersage der Kontamination eines bestimmten Lebensmittels oder der Gesamtnahrung als Folge einer bestimmten Bodenkontamination begnügen. Auf der Basis eines solchen Rechenmodells haben britische Autoren ermittelt, ab welcher Cs-137-Aktivität auf verschiedenen Bodentypen produzierte Milch den Grenzwert von 1000 Bq/L der EU-Notfall-Verordnung (Tab. 5.1) voraussichtlich überschreiten würde [381]. Nach Tab. 6.9 wird der „kritische Depositionswert" auf Tonböden erst bei über 3000 kBq/m^2 erreicht, bei Torfböden schon bei 80 kBq/m^2. Die Veröffentlichung zeigt auf Landkarten für ganz Europa die Bodentypen und die damit verbundenen kritischen Depositionswerte. Böden mit hohem organischen Anteil und einem kritischen Depositionswert von 80 kBq/m^2 findet man vor allem im westlichen Schottland, in Teilen von Irland, den Niederlanden und Dänemark. Für die Böden Norddeutschlands wird überwiegend 470, für die Süddeutschlands überwiegend 960 kBq/m^2 als kritischer Wert angegeben. Die Zahlen zeigen eindrucksvoll, wie stark die Radiocäsiumaktivität des Weidebewuchses und damit die der Milch vom Bodentyp abhängt.

Tab. 6.9 Für verschiedene Bodentypen berechnete „kritische Depositionswerte", bei deren Überschreitung in der auf diesem Boden produzierten Kuhmilch voraussichtlich der Grenzwert für Radiocäsium von 1000 Bq/L überschritten wird, nach [381]

Bodentyp	*Kritische Deposition (kBq/m²)*
Ton	3370
Lehm	960
Sand	470
Torf	80

Das radioökologische Computermodell PARK (*P*rogrammsystem zur *A*bschätzung und Begrenzung *r*adiologischer *K*onsequenzen), wie ECOSYS von der GSF Neuherberg entwickelt und auf ECOSYS basierend, leitet aus der errechneten Strahlenexposition Maßnahmen ab, die von den zuständigen Behörden im Bedarfsfall getroffen werden können, wie Verteilung von Jodtabletten oder Verkaufsverbote für bestimmte Lebensmittel [382]. Jede solche Maßnahme würde Kosten und mehr oder weniger schwerwiegende Belastungen für die Bevölkerung verursachen. PARK soll den Entscheidungsträgern helfen, die Wirksamkeit von Maßnahmen zur Verringerung der Exposition gegen die möglichen Nachteile des Handelns oder Nichthandelns abzuwägen. PARK ist in erster Linie ein Entscheidungshilfesystem. Die in PARK vorgesehenen Szenarien schließen auch Unfälle in weiter Entfernung (mehrere tausend Kilometer) ein, beziehen sich aber auf deren Auswirkungen und auf mögliche Gegenmaßnahmen in Deutschland. Wie in ECOSYS können in PARK die Ergebnisse der Modellrechnungen mit Hilfe von Messdaten, die im Verlauf des Ereignisses erhoben werden, überprüft und iterativ korrigiert werden.

Internationalen Charakter hat das ebenfalls auf ECOSYS zurückgehende, 1989 von der Europäischen Union initiierte Entscheidungshilfesystem RODOS (*R*eal-time *O*n-line *D*ecisi*O*n *S*upport System), an dessen Entwicklung sich etwa 40 Institute aus 20 Ländern der EU und Osteuropas beteiligten und das vom Forschungszentrum Karlsruhe (FZK) koordiniert wird [383]. RODOS hatte zunächst vor allem die Aufgabe, ein Kommunikations-Netzwerk zwischen allen beteiligten Institutionen aufzubauen, das es erlaubt, bei einem nuklearen Unfall in „Echtzeit" die resultierende Strahlenexposition der Bevölkerung in allen betroffenen Gebieten abzuschätzen und Maßnahmen zu empfehlen, mit denen sich nachteilige Wirkungen aller Art möglichst gering halten lassen. Die Vorschläge zum Ergreifen oder Unterlassen von Gegenmaßnahmen müssen an unterschiedlichste regionale Bedingungen angepasst sein (Kontaminationsgrad, meteorologische Situation, landwirtschaftliche Produktionsbedingungen usw.). Das System RODOS wurde Anfang 2001 im Bundesamt für Strahlenschutz operationell installiert und mit Schnittstellen zu IMIS (Kapitel 5) und PARK versehen. Seither wurde RODOS auch in die nationalen Notfallschutzzentralen von Polen, Slowakei, Ukraine und Ungarn integriert. Die Installation in Tschechien, Slowenien, Russland, Belarus, Bulgarien und Rumänien wird vorbereitet. In einige westeuropäische Länder

(Finnland, Niederlande, Spanien, Portugal) wurde das System ausgeliefert, Belgien und Österreich beabsichtigen die Beteiligung. Ländern wie Frankreich und Großbritannien, die über ein lang etabliertes eigenes Notfallschutzsystem verfügen, fällt es offensichtlich schwerer, dieses in ein internationales Netzwerk einzubinden. Über den Stand der weiteren Entwicklung informiert www.rodos.fzk.de.

Alle Berechnungsmodelle beruhen auf mehr oder weniger gesicherten Annahmen und Approximationen. Ein sehr wichtiger Teil der Entwicklungsarbeit und der fortgesetzten Systempflege besteht in der Prüfung der Unsicherheit, mit der die Dosisberechnungen und die darauf beruhenden Risikoanalysen und Maßnahmenvorschläge behaftet sind [384]. Wie solche Validierungsstudien gezeigt haben, ist die Unsicherheit in manchen Teilbereichen des Systems sehr viel größer als in anderen. Beispielsweise ist die Vorhersage der Ingestionsdosis als Folge einer bestimmten Deposition für Getreide und Getreideprodukte bei allen in Frage kommenden Radionukliden mit geringer Unsicherheit möglich, während hinsichtlich I-131 in Kuhmilch und Sr-90 in Rindfleisch die Unsicherheit erheblich größer ist [385]. Noch schwieriger sind Dosisprognosen bei einer Produktgruppe wie den Waldpilzen, weil hier nicht nur, wie in Tab. 6.3 gezeigt, mit äußerst unterschiedlichen Transferfaktoren zu rechnen ist, sondern auch mit individuell sehr unterschiedlichen Sammel- und Verzehrsgewohnheiten [386].

Je besser die Wettervorhersagen und die Kenntnisse über Transportvorgänge in der Luft, in Gewässern und im Boden sind, je zuverlässiger die Transferfaktoren für die verschiedenen Radionuklide bestimmt werden, je mehr man über Einflussfaktoren, wie Bodeneigenschaften, Tierfütterung, Verarbeitungsprozesse, Jahreszeit und Verzehrsverhalten weiß, je besser die Wirkungen von Gegenmaßnahmen, wie Fütterungsumstellung, Tiefpflügen, Verzehrsbeschränkungen, Verarbeitung zu weniger kontaminierten Produkten eingeschätzt werden können, desto sicherer werden in einem hoffentlich nie mehr eintretenden Ernstfall die Aussagen von Berechnungsmodellen und Entscheidungshilfesystemen sein. Man kann daher nur hoffen, dass Forschungs- und Entwicklungsarbeiten auf diesem Gebiet weiterhin tatkräftig gefördert werden.

7
Maßnahmen zur Minimierung radioaktiver Kontamination

Bereits in der Zeit, als Fallout von oberirdischen Kernwaffenversuchen die Öffentlichkeit beunruhigte, wurden zahlreiche Untersuchungen durchgeführt, die klären sollten, mit welchen Methoden und welchem Erfolg die radioaktive Kontamination von Lebensmitteln verhindert oder verringert werden könnte. Mit dem Rückgang der Kontamination nach dem Teststoppabkommen von 1963 erlosch allmählich das Interesse an diesen Arbeiten. Erst das Reaktorunglück von Tschernobyl hat wieder Forschung auf diesem Gebiet stimuliert. Von den älteren Arbeiten sollen hier nur wenige Beispiele genannt und im Übrigen mehr die *nach* Tschernobyl durchgeführten Projekte erwähnt werden. Patentrezepte werden sich daraus nicht ergeben, da die im Notfall zu treffenden Maßnahmen von der jeweiligen Kontaminationslage abhängen. Die Deposition von Radionukliden kann so gering sein, dass Maßnahmen zur Schadensabwendung nicht erforderlich sind. Sie kann auch so hoch sein, dass eine schnellstmögliche Evakuierung der Bevölkerung geboten ist. Zwischen diesen beiden Extremen sind viele andere Szenarien denkbar.

Die durch Tschernobyl in Gebieten von Russland, Belarus und der Ukraine verursachte Kontamination von Lebensmitteln hat Anlass zum praktischen Einsatz von Methoden zur Minimierung der Kontamination geliefert. Auch in einigen Gebieten außerhalb der drei meistbetroffenen Länder wurden solche Maßnahmen beschlossen und werden stellenweise noch heute durchgeführt. Wie sich im Nachhinein gezeigt hat, haben manche der getroffenen Vorsorge- oder Gegenmaßnahmen mehr Schaden als Nutzen gebracht. In neueren Veröffentlichungen zu diesem Thema wird daher immer wieder betont, die Entscheidung, eine Maßnahme zu treffen, müsse in einem ausgewogenen Verhältnis stehen zum erreichbaren Gesundheitsschutz, zu den Kosten und zu den damit verbundenen störenden Eingriffen in das tägliche Leben [248, 287].

7.1
Maßnahmen im Ackerbau

Mechanische Bodenbearbeitung

Deponierte Radioaktivität bleibt lange Zeit in einer wenige Zentimeter tiefen Schicht unter der Oberfläche. Da die Radioaktivität in dieser dünnen Schicht konzentriert ist, kann sie in flachwurzelnden Pflanzen stark angereichert werden. Oberflächennahe Radioaktivität bedeutet auch eine relativ hohe externe Strahlenexposition für Menschen und Tiere, die sich auf dieser Fläche aufhalten. In den stark kontaminierten Gebieten im Umfeld von Tschernobyl hat man verschiedene Methoden der Bodenbearbeitung erprobt, um sowohl die Radionuklidaufnahme durch Pflanzen als auch die externe Exposition zu minimieren. In der Reihenfolge zunehmender Bearbeitungstiefe bestehen folgende Möglichkeiten:

- Abheben einer wenige Zentimeter starken Schicht und Deponieren des kontaminierten Erdreichs. Es gibt Geräte, die zum Abheben einer Rasenschicht entwickelt wurden, um den Rasen an anderer Stelle als Fertigrasen ausrollen oder auslegen zu können. Der Einsatz solcher Geräte zum Abheben einer obersten Erdschicht kommt nur in Fällen besonders starker Kontamination in Frage, wie in unmittelbarer Nähe des Unglücksreaktors. Einerseits gibt es nicht viele Exemplare von Geräten dieser Art, andererseits sind die anfallenden Erdmassen, selbst bei Abhebung einer dünnen Schicht, sehr groß und die Deponiemöglichkeiten begrenzt. Eine Schicht von 5 cm auf 1 ha Fläche bedeutet ein Volumen von 500 m^3 und eine Erdmasse von etwa 700 t. Statt der Spezialgeräte ist auch der Einsatz von im Straßenbau üblichen Bulldozern möglich, deren Tiefeneinstellung jedoch nicht so genau erfolgen kann und die außerdem den Ackerboden in unerwünschter Weise komprimieren.
- Übliche Bodenbearbeitung (Pflügen, Grubbern usw.) auf eine Tiefe von 20 bis 30 cm. Die Radioaktivität wird zwar nicht beseitigt, aber durch das Mischen mit viel nichtkontaminiertem Boden erfolgt eine Verdünnung der Radioaktivität und durch die Verteilung in größerer Tiefe eine Verringerung der externen Exposition. Im Ackerbau kann man dies kaum als Dekontaminationsverfahren bezeichnen, da solche Bodenbearbeitung sowieso jedes Jahr durchgeführt wird. Im weiten Raum um Tschernobyl spielt jedoch die Weidewirtschaft eine wichtige Rolle. In dem Bemühen, die Radiocäsiumaktivität in Milch und Fleisch zu reduzieren, wurden in großem Umfang auch Dauerweidegebiete umgepflügt und neu eingesät. Meist wurde auch Kalk und Kaliumdünger ausgebracht. In englischsprachigen Berichten läuft das unter dem Begriff *radical meadow improvement* [225].
- Mit großen Pflügen und besonders starken Traktoren kann auch 50 bis 100 cm tief gepflügt werden. Bei geeigneter Konstruktion des Pflugkörpers wird dabei die oberste Schicht zuunterst abgelagert, wo sie von den Wurzeln vieler Pflanzen nicht erreicht wird. Ob dies möglich ist, hängt von örtlichen Gegebenheiten ab. In manchen Regionen würde steiniger Unterboden nur eine geringere Pflugtiefe erlauben. Es muss damit gerechnet werden, dass eine solche Maß-

nahme wenig fruchtbaren Boden nach oben bringt und entsprechend geringere Ernteerträge zur Folge hat. Um dies zu verhindern hat man Spezialpflüge entwickelt, die eine oberste Schicht von 5 bis 10 cm abheben und in einer Tiefe von etwa 50 cm ablegen, ohne die darüber befindliche Schicht umzuwenden. Solche Geräte stehen aber nur selten zur Verfügung.

Die zweite dieser Alternativen ist am einfachsten durchführbar, verursacht die geringsten Kosten und hat sich nach Tschernobyl gut bewährt.

Chemische Bodenbearbeitung

Wie in Kapitel 6 beschrieben, bewirken saure Böden und solche die arm an Mineralstoffen sind, vor allem an Kalium, einen verstärkten Transfer von Radiocäsium vom Boden in Pflanzen. Der Gedanke liegt nah, durch Kalken den pH-Wert solcher Böden anzuheben und durch Düngen mit PK oder NPK den Kaliumgehalt zu erhöhen. Nach Tschernobyl ist das in den drei meistbetroffenen Ländern in großem Umfang geschehen [387]. Das Kalken kann auch die Aufnahme von Radiostrontium durch die Wurzeln verringern. Bei Böden, die bereits einen ausreichenden Kalium- bzw. Calciumgehalt haben, bringt weitere Zufuhr dieser Elemente keinen Nutzen [388]. Die Aufnahme von Radiocäsium durch Pflanzen kann außer durch Ausbringen von Kalidünger auch durch Bentonit und andere Tonerden vermindert werden. Der Erfolg solcher Maßnahmen hängt stark von der Bodenbeschaffenheit ab [389].

Anbau bestimmter Pflanzen

Verschiedene Sorten einer Pflanzenart und verschiedene Pflanzenarten unterscheiden sich erheblich in ihrer Fähigkeit, Cs-137 oder andere Radionuklide aus dem Boden aufzunehmen. Die Wahl geeigneter Sorten und Arten kann zu weniger kontaminierten Ernteprodukten verhelfen [287]. Nach [250] unterscheiden sich verschiedene Weidegrasarten in ihrer Fähigkeit zur Radionuklidaufnahme bei Cäsium um bis zum Faktor drei, bei Strontium bis zum Faktor zwei. Allerdings lieferten manchmal diejenigen Arten, die sich durch geringe Radionuklidakkumulation auszeichneten, am wenigsten Biomasse. Eine Abwägung von radioökologischen und wirtschaftlichen Gesichtspunkten ist also erforderlich. Nach [390] nehmen die Transferfaktoren für Radiocäsium auf ein und demselben Boden in der Reihenfolge Getreide < Wurzelgemüse < Gras < Knollenfrüchte < Leguminosesamen < Grünes Gemüse zu. Für Radiostrontium gilt nach [391] folgende Reihenfolge: Getreide < Knollenfrüchte < Wurzelgemüse < Leguminosesamen < Gras < Grünes Gemüse. Auf radioaktiv kontaminiertem Boden bietet demnach der Anbau von Getreide erheblich bessere Chancen, gering kontaminierte Produkte zu erzeugen, als der von Blattgemüse. Auch der Anbau solcher Produkte, die durch Verarbeitung weitgehend oder vollständig dekontaminiert werden können, wie Zuckerrüben oder Raps für die Ölgewinnung oder von nicht essbaren Produkten, wie Flachs, käme in Frage. In hochkontaminierten Gebieten nahe Tschernobyl (innerhalb der 30 km-Zone) wurden früher als Acker- oder Weideland dienende Flächen zum Teil aufgeforstet, zum größten Teil wurden sie zu verwilderndem Brachland.

7.2
Maßnahmen in der Tierhaltung

Erste Forderung zur Schadensabwendung in der Tierhaltung ist, soweit möglich, die Tiere im Stall unterzubringen und mit nichtkontaminiertem Futter zu versorgen. Im Freien gelagerte Vorräte an Silage oder sonstigen Futtermitteln sollten durch Abdecken mit Planen vor Kontamination geschützt werden, ehe die Deposition erfolgt – was eine frühzeitige Warnung durch die zuständige Behörde voraussetzt.

Radiocäsium

Auf der gleichen Weide akkumulieren Schafe und Ziegen im Vergleich zu Rindern zwei- bis fünfmal mehr Radiocäsium in Fleisch und Milch. In stark kontaminierten Weidegebieten wäre es daher empfehlenswert, von Schaf- oder Ziegenhaltung auf Rinderhaltung überzugehen. Jedoch gedeihen Schafe und Ziegen auch in Weidegebieten, die für Rinder wenig geeignet sind. In der Praxis wird daher ein solcher Wechsel in der Tierhaltung selten möglich sein.

Ein zu hoher (über dem zulässigen Grenzwert liegender) Gehalt an Radiocäsium im Fleisch kann durch Verabreichung von unkontaminiertem Futter und/oder durch Verlegung der Tiere auf unkontaminierte Weideflächen während einiger Wochen vor der Schlachtung soweit gesenkt werden, dass die Tiere marktfähiges Fleisch liefern. Dieses sogenannte *clean feeding* ist in den nach Tschernobyl stark kontaminierten Weidegebieten im Bergland von Cumbria (Großbritannien) und in Norwegen intensiv genutzt worden. Es stehen tragbare Detektoren zur Verfügung, mit denen man die von Radiocäsium abgegebene Gammastrahlung am lebenden Schaf messen kann [392]. Wie die Erfahrung gezeigt hat, liegt die spezifische Aktivität von Radiocäsium im Muskelfleisch der Tiere unter dem in Großbritannien geltenden Grenzwert von 1000 Bq/kg, wenn die Messung *in vivo* einen Wert von unter 733 Bq/kg Körpergewicht ergibt [301]. So lassen sich vor der Schlachtung diejenigen Tiere, deren Fleisch zuviel Radiocäsium enthält, aussondern und so lang mit unkontaminiertem Futter versorgen, bis ihre Körperaktivität auf unter 733 Bq/kg gefallen ist. Aus Belarus ist über den Einsatz transportabler Detektoren für die Erkennung zu stark kontaminierter Rinder berichtet worden [393].

Wenn unkontaminiertes Futter nicht in genügender Menge zur Verfügung steht oder die Tierkörper besonders viel Radiocäsium enthalten, gibt es Mittel, um die Resorption von Radiocäsium im Verdauungstrakt der Tiere zu minimieren und so die Ausscheidung des Radiocäsiums mit dem Kot zu fördern. In den von Tschernobyl stark betroffenen Gebieten ist von dieser Möglichkeit zur Verminderung der Kontamination von Fleisch und Milch durch Radiocäsium in großem Umfang Gebrauch gemacht worden. Verwendet wurden – und werden in einigen Gebieten immer noch – Bentonit[1)] und Eisenhexacyanoferrat, Letzteres als wasserlösliches Kalium- oder Ammoniumsalz ($FeK[Fe(CN)]_6$ bzw. $FeNH_4[Fe(CN)_6]$) oder als unlös-

1) Bentonit, entstanden durch Verwitterung vulkanischer Aschen und Tuffe, ist eine vor allem aus Montmorillonit bestehende Tonerde; zeichnet sich durch hohes Adsorptionsvermögen und starke Quellbarkeit aus. Viel verwendet zur Entfärbung (daher als Bleicherde bezeichnet) und Reinigung von Wasser, Bier, Wein und Ölen.

liches $Fe_4[Fe(CN)_6]_3$, besser bekannt unter dem Namen Berliner Blau (engl. *Prussian Blue*) [394]. Im Allgemeinen wird das Ammoniumhexacyanoferrat verwendet, abgekürzt AFCF (von *a*mmonium-*f*erric(III)-*c*yano-*f*errate(II)). Bentonit wirkt durch Adsorption, die Hexacyanoferrate wirken durch Bildung unlöslicher Komplexverbindungen mit Cäsiumionen.

Ein Beispiel für die Wirksamkeit der Verabreichung von AFCF bietet Abb. 7.1. Eine Gruppe von zehn milchgebenden Schafen wurde zwei Monate lang mit im Sommer 1986 in einem von Tschernobyl stark betroffenen Gebiet Nordgriechenlands geerntetem Weizen und Heu gefüttert; die spezifische Aktivität von Radiocäsium im Weizen betrug 1680, im Heu 9840 Bq/kg. Als der Radiocäsiumgehalt der Schafsmilch nach etwa 5 Wochen nicht weiter anstieg, wurden zwei Gruppen gebildet. Fünf Tiere erhielten Trinkwasser mit 1 g AFCF pro Liter. Die fünf anderen Tiere dienten als Kontrollgruppe und erhielten reines Wasser. In der AFCF-Gruppe fiel die Aktivitätskonzentration der Milch in 7 Tagen auf die Hälfte. Nach 23 Tagen lag sie um 80% unter dem Wert der Kontrollgruppe.

Auch bei anderen Tierarten wurden Bentonit und AFCF erfolgreich verwendet. In einer Untersuchung an Rentieren in Schweden wurde Radiocäsium im Futter und in den Faeces bestimmt. Bei Kontrolltieren wurden 61% des mit dem Futter aufgenommenen Radiocäsiums resorbiert, bei Tieren die täglich 25 g Bentonit erhielten, nur 21% und bei Tieren, denen pro Tag 0,5 g AFCF verabreicht wurde, konnte die Resorption vollständig unterdrückt werden [396]. In Schweden wurden Bentonit und AFCF zur Senkung des Radiocäsiumgehalts in Rentierfleisch einige Jahre praktisch genutzt, in neuerer Zeit aber wegen des dafür erforderlichen Arbeitsaufwands und der Kosten jedoch nicht mehr. Der gewünschte Zweck wird jetzt durch Vorziehen der Schlachtung auf den Spätherbst (ehe die Tiere im Win-

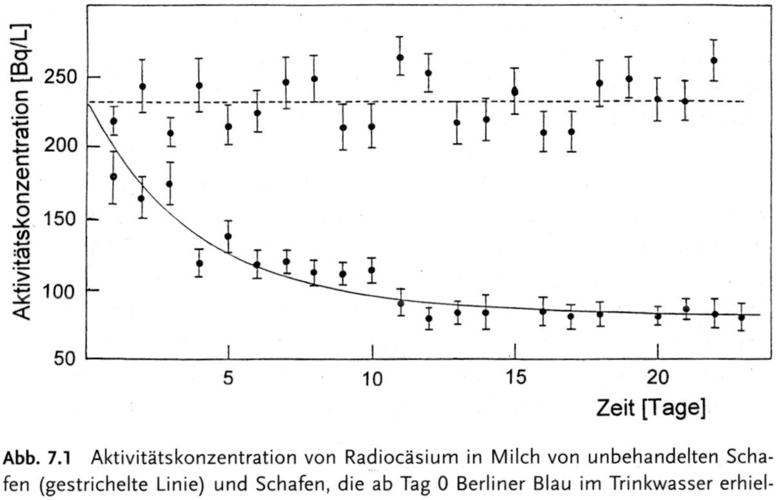

Abb. 7.1 Aktivitätskonzentration von Radiocäsium in Milch von unbehandelten Schafen (gestrichelte Linie) und Schafen, die ab Tag 0 Berliner Blau im Trinkwasser erhielten. Einzelheiten im Text. Quelle: [395], mit Genehmigung der Health Physics Society aus der Zeitschrift Health Physics übernommen.

ter die stark radiocäsiumhaltigen Flechten fressen) und durch *clean feeding* in den Wochen vor der Schlachtung erreicht [296].

Da man in Russland den Import von AFCF als zu teuer betrachtete, hat man modifizierte Produkte mit den Bezeichnungen Ferrocyn und Bifege entwickelt [397]. Bei Ferrocyn handelt es sich um eine Mischung von 5% $KFe[Fe(CN)_6]$ und 95% $Fe_4[Fe(CN)_6]_3$. Bifege ist Sägemehl mit 10% adsorbiertem Ferrocyn, das einfach dem Futter beigemischt werden kann (3–5 g/Tag bei Rindern). Wie in Abb. 7.2 am Beispiel der russischen Ortschaft Smyalch gezeigt wird, war die Verabreichung von 1,5–1,9 kg Bifege pro Kuh und Monat an alle Milchkühe der Ortschaft ab 1992 von einer Senkung der mittleren internen Strahlenexposition der Einwohner von 3,4 mSv/a im Jahr 1991 auf 1,3 mSv/a im Jahr 1993 begleitet. Die interne Strahlenexposition wurde durch Ganzkörpermessung bestimmt [398]. Der Wiederanstieg der internen Dosis von 1993 auf 1994 – trotz leicht erhöhter Bifege-Verabreichung an die Milchkühe – kann mit verstärktem Pilzverzehr zusammenhängen.

In Norwegen wird Schafen, die auf stark durch Radiocäsium kontaminierten Weiden gehalten werden, AFCF als Bolus (große Pille) verabreicht, was Arbeit macht, oder als Bestandteil von Salzlecksteinen angeboten, was weniger zuverlässig ist, da manche Tiere die Lecksteine nicht oder zu wenig benutzen [399]. Hinweise zur Zusammensetzung und Größe des Bolus gibt [400].

Man kann AFCF auch auf Gras versprühen, ehe dieses zu Silage verarbeitet wird. Verfütterung der so gewonnenen Grassilage an Schafe verminderte die Ra-

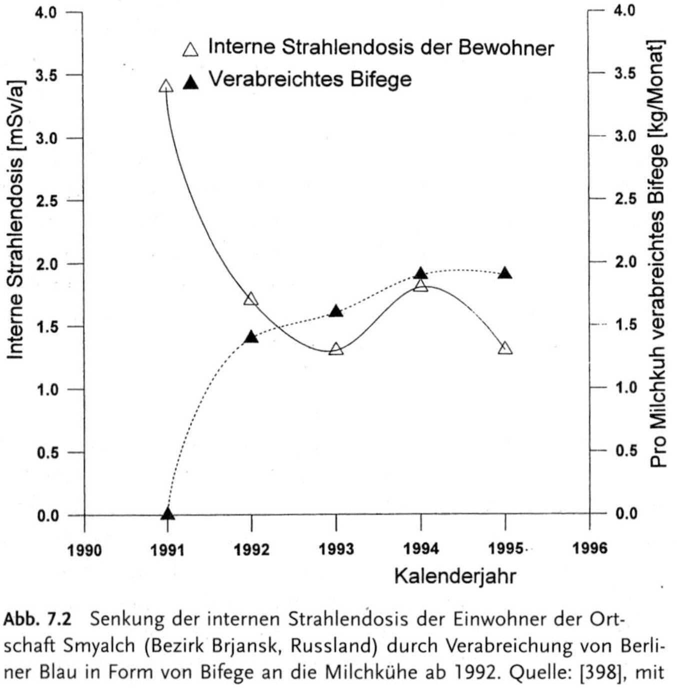

Abb. 7.2 Senkung der internen Strahlendosis der Einwohner der Ortschaft Smyalch (Bezirk Brjansk, Russland) durch Verabreichung von Berliner Blau in Form von Bifege an die Milchkühe ab 1992. Quelle: [398], mit Genehmigung des Verlags Elsevier.

diocäsiumresorption um 45% [401]. Die Gabe von 50, 100 oder 150 mg AFCF pro Tag in Grassilage vermindert den Transfer von Radiocäsium in das Muskelfleisch von Schafen um 75, 82 bzw. 86% [402]. Nachteilige Wirkungen der Verabreichung von AFCF in den erwähnten Dosierungen auf die Gesundheit der Tiere sind nicht bekannt [394]. Die Hexacyanoferrate werden unverändert mit dem Kot ausgeschieden. In der Europäischen Union wurde 1996 die Verwendung von AFCF als Futtermittelzusatz erlaubt. Die Menge an AFCF in der Tagesration muss zwischen 10 und 150 mg je 10 kg Tierkörpergewicht liegen [403].

Verwendete man den Stallmist von Tieren, die AFCF verabreicht bekamen, als Dünger, bewirkte dies eine 37–51%ige Verminderung des Transfers von Radiocäsium vom Boden in Gras und Gemüse [404].

Radioiod

Das gehäufte Auftreten von Schilddrüsenkrebs nach dem Unglück von Tschernobyl hat zu Überlegungen Anlass gegeben, wie der starke Anstieg des Radioiodgehalts in Kuhmilch nach einem nuklearen Unfall zu verhindern oder zu minimieren sei. Durch Verabreichung von mindestens 1 g stabilem Iod an Milchkühe kann die Aktivitätskonzentration von I-131 in Milch auf die Hälfte oder 1/3 reduziert werden [405, 406]. Das führt jedoch zu einem für den menschlichen Konsum gesundheitlich bedenklich hohen Iodgehalt der Milch. Wird stabiles Iod in geringer Dosierung gegeben, kann dies zu einem erhöhten I-131-Gehalt in der Milch führen. Erhalten die Tiere ein sehr iodarmes Futter, befinden sich also in einem Iodmangelzustand, führt die Verabreichung von I-131 im Futter zu einer besonders schwach kontaminierten Milch, da der Stoffwechsel der Tiere dafür sorgt, dass zunächst die leeren Iodspeicher der Schilddrüse gefüllt werden, ehe Iod mit der Milch abgegeben wird. Bei einer so komplexen Situation kann man nicht erwarten, dass ein Landwirt ohne Strahlenmessgerät und ohne Möglichkeiten der chemischen Analyse eine Iod-Dosierung finden würde, die einerseits eine geringe Radioiodaktivtät und andererseits eine nicht zu hohe Iodkonzentration in der Milch gewährleisten könnte. Fraglich erscheint auch, ob in einer Notfallsituation die erforderlichen Iodpräparate in kurzer Zeit und ausreichender Menge beschafft werden könnten. Nach einem nuklearen Unfall sollte daher den milchproduzierenden Landwirten kein anderer Rat gegeben werden, als die Tiere im Stall zu halten und mit unkontaminiertem Futter zu versorgen, so lang solches vorhanden oder beschaffbar ist [400].

Radiostrontium

Außer in der Nähe des Unglücksreaktors war die Deposition von Radiostrontium nach Tschernobyl so gering, dass dieses Radionuklid im Vergleich zu Radiocäsium und Radioiod wenig Beachtung fand. Wie in der Zeit des Fallout von Kernwaffenversuchen festgestellt wurde, war der Milchkonsum die Hauptquelle der Aufnahme von Radiostrontium durch den Menschen. Die Radiostrontiumaktivität in der Milch war stark beeinflusst durch den Calciumstatus der Milchkühe (oder Ziegen oder Schafe). Von dem in der Nahrung vorhandenen Radiostrontium werden, je nach Calciumversorgung der Tiere, zwischen 12 und 72% im Verdauungstrakt resorbiert. Im Allgemeinen erhalten Milchkühe pro Tag 70 bis 150 g Calcium mit ihrem Futter. Wird die Calciumzufuhr auf 100 bis 200 g/Tag gesteigert, wird der Transfer von Radiostrontium in die Milch um 40–60% verringert. Eine weitere Steigerung der Calciumzufuhr ist nicht empfehlenswert, da dies zu geringerer Resorption wichtiger Spurenelemente und Mineralstoffe führen kann [400].

Versuche, die Resorption von Radiostrontium durch Verabreichung von Bindemitteln zu verringern, ähnlich wie dies bei Radiocäsium mit Bentonit oder AFCF möglich ist, waren entweder wenig erfolgreich oder wurden mit Bindemitteln durchgeführt, die für eine praktische Anwendung als zu teuer erscheinen. Letzteres gilt für Alginat. Pelletiertes Futter mit einem Natriumalginat- oder Calciumalginatgehalt von 4–5% reduzierte die Aktivitätskonzentration von Radiostrontium in Ziegenmilch um 50%, in Kuhmilch um 30–40%. Dies würde pro Kuh 13 € täglich kosten, während die gleiche Wirkung durch Steigerung der Calciumzufuhr für weniger als einen Cent pro Kuh und Tag erreicht werden kann [407].

Die Aufnahme von Radiostrontium durch Fische in Binnenseen kann durch Kalken des Wassers um 25–40% vermindert werden. Die besten Ergebnisse werden in kleinen Gewässern mit ursprünglich relativ niedrigem pH-Wert und niedrigem Calciumgehalt erzielt [408].

Optimierung von Maßnahmen in der Landwirtschaft

In neuerer Zeit lassen viele Veröffentlichungen über mögliche Gegenmaßnahmen in der Landwirtschaft nach einem nuklearen Unfall das Bemühen erkennen, nicht nur die Wirksamkeit einer Maßnahme zu prüfen, sondern auch deren Kosten, finanzielle wie soziale.

Auch Gesichtspunkte wie praktische Durchführbarkeit, Nachhaltigkeit, Auswirkungen auf die Umwelt und Akzeptanz durch die betroffenen Landwirte werden verstärkt berücksichtigt [387, 409–411]. Die Erfahrungen nach Tschernobyl haben gelehrt, das theoretisch und das praktisch Machbare zu unterscheiden. In Kapitel 5 wurde der umfangreiche Maßnahmenkatalog des Bundesministeriums für Umwelt, Naturschutz und Reaktorsicherheit zitiert, in dem ein relativ kurzer Abschnitt auch der Entscheidungsfindung über Maßnahmen in den Bereichen Landwirtschaft und Ernährung gilt. In [412] wird ein von der EU gefördertes Computer System CESOC (*Computer Expert System for Optimisation of Countermeasures*) beschrieben, das die möglichen Maßnahmen zur Minimierung der radioaktiven Kontamination unter Berücksichtigung nationaler und lokaler Besonderheiten, erfassen und in einem Notfall Entscheidungshilfen für die Wahl geeigneter Maßnahmen liefern soll.

7.3
Dekontamination durch Be- und Verarbeitung von Lebensmitteln

Man unterscheidet drei Arten der Entfernung radioaktiver Kontamination von Lebensmitteln:

- Oberflächenreinigung durch Waschen, Spülen, Bürsten
- Entfernung stärker kontaminierter Anteile, wie äußere Blätter bei Kopfsalat oder Schale bei Kernobst

- Verfahren wie Blanchieren, Marinieren, Pökeln; Herstellung von Käse aus Milch, Pflanzenöl aus Ölsaaten.

Die beiden zuerst genannten Bearbeitungsmethoden sind offensichtlich nur für die Entfernung von äußerlich anhaftenden Radionukliden geeignet, während die an dritter Stelle genannten Verfahren auf die Entfernung von im Inneren eines Lebensmittels vorhandenen Radionukliden zielen.

Zur quantitativen Charakterisierung des Erfolgs einer Dekontamination dient der *Retentionsfaktor* F_r , der den nicht entfernten Anteil eines Radionuklids ausdrückt. $F_r = 0{,}6$ bedeutet eine 40%ige Entfernung [287].

Entfernung von oberflächlicher Kontamination

Als wenig aufwändige Methode, die aber auch nur begrenzt Erfolg hat, ist das gründliche Waschen von in den ersten Tagen und Wochen nach einer Deposition geerntetem Obst und Gemüse zu erwähnen. In Abb. 7.3a, b werden Ergebnisse von Waschversuchen an Kopfsalat und Spinat wiedergegeben, die in den Wochen nach Tschernobyl durchgeführt wurden. Die Pflanzen stammten jeweils vom selben Beet einer Gärtnerei im Raum Karlsruhe. Im frühen Stadium nach Tschernobyl ließen sich Cs-137 und I-131 von Kopfsalat relativ gut abwaschen, während das Waschen von Spinat wenig Erfolg hatte. Je mehr Zeit zwischen der Deposition und dem Waschen vergangen war, desto geringer war der Erfolg des Waschens. Je nach Radionuklid unterschiedliche Anteile der auf Blattoberflächen abgelagerten Radioaktivität können von den Pflanzenzellen aufgenommen und in der Pflanze verteilt werden (Translokation). Waschen kann daran kaum mehr etwas ändern.

In der Zeit als Fallout von atmosphärischen Kernwaffenversuchen ein Problem war, wurden verschiedene Untersuchungen veröffentlicht, in denen über eine 80%ige oder noch bessere Dekontamination durch Waschen von Obst und Gemüse berichtet wurde (Retentionsfaktor 0,2 oder kleiner). Man hatte die Produkte mit wässrigen Lösungen von Salzen von Cs-137 oder Sr-90 besprüht und nach dem Abtrocknen die Wirkung des Waschens geprüft. Das sind unrealistische Bedingungen. Sowohl im globalen Fallout der Kernwaffenversuche wie in den Depositionen nach dem Tschernobylunglück war die Radioaktivität mehr oder weniger fest an Partikel gebunden [413], die sich in Unebenheiten und/oder einer Wachsschicht der Pflanzenoberflächen so festsetzten, dass sie nicht leicht abgespült werden konnten. Es überrascht nicht, dass dabei die Pflanzenart, insbesondere deren Oberflächenbeschaffenheit, eine große Rolle spielte. Von Schnittlauch konnte mehr Aktivität abgewaschen werden als von Petersilie, von Tomaten mehr als von Grünkohl. Plutonium lässt sich durch einfaches Waschen von Wurzelgemüse kaum entfernen, besser durch kräftiges Bürsten und vollständig nur durch Schälen [95].

Entfernung von inkorporierter Kontamination

Wenn die Kontamination nicht oberflächlich anhaftet, sondern über Wurzeln oder Blätter und Knospen in das Innere einer Pflanze gelangt ist oder wenn es sich um Lebensmittel tierischer Herkunft handelt, sind einfache Methoden, wie Waschen, ohne Wirkung – es sei denn, dass Waschen mit längerem Wässern verbun-

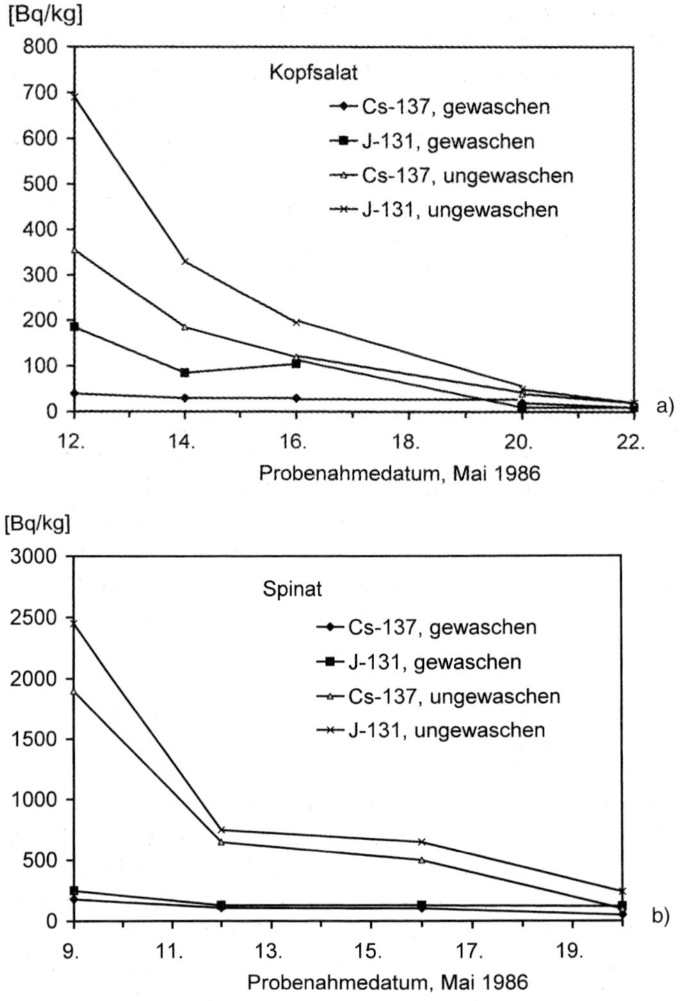

Abb. 7.3 Spezifische Aktivität von I-131 und Cs-137 in a) Kopfsalat und b) Spinat, jeweils ungewaschen und haushaltsüblich gewaschen; Raum Karlsruhe, Mai 1986. Quelle: Leitstelle Umweltradioaktivität, Bundesforschungsanstalt für Ernährung, Karlsruhe.

den ist. Über den Einfluss sonstiger Be- und Verarbeitungsmethoden auf den Radionuklidgehalt von Lebensmitteln ist viel veröffentlicht worden (Übersichten bei [414–416]). Alle Behandlungen, die ein Auslaugen oder einen Saftverlust bewirken, führen zu einer gewissen Abnahme des Radionuklidgehalts im „entsafteten" Lebensmittel. In entsprechenden Tabellen findet man für Entfernung von Radiocäsium aus Fleisch durch Braten F_r=0,5–0,8, durch Kochen 0,2–0,7 [287]. Mit dem Bratensaft mag ein Fleischstück 20–50% des in ihm vorhandenen Radiocäsiums verlieren. Aber da der Bratensaft üblicherweise mitverzehrt wird, kann man dem Bratprozess keine echte Dekontaminationswirkung zusprechen. Das Gleiche gilt für das Kochen von Fleisch oder Gemüse in Wasser: ein erheblicher Teil der in der Rohware enthaltenen Radioaktivität geht in die Fleisch- bzw. Gemüsebrühe. Damit geht aber auch ein Großteil der Vitamine, Mineral- und Geschmackstoffe verloren. Die Fleischbrühe wird normalerweise verzehrt, die Gemüsebrühe oft für Suppen oder Soßen verwendet. Anders sieht es beim Pökeln von Fleisch aus, da die Pökellake nicht verzehrt wird und die Radiocäsiumkonzentration im gepökelten Fleisch, je nach Pökelmethode, um 42–47% geringer ist als im ungepökelten [414]. Auch Sauerkonserven und Dosengemüse enthalten weniger Radiocäsium als die Ausgangsware, immer vorausgesetzt, dass die Flüssigkeit verworfen wird. Bei allen diesen Dekontaminationsversuchen ließ sich Radiostrontium schlechter entfernen als Radiocäsium [417].

Im Umfeld von Tschernobyl weisen Waldpilze oft eine hohe spezifische Aktivität von Cs-137 auf und werden trotzdem in erheblichem Umfang gesammelt und verzehrt. In Tab. 7.1 wird die durch verschiedene haushaltsübliche Behandlungsmethoden erreichbare Entfernung von Radiocäsium aus Pilzen angegeben. Bedingung ist, dass nicht nur das Waschwasser und die Salzlake, sondern auch das Einweich- und Kochwasser verworfen werden. Wie viel sensorische Qualität den so behandelten Pilzen bleibt, wird nicht mitgeteilt; auch nicht, in welchem Umfang die Pilzsammler von diesen Dekontaminationsmöglichkeiten Gebrauch machen. Die 20%ige Abnahme des Radiocäsiumgehalts durch Waschen ist nur denkbar, wenn damit anhaftende Erde abgewaschen wird oder wenn das Waschen ein längeres Wässern einschließt.

Die Müllereitechnik kann ebenfalls teilweise dekontaminierte Produkte liefern. Der erste Schritt der Getreideverarbeitung ist die Reinigung. Man unterscheidet Trockenreinigung, durch die außer dem sogenannten Besatz (Unkrautsamen, Spreu, Steinchen) auch Schmutz und Staub entfernt werden, und die Nassreinigung, bei der das Getreide für einen Zeitraum von einer halben bis zwei Minuten mit Waschwasser in Berührung kommt. Durch die übliche Getreidereinigung wird nur wenig Radioaktivität entfernt. Verwendung von 0,5%iger Phosphorsäure statt Wasser und Ausdehnung der Waschzeit auf vier Stunden erzielte in den Mahlfraktionen die in Tab. 7.2 angegebene Abnahme der Radiocäsium- und Radiostrontiumgehalte. Sr-90 ließ sich in diesem Fall besser entfernen als Cs-137. Die backtechnische Prüfung und die Bestimmung der analytischen Mehlkenndaten ergaben nur geringe Anzeichen einer Qualitätsänderung durch die lange

Tab. 7.1 Möglichkeiten der Entfernung von Radiocäsium aus frisch gesammelten Pilzen durch haushaltsübliche Methoden, nach [251]

Behandlung	*Radiocäsiumverlust (%)*
Waschen	20
Kochen	50
Einsalzen	50
Trocknen, dann Wässern	75
Blanchieren, Einsalzen, Wässern	90

Tab. 7.2 Abnahme der spezifischen Aktivität von Cs-137 und Sr-90 in den Mahlfraktionen von Weizen und Roggen durch verlängerte Nassreinigung des Korns mit 0,5%iger H_3PO_4, nach [418]

Mahlfraktion	*Prozentuale Abnahme [a] von*			
	Cäsium-137		*Strontium-90*	
	Weizen	*Roggen*	*Weizen*	*Roggen*
Ausgangsgetreide	34	42	82	79
Schrotkleie	34	51	87	86
Grießkleie	53	55	80	79
Schrotmehl	18	8	46	54
Feinmehl	17	19	44	58

a) Bezogen auf ungewaschene Vergleichsprobe.

Getreidewäsche. Bei Vollkornschrotbroten trat ein mit der Länge der Waschzeit zunehmender Fremdgeschmack auf. Wie, angesichts der sehr großen Getreidemengen, die in einem modernen Mühlenbetrieb täglich durchgesetzt werden, eine mehrstündige Waschstufe technisch möglich wäre, müsste geprüft werden. Für eine 17–19%ige Abnahme des Cs-137 im Mehl würde sich der Aufwand schwerlich lohnen, für 44–58% bei Sr-90 schon eher.

Das Vermahlen liefert ein im Vergleich zum Ausgangsmaterial weniger kontaminiertes Mehl und stärker kontaminierte Kleie. In einer Untersuchungsserie wurden Weizenpflanzen in verschiedenen Stadien ihres Wachstums mit Lösungen von Sr-90 und Cs-134 besprüht, die Körner wurden nach der Ernte vermahlen und die Radionuklidanteile in drei Mahlfraktionen bestimmt (Tab. 7.3). Beide Nuklide fanden sich nicht nur in den Kleiefraktionen, in denen die Außenschicht des Korns angereichert wird, sondern auch im Mehl, müssen also ins Innere der Pflanze gelangt und in den Mehlkörper (das Endosperm) des Korns transportiert worden sein. Wurden die Weizenpflanzen zu verschiedenen Zeiten des Wachstums besprüht, erwies sich die Verteilung in den einzelnen Mahlfraktionen bei Sr-90 als unabhängig vom Zeitpunkt der Kontamination, während bei Cs-137 das Mehl aus spät kontaminiertem Weizen einen etwas geringeren Anteil Cs-137 enthielt (17%) als das Mehl aus früh kontaminiertem (25%). Die Trennung der stärker kontaminierten Kleieanteile vom weniger kontaminierten Mehl könnte als eine Dekontamination des Getreides aufgefasst werden. Zu beachten ist allerdings, dass die Kleie üblicherweise als Viehfutter verwendet wird und die ursprünglich im Getreide vorhandenen Radionuklide so doch in die Nahrungskette gelangen können. Wird aus dem Mehl Stärke gewonnen, so ist diese frei von Radiostrontium oder -cäsium.

In Ölsaaten vorhandene Cs- und Sr-Radionuklide können durch die übliche Raffination des daraus gewonnenen Pflanzenöls vollständig entfernt werden – einer der seltenen Fälle von $F_r = 0{,}0$. In analoger Weise wäre die Weinbereitung als eine Dekontamination des Traubensaftes zu bezeichnen, da Radiocäsium (weniger ef-

Tab. 7.3 Prozentuale Verteilung von Sr-90 und Cs-134 auf die Mahlfraktionen von Weizen in Abhängigkeit vom Zeitpunkt der Kontamination, nach [419]

Zeitpunkt der Kontamination	*Mahlfraktion*	*Prozentanteil* [a)]	
		Sr-90	*Cs-134*
2. Juli (Blüte)	Schrotkleie	56	51
	Grießkleie	29	24
	Mehl	15	25
21. Juli (Milchreife)	Schrotkleie	53	53
	Grießkleie	30	24
	Mehl	17	23
24. Juli (Gelbreife)	Schrotkleie	53	58
	Grießkleie	31	25
	Mehl	16	17

a) Radionuklidgehalt im Ausgangsgetreide = 100%. Ernte: 7. August.

fektiv Radiostrontium) nach der Gärung zum großen Teil mit den Hefen abgeschieden wird [420]. Durch Destillation gewonnener Alkohol, ob aus Kartoffeln, Getreide oder Obst, ist frei von Radiostrontium oder -cäsium.

Bei Vorkommen bedenklicher Konzentrationen von Radioiod in Lebensmitteln liegt die Verarbeitung zu haltbaren Erzeugnissen nah, die so lang aufbewahrt werden, bis die Aktivität des kurzlebigen I-131 abgeklungen ist. Man hat dies auch als „passive Dekontamination" bezeichnet. So kann Milch zu Trockenmilch, Butter und Käse verarbeitet und diese Produkte können nach ausreichender Lagerung unbedenklich verzehrt werden. Von süddeutschen Molkereien ist von dieser Möglichkeit im Mai/Juni 1986 Gebrauch gemacht worden, soweit die Rohmilch den Grenzwert für I-131 überschritt.

Die übliche Molkereitechnik kann auch zur Herstellung von weitgehend kontaminationsfreien Produkten aus Milch genutzt werden, die Radiocäsium und Radiostrontium enthält. Wie in Tab. 7.4 dargestellt, gehen beim Sauermolkeverfahren

Tab. 7.4 Prozentuale Verteilung von in der Vollmilch (=100%) enthaltenem Radiocäsium, Radiostrontium und Radioiod auf die aus der Milch gewonnenen Produkte, nach [421]

Produkt	*Cs-137*	*Sr-90*	*I-131*
Rahm	15,5	7,5	16,1
Butter	2,2	1,2	3,5
Buttermilch	13,3	6,3	12,6
Magermilch	84,5	92,5	83,9
Säurecasein	1,6	6,3	3,9
Sauermolke	82,9	86,2	80,0
Labcasein	1,8	84,7	2,0
Labmolke	82,7	7,8	81,9

der Käseherstellung mindestens 80% des in der Vollmilch vorhandenen Radiocäsiums, -strontiums und -iods in die Molke. Bezogen auf Magermilch sind es 93–98%. Beim Labmolkeverfahren gilt Ähnliches für Radiocäsium und -iod, während Radiostrontium zum überwiegenden Anteil mit dem Labcasein ausgefällt wird.

Unkonventionelle Methoden der Verarbeitung

Aus flüssigen Lebensmitteln können Radionuklide auch durch Anwendung von Verfahren entfernt werden, die sonst in der Lebensmittelverarbeitung nicht üblich sind. In Kapitel 4 wurde die Dekontamination der „Strahlenmolke“ durch eine Ionenaustauschmethode erwähnt. In [422] wird eine Ionenaustauscheranlage mit kontinuierlichem Durchsatz von 5000 L Milch/Tag zur Entfernung von Radioiod und Radiocäsium aus Milch beschrieben. Prinzipiell kann auf diese Weise auch Radiostrontium aus flüssigen Lebensmitteln entfernt werden. Auch mit der Anwendung der Elektrodialyse zur Dekontamination von Obstsäften ist experimentiert worden [423] und mit Ionenaustauscherzusätzen zu gewässertem Gemüse [417]. In einer Situation wie nach Tschernobyl sind jedoch solche Verfahren aus mehreren Gründen nicht geeignet, Lebensmittel für den menschlichen Konsum herzustellen. Erstens wäre die lebensmittelrechtliche Zulässigkeit fragwürdig, zweitens müsste zunächst geklärt werden, ob eine solche Behandlung nicht sensorische oder sonstige qualitätsmindernde Folgen hat und drittens wären die Kosten zu hoch. So lang man aus nicht von radioaktiver Deposition berührten Regionen Lebensmittel heranschaffen kann, wird dies preisgünstiger sein als die Einführung aufwändiger zusätzlicher Verarbeitungsstufen in der eigenen Lebensmittelindustrie. In den Zeiten, als die Menschheit unter dem Damoklesschwert des nuklearen Wettrüstens der Großmächte in Ost und West lebte, waren kriegerische Szenarien mit weltweiter Lebensmittelknappheit denkbar. Die Entwicklung und Erprobung von Dekontaminationsmöglichkeiten aller Art erschien damals sinnvoll. Nach einem nuklearen Unfall kommen nur einfache Dekontaminationsmethoden in Frage, die keine nennenswerten Kosten verursachen. Von größerem Interesse sind – das hat die Erfahrung nach Tschernobyl gezeigt – Maßnahmen in der Landwirtschaft, die eine zu hohe Kontamination von vornherein verhindern oder minimieren.

7.4
Wohin mit hochkontaminierten Lebensmitteln?

Wie der Fall „Strahlenmolke“ gezeigt hat, kann die Beseitigung von Produkten, die den Grenzwert radioaktiver Kontamination überschreiten, zum Problem werden. Unter Berücksichtigung der Strahlenschutzerfordernisse, der technischen Durchführbarkeit, der Kosten, der Umweltbelastung und der Akzeptanz wurden in einer in Großbritannien durchgeführten Studie [424] die Möglichkeiten zur Beseitigung von Lebensmitteln, die für den menschlichen Konsum wegen Überschreitung des Grenzwerts ungeeignet sind, erörtert. Als Kontaminanten wurden dabei nur Sr-89, Sr-90, Cs-134 und Cs-137 berücksichtigt, als Lebensmittel nur Ge-

Tab. 7.5 Eignung verschiedener Methoden der Beseitigung radioaktiv kontaminierter Lebensmittel in absteigender Reihenfolge, nach [424]

Rang	Option	Beschränkungen
1	Als Tierfutter verwenden	Begrenzte Kapazität
2	Unterpflügen	Pflanzenmaterial muss evtl. vorher trocknen. Vorbehandlung mit Herbizid erforderlich?
3	Verbrennen in Müllverbrennungsanlagen	Ungeeignet für Radiocäsium [a)]. Teuer
3	Kompostieren	Ungeeignet für Radiocäsium [b)]. Nicht für Getreide [c)]
3	Deponieren	Ungeeignet für Radiocäsium [b)]. Vorbehandlung (z. B. Kompostieren) für Gemüse und Obst erforderlich
6	Ausbringen auf Ackerflächen	Ungeeignet für Sr-90 [d)]. Geringe Akzeptanz bei Landwirten
6	Verbrennung auf dem Acker	Kommt nur für reife Getreidepflanzen in Frage. Umweltverschmutzung. Geringe Akzeptanz bei Behörden und Öffentlichkeit
8	Verdünnung durch Mischen mit unkontaminiertem Material. Verarbeitung	Geringe Akzeptanz bei Verbrauchern

a) Bei der üblichen Verbrennungstemperatur von 900 °C verdampft Cs
b) Evtl. zu hohe Strahlenexposition des Personals durch den Gammastrahler
c) Getreidekörner verrotten zu langsam
d) Wegen guter Wurzelverfügbarkeit des Sr-90.

treide, Gemüse und Obst. Als Grenzwerte wurden nach der EU-Notfallverordnung (s. Tab. 5.1) 750 Bq/kg für Radiostrontium und 1250 Bq/kg für Radiocäsium angenommen. Die wichtigsten Ergebnisse der Untersuchung sind in Tab. 7.5 zusammengefasst. Eine uneingeschränkt empfehlenswerte Methode gibt es offensichtlich nicht. Bei kritischer Betrachtung kommen nur die beiden an erster Stelle stehenden Optionen in Frage. Was mit hochkontaminierten Lebensmitteln tierischer Herkunft geschehen könnte, ist bisher nicht in dieser Weise systematisch untersucht worden.

8
Rückblick und Ausblick

8.1
Unsichere Zukunft der Strahlenforschung und des Strahlenschutzes

Der Reaktorunfall in Tschernobyl hat deutlich gemacht, wie wichtig das Vorhandensein und das gute Funktionieren von Radioaktivitäts-Messnetzen und -Auswertungssystemen ist. Messungen in der Luft werden ebenso benötigt wie in Gewässern, in Lebensmitteln, in Böden und einigen anderen Umweltmedien. In dem Maße, wie die durch Tschernobyl verursachte Radioaktivität aus der Umwelt verschwindet, besteht die Gefahr einer allmählichen Vernachlässigung dieser Vorkehrungen. Die öffentlichen Mittel sind knapp und die Versuchung ist groß, aus einem Aufgabengebiet, in dem seit Jahren „nichts geschieht", Personal und Sachmittel abzuziehen.

Selbst wenn die Absicht besteht, die Strahlenschutzmaßnahmen im bisherigen Umfang beizubehalten, ist zu befürchten, dass ein zunehmender Mangel an Fachleuten dies mehr und mehr erschweren wird. Alles was mit Nukleartechnik zu tun hat, ist in der Öffentlichkeit seit etwa drei Jahrzehnten immer negativer dargestellt worden. In einer Generation, die mit ATOMKRAFT – NEIN DANKE-Aufklebern [1)] großgeworden ist, gibt es begreiflicherweise kaum jemand, der bereit wäre, Fächer wie Kernphysik, Kerntechnik, Strahlenchemie oder Radiochemie zu studieren. Kultusministerien warten nur auf die Emeritierung noch vorhandener Professoren dieser Fachrichtungen, um die Lehrstühle streichen zu können. Das Lehrangebot auf diesen Gebieten an Universitäten und Fachhochschulen droht zur „Nischenveranstaltung für Esoteriker" zu werden [425]. Selbst die Radioökologen fragen sich, ob sie zu den „aussterbenden Arten" gehören [426]. Die Meinung, auf diesen Gebieten gebe es keine beruflichen Aussichten, ist weit verbreitet. Zwar haben sich mit dem Wechsel der Bundesregierung im Herbst 1998 die Zukunftsperspektiven der Kernenergie in Deutschland grundlegend verschlech-

1) Die Aussichten der Kernenergie werden nicht überall so negativ beurteilt, wie in der Bundesrepublik. Der Schwede Hans Blix, in neuerer Zeit oft in den Nachrichten als Leiter der UN-Inspektoren im Irak, sei hierzu im originalen Englisch seiner Vorausschau auf das 21. Jahrhundert zitiert: *Nuclear power – still based on fission – will be relaunched and get more uses… The public will be more at ease with radiation as it is better educated, as nuclear safety continuously improves and new types of nuclear power plants emerge, as waste sites fail to cause any problems, and as no other energy is found to deliver so much energy at reasonable cost with negligible impact on climate and environment* [427].

tert, aber das ändert nichts an einem zur Kompetenzerhaltung dringend erforderlichen Bedarf an Fachleuten auf diesem Sektor.

Zum einen müssen für die Gewährleistung der hohen Sicherheitsanforderungen für den Restbetrieb der Kernkraftwerke und schließlich für deren Entsorgung und die Zwischen- und Endlagerung der radioaktiven Abfälle gut ausgebildete Kräfte vorhanden sein – sowohl bei den Kernkraftwerksbetreibern und der dazugehörigen Service-Industrie, wie bei den Aufsichtsbehörden.

Zum Zweiten werden – völlig unabhängig von der zukünftigen energiepolitischen Entwicklung in Deutschland – für die Röntgen- und Nuklearmedizin, für die Anwendung von Radionukliden und anderen Strahlenquellen in der Technik und für die damit verbundenen Strahlenschutzaufgaben Fachkräfte dringend benötigt. Es ist in der Öffentlichkeit wenig bekannt, in welchem Umfang radioaktive Stoffe zur Materialprüfung (*Radiographie*), zur Füllstands-, Dichte- und Dickemessung (*Radiometrie*), zur Sterilisation von chirurgischen Bedarfsartikeln (Gummihandschuhe, Nahtmaterial, Kanülen, Katheter u. a.), in der Kunststoff- und Kabelindustrie, in Druckereien, Rauchmeldern usw. verwendet werden. Wegen beruflichen Umgangs mit radioaktivem Material oder mit Geräten, die ionisierende Strahlung erzeugen, werden in Deutschland mehr als 300 000 Personen in über 25 000 Betrieben strahlenschutzdienstlich überwacht, zu etwa 80% im medizinischen Arbeitsbereich [82].

Zum Dritten muss weiterhin mit nuklearen Unfällen irgendwo in der Welt gerechnet werden. Zwar wurde in Tschernobyl im Dezember 2000 der letzte der ursprünglich vier Reaktorblöcke vom RBMK-Typ abgeschaltet – aber seit 1992 sind an anderen Stellen in Osteuropa vier Reaktoren des Tschernobyltyps neu in Betrieb genommen worden. Die Hälfte der in Russland erzeugten Kernenergie stammt aus solchen graphitmoderierten Reaktoren. Auch in Litauen, Bulgarien, der Slowakei und Armenien wird Elektrizität von aus der Sowjetzeit stammenden Reaktoren produziert, die vermutlich in keinem westlichen Land eine Betriebsgenehmigung bekommen hätten [428].

Nicht zu vergessen sind auch die radioaktiven Hinterlassenschaften aus der Zeit des nuklearen Wettrüstens. Die großen Mengen nicht ordnungsgemäß entsorgter radioaktiver Abfälle in der Umgebung nuklearer Produktionsanlagen in den USA und in Gebieten der ehemaligen Sowjetunion wurden in Kapitel 3 erwähnt, die Folgen des von 1946 bis 1989 in Sachsen und Thüringen von der Sowjetischen Aktiengesellschaft Wismut betriebenen Uranerzbergbaus in Kapitel 2. Die Sanierung und Überwachung dieser Altlasten wird Strahlenschutzfachleuten noch lange Zeit Aufgaben stellen. Daneben gibt es zehntausende Fässer mit radioaktiven Abfällen, die in Sowjetzeiten in relativ flachen Gewässern in der Nähe der Insel Nowaja Semlja versenkt wurden. Dort soll auch ein Dutzend Kernreaktoren auf dem Meeresboden liegen. Der mit Kernenergie betriebene Eisbrecher *Lenin* soll mit einem Schacht versehen gewesen sein, durch den experimentelle Antriebsreaktoren, die sich nicht bewährt hatten, einfach in das Meer abgelassen werden konnten. Auch die Überreste mehrerer gesunkener Atom-U-Boote liegen mitsamt ihren Reaktoren und zum Teil mit kernwaffenbestückten Torpedos irgendwo auf dem Meeresboden (Gefahr aus der Tiefe, *Der Spiegel*, Nr. 49/1992, S. 254 f). Wenn das die Radionuklide umschließende Metall eines Tages durchgerostet sein wird, muss mit dem Erscheinen radioaktiver Kontamination in den Fischbeständen der Nordsee und des Nordatlantik gerechnet werden. Hoffentlich gibt es dann noch Radioökologen und sonstige Nuklearexperten, die solche Vorgänge messend verfolgen und die Öffentlichkeit informieren können.

Ein zuverlässiges Überwachungssystem für Radioaktivität in Lebensmitteln und anderen Umweltmedien muss nicht nur in Hinblick auf die Möglichkeit eines Reaktorunfalls oder sonstiger ungewollter Kontaminationen erhalten bleiben, sondern auch wegen der mit Terrorismus und möglichen Kriegen verbundenen Gefahren. Neben den schon lang mit Nuklearwaffen ausgestatteten Mächten – USA, Russland, Großbritannien, Frankreich, China – besitzen Indien, Pakistan und Israel nicht nur Arsenale solcher Waffen, sondern auch weitreichende Raketen, um sie einzusetzen. Wird eines oder werden mehrere dieser Länder in kriegerische Auseinandersetzungen verwickelt und es kommt zum Einsatz von Kernwaffen, kann radioaktiver Fallout auch wieder Mitteleuropa erreichen. Irak, Iran und Nordkorea sind verdächtigt worden, sich bombenfähiges Uran und/oder Plutonium beschafft zu haben [429]. Während diese Zeilen geschrieben werden, kommt die Nachricht, dass Nordkorea seine früher gegebene Zustimmung zum Vertrag über die Nichtverbreitung von Kernwaffen zurückgezogen und sein auf amerikanischen Druck im Jahr 1994 unterbrochenes Atomprogramm wieder aufgenommen hat, das die Gewinnung von waffenfähigem Uran und von Plutonium einschließt. Zugleich hat Nordkorea weitere Raketentests angekündigt.

In der Zeit des Untergangs der Sowjetunion sind nicht genau bekannte Mengen waffenfähigen Nuklearmaterials dort verschwunden und an Interessenten gelangt, über die viel spekuliert wird. Vermutlich könnten weder die genannten Länder, noch irgendwelche Terroristen unbemerkt von amerikanischen Aufklärungssatelliten Nuklearwaffen bauen. Wer über relativ geringe Mengen Plutonium oder andere Radionuklide, wie Cäsium-137 oder Cobalt-60 verfügt, könnte jedoch ohne große Schwierigkeiten *schmutzige Bomben* produzieren. Darunter versteht man konventionellen Sprengstoff, der mit Plutonium oder anderen Radionukliden umhüllt oder vermischt ist. Eine solche Waffe, in eine Großstadt geschmuggelt und dort zur Explosion gebracht, ebenso wie ein Großbrand in einem Gebäude, in dem vorher Plutonium oder andere Radionuklide deponiert wurden, könnten verheerenden Schaden anrichten [430]. Seit dem 11. September 2001 muss auch mit solchen Wahnsinnstaten gerechnet werden. Ein derartiger Angriff könnte, auch wenn er nur wenige Tote und Verletzte zur Folge hätte, enorme wirtschaftliche Schäden auslösen. Zur Dekontamination müssten unter Umständen viele Häuserblocks demoliert und die Baumaterialien irgendwo „endgelagert" werden. Um ein Gelände von einem Quadratkilometer für viele Jahre unbewohnbar zu machen, genügt ein halbes Gramm Cs-137; um den gleichen Effekt mit höchst toxischen chemischen Substanzen zu erreichen, würde man zehn bis einige hundert Kilogramm benötigen [431]. Die Panik, die eine solche Tat in der Bevölkerung auslösen würde, hätte vermutlich die schlimmsten unmittelbaren Folgen [432, 433]. Diese psychologische Wirkung und die Leichtigkeit, mit der aus ein paar Stangen Dynamit, einem Zünder und ein paar Gramm bestimmter Radionuklide eine Waffe konstruiert werden kann, macht schmutzige Bomben für Terroristen attraktiv und für Sicherheitsexperten zum Albtraum (*Weapons of mass dislocation, The Economist,* 15. Juni 2002, S. 26).

Wenn es Terroristen gelänge, sich mit Kleinstmengen Cs-137 oder Plutonium unbemerkt an gewisse Schlüsselstellen in lebensmittelverarbeitenden Betrieben heranzumachen, könnten sie auch ganz ohne Explosivstoff sehr große Mengen Lebensmittel kontaminieren. Akut krankmachende Wirkungen könnten aber eher mit pathogenen Mikroorganismen erzielt werden. In den Vereinigten Staaten versucht man, sich so gut wie möglich auf alle diese Eventualitäten vorzubereiten. Diesem Ziel dient das im Jahr 2002 verabschiedete Bioterrorismus-Gesetz (*Public Health Security and Bioterrorism Preparedness and Response Act of 2002*). Terrorismus-Forschung und -Bekämpfung sind dort bereits zu einer eigenen Wissenschaftssparte geworden [434].

Unter den geschilderten Umständen ist auch in Zentraleuropa die Notwendigkeit der Erhaltung von Überwachungseinrichtungen für radioaktive Kontamination und des dazu erforderlichen Kenntnisstandes offensichtlich. Auch wer gegen die Nutzung der Kerntechnik ist, sollte gegen die Förderung von Ausbildung und Forschung auf Gebieten wie Kernphysik, Kerntechnik, Strahlenbiologie, Radiochemie, Nuklearmedizin und Radioökologie nichts einzuwenden haben. Der Fachverband für Strahlenschutz e.V., eine Vereinigung von rund 1500 Experten auf den Gebieten des praktischen Strahlenschutzes, der Strahlenforschung und der medizinischen Strahlenanwendung, hat am 22. April 2002 eine Stellungnahme „Zur Situation der biologischen und medizinischen Strahlenforschung in Deutschland" herausgegeben, die es verdient, hier (mit einigen Kürzungen) wiedergegeben zu werden:

„Mit größter Besorgnis sieht der Fachverband den Rückgang der Strahlenforschung in der Bundesrepublik Deutschland. Dieser Rückgang hat zur Folge, dass Deutschland in internationalen Gremien, in denen über Mittel, Grundsätze und Ziele des Strahlenschutzes entschieden wird, kaum noch vertreten ist. Es ist zu befürchten, dass Deutschland aus diesen Gremien in absehbarer Zukunft völlig verschwinden wird. Damit kann die Bundesrepublik Deutschland keinen Einfluss auf Entwicklungen und Entscheidungen nehmen, die letztendlich in deutsches Recht umgesetzt werden müssen.

Internationale aktuelle Forschungsergebnisse werfen zunehmend Fragestellungen aus den Gebieten zell- und molekularbiologischer Strahlenwirkungen auf. Die Bundesrepublik Deutschland ist derzeit nicht bereit und inzwischen weitgehend auch nicht mehr in der Lage, sich diesem bestehenden und zunehmenden Bedarf an Forschung zu stellen. Die Untätigkeit der politischen Entscheidungsträger ist umso verwunderlicher, als auf zahlreichen Gebieten der Strahlenforschung auch und gerade in der Zukunft Expertenwissen unbedingt benötigt wird. .... Somit ergibt sich für die Strahlenforschung – wie bereits bisher – notwendigerweise die Konsequenz, die verschiedenen Aspekte der Wirkung von Strahlung auf den Menschen und Biosysteme generell sowohl von Seiten der Grundlagenforschung als auch hinsichtlich der Anwendung zu bearbeiten. [Es folgt eine Liste von zu bearbeitenden Forschungsaufgaben]. Durch ein derartiges nationales Strahlenforschungsprogramm...würde es möglich, die derzeit in Deutschland noch vorhandene Fachkompetenz insbesondere jüngerer Wissenschaftler im Bereich der Strahlenforschung in diesem Fachgebiet zu halten und dem wissenschaftlichen Nachwuchs auch längerfristige Berufsperspektiven zu bieten. Dies erscheint zwingend notwendig, um dem Verlust an Fachkompetenz in der Strahlenforschung generell, aber auch insbesondere im Bereich der Ausbildung von Fachpersonal für z. B. Strahlenschutz-Aufgaben oder im Bereich der medizinischen Versorgung, entgegen zu wirken. Bereits jetzt ist beispielsweise klar, dass in naher Zukunft die gesetzlich vorgeschriebenen Medizinphysikexperten nicht mehr zur Verfügung stehen werden, da keine ausreichenden Ausbildungskapazitäten vorhanden sind. Daraus ergeben sich direkte Konsequenzen, z. B. für die Behandlung von Tumorpatienten mit Strahlentherapie. So wird für einen Teil der ca. 150 000 Strahlentherapiepatienten pro Jahr aufgrund des Mangels an Medizinphysikern und der damit verbundenen Stilllegung von Therapiegeräten keine Radiotherapie mehr möglich sein und somit keine Aussicht auf Heilung bestehen. Es ist also dringlich geboten, durch die vorgeschlagenen Maßnahmen zu verhindern, dass im Bereich der medizinischen Nutzung der Strahlung und im Strahlenschutz ein Defizit an Kenntnissen und Fachpersonal entsteht, welches zur Folge hat, dass die Versorgung von Patienten und die Verhinderung von Strahlenschäden durch die unsachgemäße Nutzung von Strahlung nicht mehr sichergestellt ist".

Der volle Wortlaut der Stellungnahme ist im Internet unter www.fs-ev.de verfügbar. Am 7. Mai 2002 hat der Fachverband versucht, die Kernpunkte dieser Stellungnahme der breiten Öffentlichkeit durch eine Pressemitteilung bekannt zu machen. Es folgte so gut wie keine Resonanz in den Print- und Funkmedien. Sollte für die Öffentlichkeit in Deutschland ein „dramatischer Kompetenzverlust in den letzten 20 bis 30 Jahren" im Strahlenschutz und die Gefahr der Stilllegung von Geräten für die Strahlentherapie wirklich ohne Interesse sein?

8.2 Die Ingestionsdosis als Teil der gesamten Strahlenexposition

In der zitierten Stellungnahme des Fachverbands wird die Anwendung von ionisierenden Strahlen und Radionukliden in der Medizin als der bei Weitem überwiegende Teil der Strahlenexposition des Menschen bezeichnet. Dies hat zwar mit dem Thema ‚Radioaktivität in Lebensmitteln' nicht unmittelbar etwas zu tun. Um die Bedeutung des Vorkommens radioaktiver Stoffe in der Nahrung richtig einordnen zu können, ist es jedoch sinnvoll, auch diese Quellen der Strahlenexposition wenigstens in groben Umrissen darzustellen, so wie in vorangegangenen Kapiteln auch kosmische und terrestrische Strahlung und die Inhalation von Radon mit der Ingestion von Radionukliden verglichen wurden.

Bei der ersten Gruppe der in Tab. 8.1 angegebenen Dosiswerte für Untersuchungsverfahren in der *Röntgendiagnostik* geht es nur um die Anfertigung einer Röntgenaufnahme. Dazu wird ein „Röntgenblitz" von wenigen Millisekunden Dauer auf den zu untersuchenden Körperteil gerichtet und die den Körper durchdringende Strahlung mit einem Film-Folien-System oder einem digitalen Speichermedium in ein Schattenbild umgewandelt.

Die resultierende effektive Dosis reicht von unter 0,01 mSv bei einer Zahnaufnahme bis 1,8 mSv bei einer Darstellung der Lendenwirbelsäule in zwei Ebenen.

Sollen Bewegungsvorgänge untersucht oder sich überlagernde Strukturen genauer beurteilt werden, ist meist eine zusätzliche Röntgendurchleuchtung erforderlich. Solche Verfahren werden in der zweiten Gruppe der Tab. 8.1 genannt. Eine kontinuierliche oder gepulste Röntgenstrahlung durchdringt den interessierenden Körperteil und erzeugt auf einem Leuchtschirm ein Bild, das mittels elektronischer Verstärkung auf einen Monitor übertragen und dort beobachtet wird. Die sich ergebende effektive Dosis kann in einigen Fällen bis zu 20 mSv reichen.

Tab. 8.1 Mittlere Dosiswerte für häufige Untersuchungsverfahren in der Röntgendiagnostik an Standardpatienten (70±5 kg Körpergewicht). Quelle: [82]

Untersuchungsart/-region	***Effektive Dosis (mSv)***
Untersuchungen mit Röntgenaufnahmen	
Zahnaufnahme	≤0,01
Gliedmaßen (Extremitäten)	0,01–0,1
Brustkorb (Thorax), 1 Aufnahme	0,02–0,05
Schädel	0,03–0,1
Halswirbelsäule in 2 Ebenen	0,09–0,15
Mammographie beidseits in je 2 Ebenen	0,4–0,6
Brustwirbelsäule in 2 Ebenen	0,5–0,8
Beckenübersicht	0,5–1
Bauchraum (Abdomenübersicht)	0,6–1,1
Lendenwirbelsäule in 2 Ebenen	0,8–1,8
Röntgenuntersuchungen mit Aufnahmen und Durchleuchtung	
Bein-Becken-Phlebographie	0,5–2
Galle	1–5
Harntrakt (Urogramm)	2,5–7
Magen	6–12
Darm	10–18
Arteriographie und Interventionen	10–20
Computertomographische (CT)-Untersuchungen	
Kopf	2–4
Wirbelsäule/Skelett	3–10
Brustkorb (Thorax)	6–10
Bauchraum (Abdomen) und kleines Becken	10–25

Dosen bis zu 25 mSv treten bei der dritten Gruppe auf, den computertomographischen Untersuchungen. Bei diesen Verfahren bewegen sich der Röntgenstrahler und ein ihm gegenüberliegender Strahlendetektor kreis- oder spiralförmig um den Körper des Patienten. So erhält man überlagerungsfreie Querschnittsbilder der zu untersuchenden Körperteile. Dem Nachteil einer relativ hohen Strahlenexposition bei diesem Verfahren steht der Vorteil einer sehr großen diagnostischen Aussagekraft gegenüber.

Ein Rückblick zu Kapitel 2: alle natürlichen Strahlenquellen zusammen, kosmische, terrestrische und über Atmung und Nahrung in den menschlichen Körper gelangende, verursachen eine effektive Dosis von 2,4 mSv im Jahr, wovon 0,3 mSv auf in Lebensmitteln enthaltene Radionuklide entfallen (Tab. 2.10). Und ein Rückblick zu Kapitel 4: in Deutschland wurde durch Tschernobyl in dem am stärksten betroffenen Voralpengebiet insgesamt (interne plus externe Exposition) eine Lebenszeitdosis von 2,2 mSv verursacht (Abb. 4.13) – weniger als eine einzige Röntgenaufnahme und -durchleuchtung des Harntrakts, Magens oder Darms.

Sind solche Vergleiche sinnvoll, da doch die von natürlichen oder aus Tschernobyl stammenden Radionukliden ausgehende Strahlung Jeden trifft, die Röntgenuntersuchung jedoch nur Einzelne? Über die Häufigkeit von Röntgenuntersuchungen gibt Tab. 8.2 Auskunft. Demnach wurden im Jahr 1997 (dem letzten, aus dem zum Zeitpunkt der Berichterstattung Daten verfügbar sind) in Deutschland etwa 25 Millionen Röntgenaufnahmen des Brustkorbs und fast 24 Millionen Zahnaufnahmen registriert. Mit jährlich 1654 Röntgenuntersuchungen pro 1000 Einwohner nimmt Deutschland, zusammen mit Japan, Norwegen und Luxemburg, weltweit eine Spitzenstellung ein.

Angaben über die Häufigkeit bestimmter Untersuchungen können nur Momentaufnahmen sein, da Fortschritte in der Medizintechnik einen ständigen Wandel in der Anwendung bewirken. Stark zugenommen hat in den letzten Jahren die Arteriographie und die interventionelle Radiologie. Darunter versteht man unter Durchleuchtungskontrolle durchgeführte Heilmaßnahmen, vor allem die Aufdehnung verengter oder verschlossener Blutgefäße und das Einführen von Stents, das sind Röhrchen, die verengte Blutgefäße an kritischen Stellen offen halten sollen. Abgenommen haben Röntgenuntersuchungen des Bauchraums, die immer mehr durch andere Methoden ersetzt werden (Sonographie, Endoskopie, Magnet-Resonanz-Tomographie). Die kollektive effektive Dosis durch Röntgendiagnostik in Deutschland beträgt etwa 2 mSv pro Jahr und Person, mit immer noch leicht zunehmender Tendenz [82]. Durch technische Verbesserungen an den Geräten hat zwar die Dosis pro Röntgenaufnahme im Lauf der Jahrzehnte stark abgenom-

Tab. 8.2 Häufigkeit von Röntgenuntersuchungen, stationär und ambulant, im Jahr 1997 in Deutschland. Quelle [82]

Organ/Untersuchung	*Anzahl (Tausend)*	*je 1000 Einwohner*
Brustkorb	24968	304
Gliedmaßen	22307	272
Schädel	13607	166
Wirbelsäule	11497	140
Becken und Hüfte	6965	85
Mammographie	6220	76 [a)]
Computertomographie	5778	70
nichtklassifizierte Röntgenuntersuchungen	4591	56
Arteriendarstellung und Intervention	2389	29
Harntrakt	2037	25
Bauchraum (leer)	1605	20
Speiseröhre/Magen/ Dünndarm	921	11
Dickdarm	904	11
Knochendichtemessung	902	11
Venendarstellung	656	8
Galle	158	2
Sonstige Untersuchungsstellen [b)]	6598	80
Zwischensumme	112103	1366
Zahnuntersuchungen	23644	288
Gesamt	135747	1654

a) entspricht 199 je 1000 Frauen im Alter ab 25 Jahren
b) weder ambulant, noch stationär (Gesundheitsämter, Justizvollzugsanstalten u.a.).

men, die Häufigkeit röntgendiagnostischer Untersuchungen hat jedoch zugenommen und mit relativ hoher Dosis verbundene Anwendungen, wie die Computertomographie und die Arteriographie mit Interventionen, sind dazugekommen.

Weniger häufig als Röntgenuntersuchungen sind Anwendungen von Radionukliden in der *nuklearmedizinischen Diagnostik*. Darunter versteht man die Verabreichung radioaktiv markierter Substanzen an Patienten und das Verfolgen der Wanderung, Speicherung, Ausscheidung dieser Substanzen und ihrer Abbauprodukte mittels Strahlendetektor (Szintigraphie). So können bestimmte Stoffwechselstörungen erkannt, Krankheitsherde bildgebend dargestellt oder das Verhalten von radioaktiv markierten Arzneimitteln im Körper untersucht werden. Bekanntestes Beispiel ist die Schilddrüsenszintigraphie nach Verabreichung von Iod-131. Wegen günstiger physikalischer Eigenschaften und guter Verfügbarkeit wird heutzutage meist der γ-Strahler Technetium-99m verwendet, der mit einer Halbwertszeit von 6 Stunden zum β-Strahler Technetium-99 umgewandelt wird. Für die im Jahr 1997 durchgeführten nuklearmedizinischen Untersuchungen wurde eine kollektive effektive Dosis von 0,1 mSv ermittelt.

Im Durchschnitt beträgt die gesamte Strahlenexposition der Bevölkerung in Deutschland 4,2 mSv/Jahr und Person. Sie stammt etwa je zur Hälfte aus natürlichen und aus zivilisatorischen Quellen (Abb. 8.1) [2]. Die Anwendung von ionisierenden Strahlen und Radionukliden in der Therapie wurde dabei ausgeklammert. Einer im Vergleich zur Gesamtbevölkerung geringen Anzahl von Patienten werden zur Bekämpfung von Tumoren und für andere Heilzwecke hohe Strahlendosen verabreicht. Es wäre wenig sinnvoll, diese Fälle bei der Berechnung einer durchschnittlichen Kollektivdosis mit einzubeziehen.

Wie aus Kapitel 2 bekannt, trägt das Vorhandensein natürlicher Radionuklide in Lebensmitteln 0,3 mSv bei, das sind 7% der Gesamtdosis von 4,2 mSv. Der jährliche Beitrag von aus dem Tschernobylunfall stammenden Radionukliden ist auf weniger als 0,015 mSv/Jahr und Person zurückgegangen, wovon über 90% durch die Bodenstrahlung von abgelagertem Cs-137 verursacht werden [82]. Die Abbildung macht deutlich, dass die Strahlenexposition ganz überwiegend durch die Röntgendiagnostik und durch Inhalation von natürlichem Radon und seinen Folgeprodukten bestimmt wird. Im Vergleich dazu ist der Beitrag anderer natürlicher Strahlenquellen gering und der Beitrag anderer zivilisatorischer Strahlenquellen gänzlich unbedeutend.

Solche Vergleiche sind durchaus aufschlussreich, auch wenn es stimmt, dass man eine Röntgenaufnahme ablehnen, dagegen die in der Nahrung enthaltenen Radionuklide nicht vermeiden kann. Wenn eine Röntgenaufnahme des Beckens oder der Lendenwirbelsäule eine Strahlendosis von etwa 1 mSv bedeutet und eine computertomographische Untersuchung etwa 20 mSv zur Folge hat, wenn bei beruflich strahlenexponierten Personen Jahresdosen von bis zu 20 mSv erlaubt sind und als gesundheitlich unbedenklich gelten (andernfalls dürften sie nicht erlaubt werden), wenn (wie in Kapitel 2 erwähnt) der Umzug aus einem Holzhaus in ein

2) Die in Abb. 8.1 für die natürliche Strahlenexposition angegebenen Zahlenwerte stimmen nicht in allen Fällen genau mit denen der Abb. 2.5 überein. Erstere beziehen sich auf die Situation in Deutschland [82], Letztere auf weltweit gültige Referenzwerte von UNSCEAR 2000 [74].

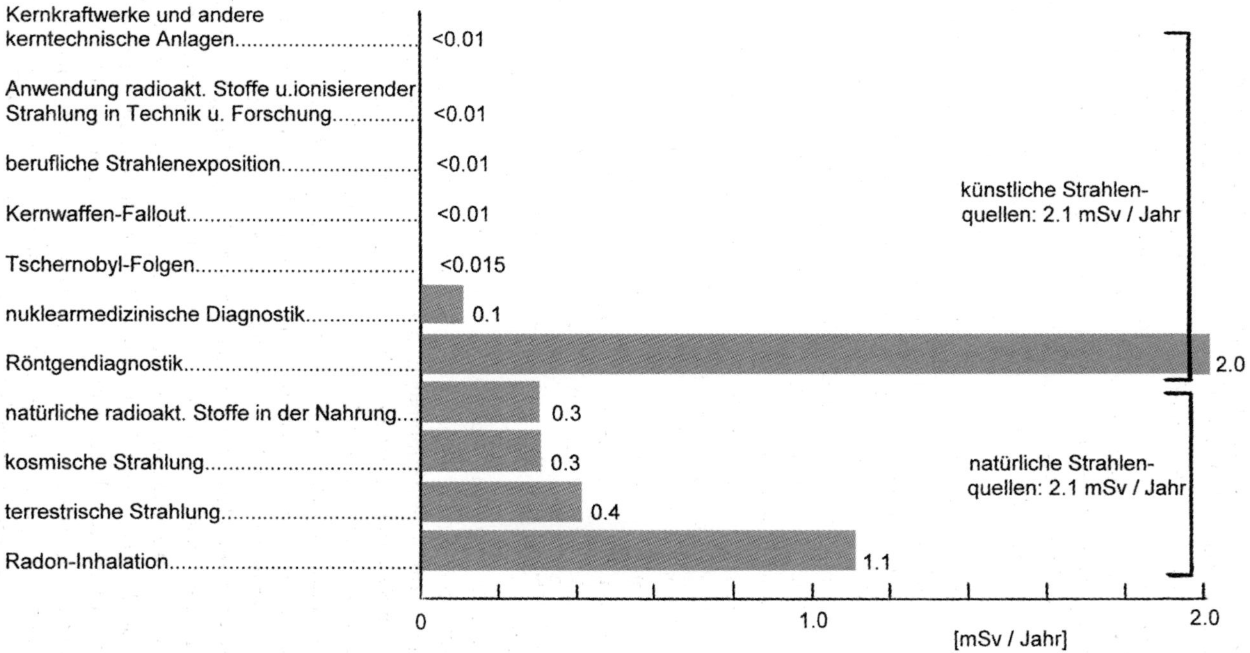

Abb. 8.1 Beiträge der natürlichen und der zivilisatorischen Strahlenexposition zur mittleren effektiven Dosis der Bevölkerung der Bundesrepublik Deutschland im Jahr 2000, nach [82].

Steinhaus für die Bewohner eine zusätzliche Jahresdosis von bis zu 1,5 mSv bedeuten kann, dann muss man sich doch sehr fragen, warum in Russland, Belarus und der Ukraine in den 1990er Jahren über 200 000 Menschen mit der Begründung umgesiedelt wurden, in ihrem Heimatort seien sie wegen Tschernobyl einer zusätzlichen Jahresdosis von über 1 mSv ausgesetzt und das sei zuviel. Oder warum im Mai 1986 so viele Menschen in Deutschland wegen Tschernobyl in Panik gerieten, obwohl die Strahlenschutzkommission eine zusätzliche Lebenszeitdosis von 1,5–4 mSv in Süddeutschland und deutlich weniger in Norddeutschland voraussagte – eine Voraussage, die später noch erheblich nach unten korrigiert werden konnte (s. Tab. 4.9). Oder warum die Autoren einer Fernsehsendung ihr Entsetzen darüber verkünden, dass Mineralwässer auf dem Markt sind, deren täglicher Konsum zu einer zusätzlichen Strahlenexposition von 0,1 mSv im Jahr führen könnte. Offensichtlich spielen bei der Beurteilung von Strahlenrisiken irrationale Faktoren eine nicht unerhebliche Rolle.

8.3 Worüber streiten die Experten noch?

Wie wir in Kapitel 1 gesehen haben, gibt es zur Frage der Dosis-Wirkungsbeziehungen eine Reihe von Antworten, die (jedenfalls in der Wissenschaft) unstrittig sind und andere, in die noch viel Forschung investiert werden muss. Zusammenfassend lässt sich feststellen:

- Die durch *natürliche* Strahlenquellen verursachte effektive Dosis beträgt in Deutschland im Mittel 2,1 mSv pro Jahr, mit einer Schwankungsbreite von 1 bis 10 mSv (in Ausnahmefällen noch höher). In Frankreich liegt der Mittelwert etwas über 5, in Schweden etwas über 6, in Finnland fast bei 8 mSv/Jahr. Es gibt keine Hinweise auf gesundheitsschädliche Wirkungen dieser höheren Strahlendosen. Verursacht wird die große Streubreite der natürlichen Strahlenexposition durch unterschiedliche Beiträge der terrestrischen und kosmischen Strahlung und der durch Radon bedingten Inhalationsdosis. Die Ingestionsdosis trägt verhältnismäßig wenig zur Gesamtdosis bei und variiert wenig. Nur bei kleinen Bevölkerungsgruppen, wie den überwiegend von Rentierfleisch lebenden Samen in Skandinavien, liefert die in der Nahrung enthaltene Radioaktivität einen wesentlichen Anteil der gesamten Strahlenexposition des Menschen. Auch hier gibt es keine Anzeichen gesundheitsschädlicher Wirkungen.
- Die durch *künstliche* Strahlenquellen bedingte effektive Dosis liegt in Deutschland im Mittel ebenfalls bei 2,1 mSv pro Jahr und wird ganz überwiegend durch röntgendiagnostische Anwendungen verursacht. Der Beitrag künstlicher Radionuklide, aus dem Tschernobylunfall und aus den oberirdischen Kernwaffentestserien der 1950er und 60er Jahre stammend, liegt bei weniger als 15 μSv pro Jahr, irgendwo zwischen einem Hundertstel und einem Tausendstel der natürlichen oder der medizinisch bedingten Dosis – und stammt zu 90% aus externer Bestrahlung.

- Wie epidemiologische Untersuchungen an Überlebenden der Angriffe auf Nagasaki und Hiroshima, an strahlentherapeutisch behandelten Patienten und an beruflich strahlenexponierten Personen gezeigt haben, nimmt im Dosisbereich >100 mSv das Risiko von Krebserkrankungen mit steigender Dosis linear zu: eine Verdopplung der Dosis bewirkt eine Verdopplung der Wahrscheinlichkeit solcher Erkrankungen. Bei Leukämie und Krebserkrankungen von Schilddrüse, Brust und Lunge ist dieser Zusammenhang sehr klar ausgeprägt, bei einigen anderen Lokalisationen (wie Magen und Harnblase) ist er weniger deutlich und bei einer dritten Gruppe (Pankreas, Prostata, Hoden, Cervix, Hodgkinsche Krankheit) hat es nur selten Hinweise auf einen Einfluss der Strahlenexposition gegeben [28].
- Es gibt in Deutschland keine Anzeichen gesundheitsschädlicher Wirkungen der nach dem Tschernobylunglück erhöhten Strahlenexposition, selbst in den am stärksten durch radioaktive Kontamination betroffenen Voralpengebieten. In den von Tschernobyl besonders betroffenen Nachfolgestaaten der Sowjetunion, Russische Föderation, Belarus und Ukraine, tritt, vor allem bei Personen, die zum Zeitpunkt des Reaktorunfalls unter 15 Jahre alt waren, vermehrt Schilddrüsenkrebs auf, bedingt durch inhaliertes und mit der Nahrung, vor allem Milch, aufgenommenes Iod-131. Ein verstärktes Vorkommen von Leukämie oder anderen Krebsarten ist bisher nicht festgestellt worden.

Uneinigkeit besteht unter Fachleuten (Radiobiologen, Epidemiologen, Strahlenschutzexperten) über den Verlauf der Dosis-Wirkungskurve unterhalb einer Dosis von etwa 100 mSv. Je geringer die Dosis, desto seltener treten messbare Folgen der Bestrahlung auf. Statistisch auswertbare Ergebnisse sind daher nur zu erwarten, wenn sehr große Populationen beobachtet werden, wie die etwa 90000 Überlebenden der Atombombenexplosionen von Hiroshima und Nagasaki.

Umstritten ist auch das Thema Strahlen-Hormesis. Epidemiologische und experimentelle Hinweise auf biopositive Wirkungen geringer Strahlendosen wurden von den meisten Strahlenschutzexperten lange Zeit ignoriert. Neuerdings wird dieses Phänomen zunehmend als diskussionswürdig anerkannt, die Ansichten hierzu sind jedoch noch sehr konträr. Die LNT-Hypothese (oft ist es eine Behauptung), nach der die Dosis-Wirkungskurve sich linear, ohne Dosisschwelle, bis zur Dosis Null extrapolieren lässt, konnte bisher weder bestätigt noch widerlegt werden – und ein Beweis für oder wider wird vielleicht nie möglich sein. Da man den exakten Verlauf der Dosis-Wirkungskurve im Niedrigdosisbereich nicht kennt, geht man im Strahlenschutz vorsichtshalber von einem linearen Verlauf ohne Dosisschwelle aus. Das hat sich im Prinzip bewährt, hat aber bei starrer Anwendung im Bereich sehr geringer Dosen zu Verwirrung und zu folgenschweren Fehlentscheidungen geführt. Das Postulat, jede unnötige Strahlendosis, sei sie auch noch so gering, müsse vermieden werden, wird immer wieder missbraucht.

Analogie zur Wirkung chemischer Karzinogene

Die Situation ist der toxikologischen Beurteilung geringer Dosen von chemischen Karzinogenen nicht unähnlich. In den 1950er Jahren wurde immer dringlicher in der Öffentlichkeit die Frage gestellt, ob nicht die zunehmende Verwendung von

Pflanzenschutzmitteln in der Landwirtschaft und von Zusatzstoffen bei der industriellen Produktion von Lebensmitteln für die Zunahme von „Zivilisationskrankheiten" verantwortlich sei. Der Heidelberger Pharmakologe Fritz Eichholtz schrieb in seinem 1956 erschienenen Buch *Die toxische Gesamtsituation auf dem Gebiet der menschlichen Ernährung – Umrisse einer unbekannten Wissenschaft*: „Durch die Entlarvung karzinogener Stoffe und durch deren Ausschaltung aus der Nahrung kann Krebs verhindert werden". In seinem ebenso einflussreichen Buch *Zivilisationsbedingte Krankheiten und Todesursachen* schrieb der Hygieniker Werner Kollath 1958: „Die zunehmende Menge der Zivilisationskrankheiten beweist, dass eine irgendwie fehlerhaft zusammengesetzte oder mit fremden Stoffen versehene Nahrung direkt oder indirekt an diesem Gefahrenzustand schuld ist".

Diese Diskussion wurde – mehr oder weniger heftig – in allen westlichen Ländern und deren Parlamenten geführt. In das amerikanische Lebensmittelrecht wurde 1958 die nach dem Kongressabgeordneten Delaney benannte Klausel eingefügt, nach der kein Stoff, der bei Mensch oder Tier Krebs verursacht, Lebensmitteln zugesetzt werden durfte. Die Maßnahme entsprach der damals weit verbreiteten Meinung, die menschliche Nahrung sei von Natur aus sauber und gesund, erst durch die zunehmende „Chemisierung" der Umwelt kämen krebserregende Substanzen in die Lebensmittel; man müsse dies verhindern, um die Krebshäufigkeit zu senken. In der Bundesrepublik Deutschland trat 1959 ein neues Lebensmittelgesetz in Kraft, das die Bedingungen für den Einsatz von Zusatzstoffen sehr verschärfte. Die amerikanische Biologin Rachel Carson veröffentlichte 1962 *Der stumme Frühling*, ein Buch das zum Welt-Bestseller wurde. Carson sagte, die Menschen würden zunehmend durch Lebensmittel vergiftet, die durch chemische Pestizide und Zusatzstoffe kontaminiert seien. Gegen Ende des Buches steigerte sie ihre Warnungen zu der apokalyptischen Vision, die Menschheit könne sich binnen zwanzig Jahren selbst auslöschen – wobei sie nicht von Atombomben sprach, sondern von Pestiziden.

In den folgenden Jahrzehnten wurden enorme Anstrengungen unternommen, um die schuldigen Substanzen zu entlarven und sie aus der Nahrung fernzuhalten. Nicht nur Laien, sondern auch manche Wissenschaftler postulierten, schon ein einziges Molekül einer karzinogenen Substanz in einer Zelle könne diese zum Ausgangspunkt für ein Tumorwachstum werden lassen (lineare Extrapolation zur Dosis Null). Daraus wurde die Forderung abgeleitet, nicht nur den Zusatz karzinogener Stoffe zu Lebensmitteln zu verbieten, sondern auch die Produktion solcher Stoffe. Hinweise auf die Existenz krebserregender Stoffe in der Natur wurden entweder ignoriert oder mit der Behauptung abgetan, der menschliche Organismus habe sich im Lauf der Evolution an diese Stoffe gewöhnt, dagegen habe er keine Abwehrmechanismen gegen synthetische Stoffe.

In den Vereinigten Staaten wurde durch Präsident Nixon dem Krebs der Krieg erklärt (*war on cancer*). Auch in der Bundesrepublik und anderen Ländern wurde die Krebsbekämpfung zu einer gesundheitspolitischen Aufgabe ersten Ranges. Tausende von Chemikalien wurden an Tiere verfüttert, um zu prüfen, ob dadurch die Krebshäufigkeit anstieg. Um ja keinen krebserregenden Stoff zu übersehen, wurden die Tierversuche auf hohe Erfolgsquote getrimmt: man verabreichte die

Testsubstanz in der höchsten Dosierung, die von den Tieren ohne Anzeichen akuter Erkrankungen vertragen wurde (*maximum tolerated dose*, MTD) und züchtete Ratten- und Mäusestämme mit besonders hoher Krebsanfälligkeit. Unter diesen Bedingungen erwiesen sich immer mehr Stoffe in Tierversuchen als krebserregend, Naturstoffe ebenso wie synthetische.

Zur Zeit von Eichholtz und Delaney war es schwierig genug, ein Milligramm einer Substanz in einem Gramm Lebensmittel nachzuweisen ($1:10^3$). Die Analytische Chemie machte in der Folgezeit phantastische Fortschritte. Zehn Jahre später war man im Mikrogramm pro Gramm-Bereich ($1:10^6$). Über Nanogramm ($1:10^9$) ging die Entwicklung zum Pikogramm-Bereich weiter ($1:10^{12}$) – und immer mehr Substanzen wurden entdeckt, die es schon immer gab, von deren Existenz in Lebensmitteln man aber nichts gewusst hatte. Die in Tierversuchen stark karzinogenen Dioxine sind ein Beispiel – und neuerdings das in erhitzten Lebensmitteln gefundene Acrylamid. Es wird immer mehr solche Entdeckungen geben, je mehr die Analytik fortschreitet.

Nun war man in einer Zwickmühle. Mit empfindlichen *In vivo*- und *In vitro*-Methoden wurden immer mehr Substanzen als karzinogen und/oder mutagen erkannt – und mit immer empfindlicheren Analysemethoden wurden immer mehr dieser Substanzen in Lebensmitteln entdeckt. Eine Vielzahl der als normale Stoffwechselprodukte im menschlichen Körper entstehenden Verbindungen wirkt in MTD-Tierversuchen krebsauslösend. Hatte man in den 1950er/60er Jahren geglaubt, durch Anwendungs- oder Produktionsverbote krebserregende Stoffe aus der Umwelt und speziell aus Lebensmitteln fernhalten zu können, so schwand diese Hoffnung immer mehr. Man kann versuchen, die Konzentration unerwünschter Stoffe in Lebensmitteln und anderen Umweltmedien zu verringern – aber völlig vermeiden kann man sie nicht. Ein Pikogramm DDT zum Beispiel hat immerhin 1,7 Milliarden Moleküle [435]. Ob man sie findet, ist nur eine Frage der Analysenempfindlichkeit.

Die Fortschritte in der Molekularbiologie haben andererseits erkennen lassen, dass alle Lebewesen über die verschiedenartigsten Schutzsysteme gegen Schädigungen der Erbsubstanz und damit gegen die Einwirkung karzinogener Stoffe verfügen. Es sind weitgehend die gleichen Reparatursysteme, die auch gegen die DNA-schädigende Wirkung ionisierender Strahlen schützen (s.Kapitel 1). Ob es sich um Stoffe natürlicher oder synthetischer Herkunft handelt, spielt dabei keine Rolle [436, 437].

Manche Gesetzgeber und Behörden haben die Konsequenzen aus diesen Erkenntnissen gezogen. Die *US Food and Drug Administration* (FDA) hat, trotz damals noch gültiger Delaneyklausel, vor etwa zwanzig Jahren begonnen, das *de minimis*-Prinzip anzuwenden: einige Substanzen, die sich im Tierversuch als krebserregend erwiesen hatten, deren Konzentration im Lebensmittel aber so gering ist, dass das gesundheitliche Risiko als vernachlässigbar betrachtet wird (*negligible risk*), erhielten die Zulassung als Zusatzstoffe. Das neue US-Lebensmittelgesetz (*Federal Food Quality Protection Act of 1996*) verzichtet auf Delaneys Forderung und unterscheidet nicht mehr zwischen karzinogenen und nichtkarzinogenen Stoffen. Es fordert vielmehr eine ausreichende Gewissheit, dass durch den betreffenden Stoff kein Schaden verursacht wird (*a reasonable certainty that no harm will result*). Der Begriff *de minimis* entstammt dem Rechtsgrundsatz: *De minimis iudex non curat*. Der Rechtsgelehrte kümmert sich nicht um Kleinigkeiten.

Das Gesetz sagt nicht, was unter ausreichender Gewissheit zu verstehen ist. In der Praxis der Rechtsprechung hat sich aber in den Vereinigten Staaten der Standpunkt durchgesetzt, eine ausreichende Gewissheit sei gegeben, wenn durch die Anwesenheit des betreffenden Stoffes in der Nahrung die Häufigkeit eines Gesundheitsschadens (wie Krebs) um weniger als einen Fall in einer Population von einer Million über eine 70-jährige Lebenszeit erhöht wird.

Auch europäische Toxikologen haben den Standpunkt vertreten, für jede Substanz lasse sich ein Schwellenwert der toxikologischen Bedenklichkeit (*Threshold of Toxicological Concern*, TTC) angeben [438,439]. Ein TTC-Wert von 1,5 µg/Tag wurde vorgeschlagen. Eine allgemeine Akzeptanz dieses Wertes würde bedeuten, dass für Substanzen, deren Zufuhr mit der Nahrung unter diesem Wert liegt, eingehende toxikologische Untersuchungen nicht erforderlich sind, wenn nicht die chemische Struktur der Verbindung besondere Fragen aufwirft [440]. Für Aromastoffe und Migrationsstoffe aus Verpackungsmaterial ist das TTC-Konzept schon seit einigen Jahren von der FDA und von JECFA (*FAO/WHO Joint Expert Committee on Food Additives*) anerkannt und praktiziert worden.

Das früher allgemein anerkannte Dogma, für gentoxische krebserregende Stoffe gebe es keine Schwellenwerte, keine risikolose Dosis, gerät ins Wanken. Es setzt sich immer mehr die Einsicht durch, dass dieses Dogma an der Realität scheitert. Da etwa die Hälfte aller Naturstoffe, die man in MTD-Tierversuchen geprüft hat, sich als krebserregend erwies, müsste die Menschheit verhungern, wenn sie von karzinogenfreier Nahrung leben wollte. Selbstverständlich kann das kein Freibrief für die Verbreitung karzinogener Stoffe sein. Es bedeutet nur, dass man für krebserregende Stoffe, so wie dies für andere Stoffe schon längst geschieht, Grenzwerte festsetzt. Für einige besonders krebswirksame Naturstoffe ist dies bereits verwirklicht. Nur ein Beispiel: Von dem karzinogenen Schimmelpilzgift Aflatoxin B_1 darf in Lebensmitteln nicht mehr als 2 µg/kg vorhanden sein. Obwohl man den Verlauf der Dosis-Wirkungskurve im Bereich sehr kleiner Dosen nicht kennt, nimmt man an, eine Schwellendosis existiere oberhalb 1,5 µg/Tag. Man schliesst nicht aus, dass es unterhalb dieser Dosis doch noch schwache Wirkungen gibt. Aber man vertritt den Standpunkt, die toxikologischen Kapazitäten und die verfügbaren Finanzmittel seien begrenzt, man müsse sie dort einsetzen, wo man toxikologische Wirkungen vermute, nicht dort, wo Risiken nahe Null oder gleich Null seien [3)].

Für den Strahlenschutz wäre es sicher vernünftig, den Streit um die LNT-Hypothese zu begraben und sich, wie zunehmend in der Toxikologie, auf ein *de minimis*-Konzept zu einigen. Oberhalb des Bereichs der natürlichen Strahlenexposition (1–10 mSv) muss es Grenzwerte geben, um unnötige zusätzliche Expositionen zu vermeiden. Unterhalb dieses Bereichs sollte ein *de minimis*-Wert festgelegt wer-

3) Auch für potente Karzinogene, wie 2-Acetylaminofluoren und N-Nitrosodiethylamin, sind inzwischen eindeutige Wirkungsschwellen festgestellt worden [W. J. Waddell: Toxicol. Sciences 72, 158–163 (2003); Food Chem. Toxicol. 41, 739–741 (2003)].

den, jenseits dessen jegliche Bemühung zur Vermeidung kleinster Strahlendosen als eine Vergeudung von Ressourcen zu gelten hat. Der amerikanische Strahlenschutzexperte M. Eisenbud hat schon vor Jahren eine *de minimis*-Dosis von 0,1 mSv/Jahr vorgeschlagen [367], ohne damit durchzudringen. Das unsinnige Errechnen von beispielsweise 5 zusätzlichen Krebstoten in einer Population von 10 Millionen Menschen durch eine Dosis von 10 µSv sollte aufhören. Die Warnung: *Eine unschädliche Strahlenexposition gibt es nicht*, die auch von manchen Behörden verbreitet wird, sollte unterbleiben. Sie ist so sinnlos wie *Eine unschädliche Dosis von Aflatoxin (Dioxin, DDT, Cadmium, Acrylamid etc.) gibt es nicht*. Solche Warnungen helfen niemand, sondern schüren nur Ängste. Die Wahrscheinlichkeit, dass durch Einsparung von einem oder 10 oder 100 µSv ein Krebsfall verhindert oder sonst die Gesundheit irgendwie geffrödert wird, ist beliebig gering. Es ist nicht einzusehen, dass 0,1 mSv mehr oder 0,1 mSv weniger bei der *Ingestionsdosis* eine Rolle spielen soll, wenn sich alle Strahlenschutzfachleute (abgesehen von einigen Außenseitern, die es immer gibt) einig sind, dass eine Schwankung von 0,1 mSv mehr oder weniger bei der *externen Dosis* durch terrestrische oder kosmische Strahlung oder bei der Inhalationsdosis durch Radon ohne nachweisbare gesundheitliche Folgen bleibt.

Noch viele Aufgaben für die Forschung

Auch ohne Disput um die LNT-Hypothese gibt es noch genug Aufgaben für die Forschung, genug Fragen, die noch nicht befriedigend beantwortet werden können. Unser Körper wird ununterbrochen mit ionisierenden Strahlen bombardiert, deren potentiell karzinogene Wirkung bekannt ist – Strahlen aus kosmischen, terrestrischen und inkorporierten Quellen. Unsere Umwelt enthält ungezählte Stoffe, natürlicher und synthetischer Herkunft, die sich in Tierversuchen als karzinogen erwiesen haben. Im normalen Stoffwechsel unserer Körperzellen werden solche Stoffe sogar ständig neu gebildet – Sauerstoffradikale und viele andere aggressive Substanzen. Als Folge davon ist der Träger der Erbinformation, DNA, im menschlichen Körper (wie in jedem anderen biologischen Organismus) ständig einer Vielzahl von Schädigungen ausgesetzt. Warum sterben wir nicht alle in frühen Jahren an Krebs? Welche Schutzmechanismen ermöglichen das Überleben? Warum versagen sie manchmal und führen doch zu frühem Krebstod? Wie könnte man sie unterstützen, um sie noch wirksamer zu machen? In vielen Tierversuchen mit verschiedenen Tierarten ist gezeigt worden, dass *Ad libidum*-Fütterung, die ständige Verfügbarkeit von Futter und die resultierende Verfettung, zu häufigerem und früherem Krebstod führt als eine knappe Futterversorgung. Woran liegt das? Welche Zusammenhänge gibt es zwischen Ernährung und Krebsrisiko? Die Deutsche Gesellschaft für Ernährung (DGE) empfiehlt – wie alle ernährungswissenschaftlichen Organisationen der Welt – eine obst- und gemüsereiche Ernährung[4]. Welche Stoffe in Obst und Gemüse sind es, die vor Krebs

4) Die DGE empfiehlt den täglichen Verzehr von mindestens 200 g Gemüse gegart, 100 g Gemüse roh, 75 g Salat und 250–300 g Obst, das ganze Jahr hindurch. Bei den meisten Verbrauchern liegt der Verzehr weit unter dieser Empfehlung.

schützen können? Oder beruht die Schutzwirkung einer obst- und gemüsereichen Kost auf der damit verbundenen Verringerung der Fettzufuhr? Oder der Eiweißzufuhr? Warum führen hohe Strahlendosen viel häufiger zu Brustkrebs als zu Prostata- oder Hodenkrebs? Haben geringe Strahlendosen vielleicht doch eine krebsverhindernde und lebensverlängernde Wirkung, wie es die Hormesis-Hypothese behauptet? Wenn ja, wo liegt die Grenze zwischen nützlich und schädlich? Lauter Fragen von eminent praktischer Bedeutung.

8.4 Schwierige Risikokommunikation

Der Münchner Strahlenbiologe A. M. Kellerer bezeichnet ionisierende Strahlung als die wohl am meisten gefürchtete Krebsursache, die jedoch im Vergleich zu den Hauptursachen von Krebs, wie Rauchen, Ernährungsverhalten oder Ultraviolettstrahlung der Sonne, ein sehr unbedeutender Faktor sei [31]. Er weist damit auf eine tiefe Kluft zwischen in der Öffentlichkeit weit verbreiteten Ansichten und der Bewertung durch Strahlenschutzexperten hin, wie sie in den vorangegangenen Kapiteln mehrfach beschrieben wurde. Wie der Verfasser an anderer Stelle beschrieben hat [441] gibt es eine Diskrepanz zwischen öffentlicher Meinung und wissenschaftlicher Risikoeinschätzung auch auf anderen Gebieten: Chemie in Lebensmitteln, Gentechnik, Hormone, Elektrosmog und so weiter. Immer mehr Menschen erreichen ein Alter, das man früher als „biblisch" bezeichnet hat und erfreuen sich dabei relativ guter Gesundheit. Nicht nur die mittlere Lebenserwartung nimmt zu, sondern auch die behinderungsfreie Lebenserwartung [442]. Zugleich wächst die Angst vor allerhand Gefahren, der Wunsch nach dem Null-Risiko, das es nicht gibt [435].

Viele Faktoren tragen zur Entstehung übertriebener Strahlenängste bei. Begriffe wie Strahlung und Radioaktivität sind assoziiert mit Krebs, mit Atomkrieg, mit unsichtbarer Bedrohung. Strahlenschutzfachleuten vertraute Risikoeinschätzungen und Wahrscheinlichkeitsbetrachtungen sind für Laien oft unverständlich. Jedermann versteht, dass Radioaktivität Krebs verursachen kann. Ergänzende Mitteilungen der Fachleute, wie: das Risiko eines zusätzlichen Krebstodesfalles betrage 1 : 1 Million, machen dagegen keinen Eindruck. Einen nicht geringen Anteil am Entstehen der Kluft zwischen wissenschaftlicher Bewertung der Risiken und öffentlicher Meinung haben die Medien, für die das Dramatisieren eines Risikos auflagesteigernde Schlagzeilen und höhere Einschaltquoten bedeutet. Journalisten zählen zu den heftigsten Kritikern dieser Situation. R. Kapuscinski schrieb in der *Frankfurter Allgemeinen* vom 13. 2. 1999: „Seit man entdeckt hat, dass Information eine Ware ist, mit der sich Geld machen lässt, sind die traditionellen Kriterien ‚wahr' und ‚verlogen' nicht mehr wichtig". U. Ulfkotte hat ein Buch gefüllt mit Beispielen von medialen Halbwahrheiten, Legenden und Manipulationen [443]. Neben der Jagd nach höheren Auflagen und Quoten spielt häufig der Wunsch nach Meinungsbeeinflussung eine Rolle, der Gesinnungsjournalismus. „Meldungen von Organisationen wie Greenpeace oder dem Internationalen Schriftstellerparlament werden sofort gesendet und gedruckt, solche von Shell oder der Strahlenschutzkommission werden höchstens als Zielscheiben für hämische Kommentare gebraucht. Polizei, Industrie und Naturwissenschaftler gilt es grundsätzlich der Amoralität zu überführen" [444]. Wer in dieser Gedankenwelt lebt, ist vermutlich geneigt, jede Tatarennachricht über Hunderttausende von Tschernobyltoten ungeprüft weiterzuverbreiten.

Aber es sind nicht nur die Journalisten. Tatsächliche und eingebildete Strahlenrisiken sind zu einem eminent politischen Thema geworden. Politiker, die sich von „atomkritischen" Äußerungen Wählerstimmen erhoffen, haben nicht selten zum Schüren von Ängsten beigetragen. In Kapitel 4 wurden Beispiele dafür genannt. Auch die Verlautbarungen mancher Behörden waren und sind geeignet, Strahlenängste zu wecken, wofür ebenfalls Beispiele erwähnt wurden. Ob das im Einzelfall an der politischen Einstellung des Behördenleiters liegt oder an dem Wunsch, die wichtige Rolle der Behörde als Gesundheitsschützer hervorzuheben oder an missverstandener Interpretation des ALARA-Prinzips, ist hier nicht zu erörtern.

Schon durch die inflationäre Verwendung des Ausdrucks „Strahlenbelastung" werden Ängste geweckt. Das Bundesministerium für Umwelt, Naturschutz und Reaktorsicherheit gibt Jahresberichte „Umweltradioaktivität und Strahlenbelastung" heraus. Das Bundesamt für Gesundheitswesen in der Schweiz zeigt, dass es auch anders geht. Sein Jahresbericht heißt „Umweltradioaktivität und Strahlendosen in der Schweiz". Der nach Tschernobyl so oft gehörte Notruf, jedes Becquerel sei für den Menschen ein Becquerel zuviel, entspricht der Sicht jener, für die selbst die kleinste Strahlendosis eine gesundheitliche Belastung ist. W. Hunzinger, ehemaliger Chef der Sektion Strahlenschutz am Bundesamt für Gesundheitswesen in Bern, schrieb dazu: „Nach dem gebräuchlichen Sprachempfinden hat das Wort ‚Belastung' die Bedeutung von Traglast, Gewicht, Schuld, Verpflichtung, Eintragung auf der Sollseite der Buchhaltung, aber auch von Sorge, Bedrückung, seelischer Druck usw.... Ich meine deshalb, der Begriff der Strahlenbelastung sollte wieder aus dem Vokabular des Strahlenschutzes eliminiert und durch das ursprüngliche ‚Dosis' ersetzt werden" [445]. In Deutschland hat diese Empfehlung kaum Beachtung gefunden.

Die Kluft zwischen sachlicher und emotionaler Risikoeinschätzung wird leider durch das Verhalten einiger Wissenschaftler vertieft, die Strahlenrisiken heraufbeschwören, die von der überwiegenden Mehrheit ihrer Kollegen als unbedeutend eingeschätzt werden. Beispiele dafür wurden sowohl im Zusammenhang mit Tschernobyl wie mit den jahrelangen Auseinandersetzungen um angeblich durch das Kernkraftwerk Krümmel verursachte Leukämiefälle genannt. Die Kassandrarufer in den Medien und in der Politik holen sich bevorzugt diese Außenseiter als Zeugen.

Die weitere Entwicklung auf diesem Gebiet wird Augenmaß erfordern. Das Schüren unbegründeter Strahlenängste ist ebenso unangebracht wie die Vernachlässigung der Strahlenforschung und der Ausbildung in allen Fächern, die zum Strahlenschutz beitragen. Dies gilt für das begrenzte Thema „Radioaktivität in Lebensmitteln" im Speziellen, wie für das weite Gebiet des Umgangs mit ionisierenden Strahlen und radioaktiven Stoffen im Allgemeinen.

Bibliographie

1 Allisy A: Henri Becquerel: the discovery of radioactivity. Radiat Protect Dosim 68 (1996) 3–10.

2 Lieser KH: Nuclear- and Radiochemistry. Fundamentals and Applications. Wiley-VCH, Weinheim, 2001, 2. Aufl.

3 LfU: Radioaktivität in Baden-Württemberg, Jahresbericht 1998–2001. Landesanstalt für Umweltschutz Baden-Württemberg, Karlsruhe, 2002.

4 Keller C: Die Geschichte der Radioaktivität. Unter besonderer Berücksichtigung der Transurane. Wissenschaftliche Verlagsgesellschaft, Stuttgart, 1982.

5 Koelzer W: Lexikon zur Kernenergie. Forschungszentrum Karlsruhe GmbH, Karlsruhe, 2001.

6 Stolz W: Radioaktivität: Grundlagen, Messung, Anwendungen. Teubner, Stuttgart, Leipzig, 1996, 3. Aufl.

7 von Philipsborn H: Strahlenschutz, Radioaktivität und Strahlungsmessung. Bayerisches Staatsministerium für Landesentwicklung und Umweltfragen, München, 1998, 6. Aufl.

8 L'Annunziata MF, ed.: Handbook of Radioactivity Analysis. Academic Press, San Diego, 1998.

9 BMU: Messanleitungen für die Überwachung der Radioaktivität in der Umwelt und zur Erfassung radioaktiver Emissionen aus kerntechnischen Anlagen. Loseblattsammlung. Herausg. Bundesministerium für Umwelt, Naturschutz und Reaktorsicherheit. Urban & Fischer, München, ab 1994.

10 Volkmer M: Radioaktivität und Strahlenschutz. Informationskreis KernEnergie, Berlin, 2003.

11 ICRP: Recommendations of the International Commission on Radiological Protection. Publication 60. Pergamon Press, Oxford and New York, 1991.

12 Frieben E: Demonstration eines Cancroids des rechten Handrückens, das sich nach langdauernder Einwirkung von Röntgenstrahlen entwickelt hatte. Fortschr Röntgenstr 6 (1902) 106.

13 Taylor LS: History of the International Commission on Radiological Protection (ICRP). Health Phys 82 (2002) 789–794.

14 Feinendegen LE, Feldmann A, Münch E, Paschke M: Strahlenschutz, Radioaktivität und Gesundheit. Bayerisches Staatsministerium für Landesentwicklung und Umweltfragen, München, 1985.

15 Ames B, Shigenaga MK, Gold LS: DNA Lesions, inducible DNA repair, and cell division: Three key factors in mutagenesis and carcinogenesis. Environ Health Persp 101 (Suppl. 5) (1993) 35–44.

16 Yu Z, Chen J, Ford BN, Brackley ME, Glickman BW: Human DNA repair systems: an overview. Environ Mol Mutagen 33 (1999) 3–20.

17 Bennett CB, Lewis LK, Karthikeyan G, Lobachev KS, Jin YH, Sterli Snipe JR et al.: Genes required for ionizing radiation resistance in yeast. Nature Genetics 29 (2001) 426–434.

18 Vogelstein B, Kinzler KW: The multistep nature of cancer. Trends in Genetics 9 (1993) 138–141.

19 Brown MA: Tumor suppressor genes and human cancer. In: Advances in Genetics. Academic Press, San Diego, 1997, 45–135.

20 Cox R: Resolving the molecular mechanisms of radiation tumorigenesis: past problems and future prospects. Health Phys 80 (2001) 344–348.

21 Rajewsky B: Strahlendosis und Strahlenwirkung. Georg Thieme Verlag, Stuttgart, 1956.

22 Tawn EJ, Whitehouse CA, Daniel CP, Tarone RE, Bothwell AM, Fisher A: Somatic cell mutations at the glycophorin A locus in erythrocytes of radiation workers from the Sellafield nuclear facility. Radiat Res 159 (2003) 117–122.

23 UNSCEAR: Hereditary Effects of Radiation. United Nations Scientific Committee on the Effects of Atomic Radiation, New York, 2001.

24 IAEA: Cytogenetic Analysis for Radiation Dose Assessment A Manual, Technical Report Series 405. International Atomic Energy Agency, Wien, 2001.

25 Sankaranarayanan K: Estimation of the hereditary risks of exposure to ionizing radiation: history, current status, and emerging perspectives. Health Phys 80 (2001) 363–369.

26 Rassow J: Risiken der Kernenergie. Fakten und Zusammenhänge im Lichte des Tschernobyl-Unfalls. VCH-Verlagsgesellschaft, Weinheim, 1988.

27 Bundesministerium der Justiz: Bekanntmachung der Dosiskoeffizienten zur Berechnung der Strahlenexposition vom 23. Juli 2001. Bundesanzeiger, 28 August 2001, 53, Nr. 160a–160b.

28 Ron E: Ionizing radiation and cancer risk: evidence from epidemiology. Radiat Res 150, Suppl. 5 (1998) S30–S41.

29 Cardis E, Richardson D, Kesminiene A: Radiation risk estimates in the beginning of the 21st century. Health Phys 80 (2001) 349–361.

30 Pierce DA, Shimizu Y, Preston DL, Vaeth M, Mabuchi K: Studies of the mortality of atomic bomb survivors. Report 12, Part I. Cancer 1950–1990. Radiat Res 146 (1996) 1–27.

31 Kellerer AM: Risk estimates for radiation-induced cancer – the epidemiological evidence. Rad Environ Biophys 39 (2000) 17–24.

32 Beir V: Health Effects of Exposure to Low Levels of Ionizing Radiation. Committee on the Biological Effects of Ionizing Radiations, National Research Council, National Academy Press, Washington, D.C. 1990.

33 BfS: Jahresbericht 1999 Bundesamt für Strahlenschutz, Salzgitter, 2000, S. 7.

34 Brenner DJ, Raabe OG: Is the Linear-Nonthreshold-Hypothesis appropriate for use in radiation projection? Radiat Protect Dosim 97 (2001) 279–285.

35 NCRP: Evaluation of the Linear-Nonthreshold Dose-Response Model for Ionizing Radiation. NCRP Report No. 136. National Council on Radiation Protection and Measurements, Washington, D.C. 2001.

36 Becker K: Buchbesprechung: NCRP Report No. 136. Health Phys 82 (2002) 257–258.

37 Becker K: Wirkungen kleiner Strahlendosen: Eine Konferenz und zwei Bücher. Strahlenschutzpraxis 7 (2001) 76–78.

38 Azzam EI, de Toledo SM, Raaphorst GP, Mitchel REJ: Low-dose ionizing radiation decreases the frequency of neoplastic transformation to a level below the spontaneous rate in C3H 10 T1/2 cells. Radiat Res 146 (1996) 369–373.

39 Redpath JL, Liang D, Taylor TH, Christie C, Elmore E: The shape of the dose-response curve for radiation-induced neoplastic transformation *in vitro*: Evidence for an adaptive response against neoplastic transformation at low doses of low-LET radiation. Radiat Res 156 (2001) 700–707.

40 Strom DJ, Cameron JR: Is it useful to assess annual effective doses that are less than 100 mSv? Radiat Protect Dosim 98 (2002) 239–245.

41 Sagan LA: Radiation hormesis: evidence for radiation stimulation and speculation regarding mechanisms. Radiat Phys Chem 37 (1991) 313–317.

42 Luckey TD: Radiation Hormesis. CRC, Boca Raton, FL, 1991.

43 Jaworowski Z: Beneficial Radiation. Nukleonika 40 (1995) 3–12.

44 Calabrese EJ, Baldwin LA: Hormesis: The dose-response revolution. Annu Rev Pharmacol Toxicol 43 (2002) 175–197.

45 Mossman KL: Deconstructing radiation hormesis. Health Phys 80 (2001) 263–269.

46 Cameron JR: Rebuttal to Mossman's deconstruction of radiation benefits. Health Phys 81 (2001) 341–342.

47 Smith PG, Doll R: Mortality from all causes among British radiologists. Brit J Radiol 54 (1981) 187–194.

48 Muirhead CR, Goodill AA, Haylock RGE, Vokes J, Little MP, Jackson DA et al.: Occupational radiation exposure and mortality: second analysis of the National Registry for Radiation Workers. J Radiol Prot 19 (1999) 3–26.

49 Altmann H, Tuschl H: DNA-Repair investigations in lymphocytes of persons living in elevated natural background radiation areas (Badgastein). In: Late Biological Effects of Ionizing Radiation. International Atomic Energy Agency, Vienna, 1978, vol. 1, 437–445.

50 Hittmair A: Krebsängste. Mediz Klinik 52 (1957) 712–714.

51 Jagger J: Natural background radiation and cancer death in Rocky Mountain and Gulf States. Health Phys 75 (1998) 428–434.

52 Tuschl H, Kovac R, Topaloglou A: Die Wirkung niederer Dosen ionisierender Strahlung auf DNA Reparaturvorgänge. In: Strahlenschutz in Forschung und Praxis, Band XXV. Georg Thieme, Stuttgart, 1985, 197–204.

53 Feinendegen LE, Bond VP, Sondhaus CA: Can low level radiation protect against cancer? Phys Soc 27 (1998) 4–6.

54 Franke A, Reiner L, Pratzel HG, Franke T, Resch KL: Long-term efficacy of radon spa therapy in rheumatoid arthritis – a randomised, sham-controlled study and follow-up. Rheumatology 39 (2000) 894–902.

55 Parsons PA: Radiation hormesis: challenging LNT theory via ecological and evolutionary considerations. Health Phys 82 (2002) 513–516.

56 Luckey TD: Hormesis with Ionizing Radiation. CRC Press, Boca Raton, Florida, 1980.

57 Luckey TD: Nurture with ionizing radiation: a provocative hypothesis. Nutrition and Cancer 34 (1999) 1–11.

58 Aurand K: Strahlenschutz in Deutschland Gedanken und Erinnerungen. In: Jacobs H, Bonka H, eds.: Strahlenschutz für Mensch und Umwelt 25 Jahre Fachverband für Strahlenschutz. Band 1. FS-91-55-T. Verlag TÜV Rheinland, Köln, 1991, 1–8.

59 Cole LA: Element of Risk. The Politics of Radon. American Association for the Advancement of Science, Washington, DC, 1993.

60 Chadwick KH, Leenhouts HP: What can we say about the dose-effect relationship of very low doses? J Radiol Prot 22 (2002) A155–A158.

61 Neta R: The promise of molecular epidemiology in defining the association between radiation and cancer. Health Phys 79 (2001) 77–84.

62 Kellerer AM, Nekolla EA: The LNT-controversy and the concept of "controllable dose". Health Phys 79 (2000) 412–418.

63 Walinder G: Has Radiation Protection Become a Health Hazard? Medical Physics Publishing Corp. Madison, WI, 2000.

64 Takamura N, Kryshenko N, Masyakin V, Tamashiro H, Yamashita S: Chernobyl-induced radiophobia and the incidence of tuberculosis. Lancet 356 (2000) 257.

65 Moore L: Lowering the bar. The government wants to save money by loosening radiation exposure standards – how low will it go? Bull Atomic Scient 58 (2002) 28–37.

66 Domenici PV: Reexamining low-level radiation health effects. Nuclear News 43 (2000) 20–21.

67 ICRP: A report on progress towards new recommendations: a communication from the International Commission on Radiological Protection. J Radiol Prot 21 (2001) 113–123.

68 Likhtarov IA, Kovgan LN: The need for changes in ICRP policy: some examples based on the Chernobyl experience in Ukraine. J Radiol Prot 22 (2002) 163–173.

69 Shrader-Frechette K, Persson L: Ethical, logical and scientific problems with the new ICRP proposals. J Radiol Prot 22 (2002) 149–161.

70 Baverstock K: Comments on the recent ICRP proposals. J Radiol Prot 22 (2002) 423–424.

71 UNSCEAR: Ionizing Radiation – Sources and Biological Effects. United Nations Scientific Committee on the Effects of Atomic Radiation, New York, 1982.

72 UNSCEAR: Sources, Effects and Risks of Ionizing Radiation. United Nations Committee on the Effects of Atomic Radiation, New York, 1988.

73 UNSCEAR: Sources and Effects of Ionizing Radiation. United Nations Scientific Committee on the Effects of Atomic Radiation, New York, 1993.

74 UNSCEAR: Sources and Effects of Ionizing Radiation. 2 Bde. United Nations Scientific Committee on the Effects of Atomic Radiation, New York, 2000.

75 Shiraishi K, Yamamoto M: Internal dose from ingestion for Japanese adult males. Health Phys 71 (1996) 700–704.

76 Simmonds J, Robinson CA, Phipps AW, Muirhead CR, Fry FA: Risks of leukaemia and other cancers in Seascale from all sources of ionising radiation exposure. Report NRPB-R276. National Radiological Protection Board, Chilton, 1995.

77 Fissenne IM: Long lived radionuclides in the environment, in food and in human beings. Report EUR 14411 EN. Commission of the European Communities, Luxembourg, 1993.

78 Simon H, Rauschenbach P, Frey A: Unterscheidung von Gärungsalkohol und Essig von synthetischem Material durch den C-14-Gehalt. Z Lebensm Unters Forsch 136 (1968) 279–284.

79 Schelenz R, ed.: Essentielle und toxische Inhaltsstoffe in der täglichen Gesamtnahrung. Berichte der Bundesforschungsanstalt für Ernährung, BFE-R-83-02, Karlsruhe, 1983.

80 Fischer E, Müller H: Kohlenstoff 14 in der terrestrischen Nahrungskette. Atomkernenergie/Kerntechnik 41 (1982) 124–126.

81 SFA/SEPA: Radioactivity in Food and the Environment, 2000. Food Standards Agency (SFA) and Scottish Environment Protection Agency (SEPA), London, 2001.

82 BMU: Umweltradioaktivität und Strahlenbelastung. Jahresbericht 2000 (und ältere Ausgaben des Jahresberichts). Bundesministerium für Umwelt, Naturschutz und Reaktorsicherheit, Bonn, 2002.

83 Frindik O: Inhalt von Thorium und Uran in Nahrungsmitteln sowie deren Zufuhr. In: Dalheimer A, Hartmann M, König K, eds:. Körperaktivität durch natürliche Quellen. BfS-ISH-183/98. Bundesamt für Strahlenschutz, Salzgitter, 1998, 32–41.

84 Diabaté S, Strack S: Organically bound tritium. Health Phys 65 (1993) 698–712.

85 Harrison JD, Khursheed A, Lambert BE: Uncertainties in dose coefficients for intakes of tritiated water and organically bound forms of tritium by members of the public. Radiat Protect Dosim 98 (2002) 299–311.

86 Neary MP, Spaulding JD, Noakes JE, Culp RA: Tritium analysis of burn-derived water from natural and petroleum-derived products. J Agric Fd Chem 45 (1997) 2153–2157.

87 Keller G, Schmier H, Seelentag WJ: Externe Exposition durch terrestrische Strahlung in Gebäuden (Baustoffe). In: Aurand K, Bücker H, Hug O, Jacobi W, Kaul A, Muth H, Pohlit W, Stahlhofen W, eds.: Die natürliche Strahlenexposition des Menschen. Grundlage zur Beurteilung des Strahlenrisikos. Georg Thieme, Stuttgart, 1974, 70–79.

88 Lukaski HC: Methods for the assessment of human body composition: traditional and new. Am J Clin Nutr 46 (1987) 537–556.

89 Ishikawa T: Long-term changes in body potassium concentration and dose from K-40 for a Japanese adult male group. Health Phys 78 (2000) 420–433.

90 Oberhausen E: Die Altersabhängigkeit des Kalium- und Cäsium-137-Gehaltes des Menschen. Biophysik 1/2 (1963) 135–142.

91 Hendrix P, van Cauwenbergh R, Robberecht H, Deelstra H: Daily dietary rubidium intake in Belgium using duplicate portion sampling. Z Lebensm Unters Forsch 204 (1997) 165–167.

92 Frindik O: Uran in Böden, Pflanzen und Lebensmitteln. Landwirtsch Forsch 39 (1986) 75–86.

93 Frindik O: Uran in Böden, Gemüse, Getreide und Obst. Landwirtsch Forsch 41 (1988) 188–193.

94 Frindik O, Vollmer S: Particle-size dependent distribution of thorium and uranium isotopes in soil. J Radioanal Nucl Chem 241 (1999) 291–296; 242 (1999) 837–838.

95 Adriano DC, Doswell AC, Ciravolo TG, Pinder III JE, McLeod KW: Radionuclide content of selected root vegetables as influenced by culinary preparation. J Environ Radioact 49 (2000) 307–317.

96 Bagatti D, Cantone MC, Giussani A, Veronese I, Roth P, Werner E et al.: Regional dependence of urinary uranium baseline levels in non-exposed subjects with particular reference to volunteers from Northern Italy. J Environ Radioact 65 (2003) 357–364.

97 Fissenne IM, Perry PM, Harley NH: Uranium in humans. Radiat Protect Dosim 24 (2002) 127–131.

98 Zamora ML, Zielinski JM, Meyerhof DP, Tracy BL: Gastrointestinal absorption of uranium in humans. Health Phys 83 (2002) 35–45.

99 Frindik O: Thorium in Böden, Gemüse, Getreide und Obst. Z Lebensm Unters Forsch 189 (1989) 236–240.

100 Frindik O: Thorium und Uran in Lebensmitteln tierischer Herkunft. Z Lebensm Unters Forsch 194 (1992) 377–380.

101 Iyengar MAR: The natural distribution of radium. In: The Environmental Behaviour of Radium. Technical Reports Series no. 310. International Atomic Energy Agency, Wien, 1990.

102 Penna-Franca E, Fiszman M, Lobao N, Costa-Ribeiro C, Trindade H, Dos Santos PL et al.: Radioactivity in Brazil nuts. Health Phys 14 (1968) 95–99.

103 Weckwerth G: Die Anreicherung von Radium in Paranüssen. Gordian 87 (1987) 172–174.

104 Simon SL, Ibrahim SA: Biological uptake of radium by terrestrial plants. In: The Environmental Behaviour of Radium. Technical Reports Series no. 310. International Atomic Energy Agency, Wien, 1990.

105 Venturini L, Sordi GAA: Radioactivity in and committed effective dose from some Brazilian foodstuffs. Health Phys 76 (1999) 311–313.

106 Weisshaar R: Blei-210 in Lebensmitteln. Deutsche Lebensm Rundsch 89 (1993) 205–208.

107 Heyraud M, Cherry RD, Oschadleus H-D, Augustyn CJ, Cherry MI, Sealy JC: Polonium-210 and lead-210 in edible molluscs from near the Cape of Good Hope: Sources of variability in polonium-210 concentrations. J Environ Radioact 24 (1994) 253–272.

108 Yamamoto M, Abe T, Kuwabara J, Komura K, Ueno K, Takizawa Y: Polonium-210 and lead-210 in marine organisms: intake levels for Japanese. J Radioanal Nucl Chem 178 (1994) 81–90.

109 Cunha IL, Bueno L, Fávaro DIT, Maihara VA, Cozzolino S: Analysis of Pb-210 and Po-210 in Brazilian foods and diets. J Radioanal Nucl Chem 247 (2001) 447–450.

110 Kauranen P, Miettinen JK: Po-210 and Pb-210 in the arctic food chain and the natural radiation exposure of lapps. Health Phys 16 (1969) 287–295.

111 Gustafsson M: External and internal irradiation of Swedish reindeer breeders 19501970. Health Phys 17 (1969) 19–34.

112 NCRP: Exposure of the Population in the United States and Canada from Natural Background Radiation. Report no. 94. National Council on Radiation Protection and Measurements, Washington, DC, 1987.

113 Peres AC, Hiromoto G: Evaluation of Pb-210 and Po-210 in cigarette tobacco produced in Brazil. J Environ Radioact 62 (2002) 115–119.

114 Frindik O, Fischer E: Uran und Thorium in einigen Mineralwässern aus der Bundesrepublik Deutschland. Z Lebensm Unters Forsch 179 (1984) 330–332.

115 Hess CT, Michel J, Horton TR, Prichard HM, Coniglio WA: The occurrence of radioactivity in public water supplies in the United States. Health Phys 48 (1985) 553–586.

116 Labidi S, Dachraoui M, Mahjoubi H, Lemaitre N, Ben Salah R, Mtimet S: Natural radioactive nuclides in some Tu-

nisian thermo-mineral springs. J Environ Radioact 62 (2002) 87–96.

117 Bettencourt AO, Teixeira NMGR, Fáisca MC: Natural radioactivity in Portuguese mineral waters. Radiat Protect Dosim 24 (1988) 139–142.

118 Salonen L: Natural radionuclides in ground water in Finland. Radiat Protect Dosim 24 (1988) 163–166.

119 Kulich J, Möre H, Swedjemark GA: Radon and radium in household waters (auf Schwedisch). SSI Report 8811, Stockholm, 1988.

120 Doretti L, Ferrara D, Barison G, Gerbasi R, Battiston G: Natural radionuclides in the muds and waters used in thermal therapy in Abano Terme, Italy. Radiat Protect Dosim 45 (2002) 175–178.

121 Marovic G, Sencar J: Exposure to natural radioactivity from thermal waters in Croatia. Bull Environ Contam Toxicol 67 (2001) 35–41.

122 Aurand K, Gans I, Rühle H: Vorkommen natürlicher Radionuklide in Wasser. In: Aurand K, Bücker H, Hug O, Jacobi W, Kaul A, Muth H, Pohlit W, Stahlhofen W, eds.: Die natürliche Strahlenexposition des Menschen. Grundlage zur Beurteilung des Strahlenrisikos. Georg Thieme, Stuttgart, 1974.

123 Gans I, Fusban HU, Wollenhaupt H, Kiefer J, Glöbel B, Berlich J et al.: Radium 226 und andere Radionuklide im Trinkwasser und in Getränken in der Bundesrepublik Deutschland, WaBoLu-Hefte 4/1987. Bundesgesundheitsamt, Berlin, 1987.

124 Boice JDJ, Blettner M, Auvinen A: Epidemiologic studies of pilots and aircrew. Health Phys 79 (2000) 576–584.

125 Bundesregierung: Verordnung über die Umsetzung der EURATOM Richtlinien zum Strahlenschutz vom 20. Juli 2001. Bundesgesetzbl 38 (2001) 1713–1846.

126 BfS: Strahlung und Strahlenschutz. Bundesamt für Strahlenschutz, Salzgitter, 1998.

127 Khater AEM, Higgy RH, Pimpl M: Radiological impacts of natural radioactivity in Abu-Tartor phosphate deposits, Egypt. J Environ Radioact 55 (2001) 255–267.

128 BML: Statistisches Jahrbuch über Ernährung, Landwirtschaft und Forsten 2000. Landwirtschaftsverlag, Münster-Hiltrup, 2000, S. 71.

129 Meinrath A, Schneider P, Meinrath G: Uranium ores and depleted uranium in the environment, with a reference to uranium in the biosphere from the Erzgebirge/Sachsen, Germany. J Environ Radioact 64 (2003) 175–193.

130 Bem H, Wieczorkowski P, Budzanowski M: Evaluation of technologically enhanced natural radiation near the co-fired power plants in the Lodz region of Poland. J Environ Radioact 61 (2002) 191–201.

131 Papp Z, Dezsö Z, Daróczy S: Significant radioactive contamination of soil around a coal-fired thermal power plant. J Environ Radioact 59 (2002) 191–205.

132 Schüttmann S: Neue Besorgnis zum Strahlenrisiko in Wohnungen? Bundesgesundhbl 39 (1996) 102–105.

133 Laurier D, Valenty M, Tirmarche M: Radon exposure and the risk of leukemia: a review of epidemiological studies. Health Phys 81 (2001) 272–288.

134 Stigum H, Strand T, Magnus P: Should radon be reduced in homes? A cost-effect analysis. Health Phys 84 (2003) 227–235.

135 IAEA: Intervention Criteria in a Nuclear or Radiation Emergency. Safety Series No. 109. International Atomic Energy Agency, Wien, 1994.

136 Misdaq MA, Bourzik W: Determination of committed effective doses from annual intakes of U-238 and Th-232 from the ingestion of cereals, fruits and vegetables by using CR-39 and LR-115 II SSNTD. J Radioanal Nucl Chem 254 (2002) 551–555.

137 Nambi KSV, Soman SD: Environmental radiation and cancer in India. Health Phys 52 (1987) 652–657.

138 Nambi KSV, Soman SD: Further observations on environmental radiation and cancer in India. Health Phys 59 (1990) 339–344.

139 Yukawa M, Watanabe Y, Nishimura Y, Guo Y, Yongru Z, Lu H et al.: Determination of U and Th in soil and plants obtained from a high natural radiation area in China using ICO-MS and gamma-

counting. Fresenius J Anal Chem 363 (1999) 760–766.

140 Tao Z, Wei L: An epidemiological investigation of mutational diseases in the high background radiation area of Yangjiang, China. J Radiat Res 27 (1986) 141–150.

141 Wei L, Zha Y, Tao Z, He W, Chen D, Yuan Y: Epidemiological investigation in high background radiation areas of Yangjiang, China. In: High Levels of Natural Radiation. International Atomic Energy Agency, Vienna, 1993, 523–547.

142 Wang Z, Boice JD, Wei L: Thyroid nodularity and chromosome aberrations among women in areas of high background radiation in China. J Natl Cancer Inst 82 (1990) 478–485.

143 Ghiassi-nejad M, Mortazavi SMJ, Cameron JR, Niroomand A, Karam PA: Very high background radiation areas of Ramsar, Iran: preliminary biological studies. Health Phys 82 (2002) 87–93.

144 Camplin WC, Brownless GP, Round GD, Winpenny K, Hunt GJ: Radioactivity in food and the environment: calculations of UK radiation doses using integrated assessment methods. J Radiol Prot 22 (2002) 371–388.

145 McDonald P, Jackson D, Leonard DRP, McKay K: An assessment of Pb-210 and Po-210 in terrestrial foodstuffs from regions of England and Wales. J Environ Radioact 43 (1999) 15–29.

146 BAG: Umweltradioaktivität und Strahlendosen in der Schweiz, Jahresbericht 1999. Bundesamt für Gesundheit, Abteilung Strahlenschutz, Fribourg, 2000.

147 Michaelis H: Handbuch der Kernenergie. Band 2. ECON, Düsseldorf, 1986, S. 806.

148 Brandmaier P: Strahlenschutz im Gasteiner Heilstollen. Strahlenschutzpraxis 8 (2002) 31–32.

149 Heisenberg W: Über die Arbeiten zur technischen Ausnutzung der Atomkernenergie in Deutschland. In: Laurence WL, ed.: Dämmerung über Punkt Null. Paul List, München, 1948, 241–252.

150 Gottstein K: Letter to the Editor. Bull Atomic Scient 58 (2002) 4–5.

151 Bennett CB: Worldwide dispersion and deposition of radionuclides produced in atmospheric tests. Health Phys 82 (2002) 644–655.

152 Beck HL, Bennett BG: Historical overview of atmospheric nuclear weapons testing and estimates of fallout in the continental United States. Health Phys 82 (2002) 591–608.

153 Bouville A, Simon SL, Miller CW, Beck HL, Anspaugh LR, Bennett BG: Estimates of dose from global fallout. Health Phys 82 (2002) 690–705.

154 National Cancer Institute: Exposure of the American People to Iodine-131 from the Nevada Nuclear Bomb Tests. Review of the National Cancer Institute Report and Public Health Implications. National Academy Press, Washington, DC, 1999.

155 Gordeev K, Vasilenko I, Lebedev A, Bouville A, Luckyanov N, Simon SL et al.: Fallout from nuclear tests: dosimetry in Kazakhstan. Rad Environ Biophys 41 (2002) 61–67.

156 Bergan TD: Radioactive fallout in Norway from atmospheric nuclear weapons tests. J Environ Radioact 60 (2002) 189–228.

157 Rohleder K: Zur radioaktiven Kontamination von Speisepilzen. Deutsche Lebensm Rundsch 63 (1967) 135–138.

158 Bundesminister des Innern: Vierteljahresbericht Umweltradioaktivität und Strahlenbelastung IV. Bonn, 1966, 109.

159 Bundesminister des Innern: Jahresbericht Umweltradioaktivität und Strahlenbelastung. Bonn, 1980, 114.

160 Johnson W, Nayfield CL: Elevated levels of cesium-137 in common mushrooms (*Agaricaceae*) with possible relationship to high levels of cesium-137 in Whitetail deer, 1968–1969. Radiol Health Data Rep 11 (1970) 527–531.

161 Hecht H: Radioaktive Belastung von Wild- und Nutztieren nach dem Unfall von Tschernobyl. Fleischwirtsch 68 (1988) 508–513.

162 Hove K, Pedersen O, Garmo TH, Hansen HS, Staaland H: Fungi: a major source of radiocesium contamination of grazing ruminants in Norway. Health Phys 59 (1990) 189–192.

163 Strandberg M, Knudsen H: Mushroom spores and Cs-137 in faeces of the roe deer. J Environ Radioact 23 (1994) 189–203.

164 Avila R, Johanson KJ, Bergström R: Model of the seasonal variations of fungi ingestion and Cs-137 activity concentations in roe deer. J Environ Radioact 46 (1999) 99–112.

165 Zibold G, Drissner J, Kaminski S, Klemt E, Miller R: Time-dependence of the radiocaesium contamination of roe deer: measurement and modelling. J Environ Radioact 55 (2001) 5–27.

166 Westerlund EA, Berthelsen T, Berteig L: Cesium-137 body burdens in Norwegian Lapps, 1965–1983. Health Phys 52 (1987) 171–177.

167 Van Oostdam J, Gilman A, Dewailly E, Usher P, Wheatley B, Kuhnlein H et al.: Human health implications of environmental contaminants in Arctic Canada: a review. Sci Total Environ 230 (1999) 182.

168 Schelenz R: Spaltprodukte des 9. chinesischen Kernwaffenversuchs in Karlsruher Gemüse. Umschau 70 (1970) 573.

169 BBW: Umweltradioaktivität und Strahlenbelastung. Umweltüberwachung 1956–1968. Der Bundesminister für Bildung und Wissenschaft, Bonn, 1970, 65.

170 Wiechen A, Heine K: Folgerungen aus den Ergebnissen der I-131-Überwachung von Milch und Bewuchs in den Jahren 1976 und 1977. Kieler Milchw Forschungsber 30 (1978) 205–217.

171 Fischer E, Müller H, Rapp A, Steffan H: Tritium- und Kohlenstoff-14-Gehalte von Weinen verschiedener Jahrgänge der nördlichen und südlichen Hemisphäre. Z Lebensm Unters Forsch 171 (1980) 269–271.

172 Mlinko S, Fischer E, Diehl JF: Tritium in Lebensmitteln. III. Tritiumgehalte in Lebensmitteln und Trinkwasser. Z Anal Chem 272 (1974) 280–283.

173 Hisamatsu S, Katsumata T, Takizawa Y: Tritium concentration in Akita City diet. Health Phys 63 (1992) 393–397.

174 Mlinko S, Fischer E, Diehl JF: Tritium in Lebensmitteln.I. Verbrennungsanlage für Lebensmittel und Wasserreinigungsanlage zur Herstellung von Wasserproben für die Tritiumbestimmung durch Flüssigkeitsszintillationsspektrometrie. Z Anal Chem 261 (1972) 203–208.

175 Mlinko S, Fischer E, Diehl JF: Tritium in Lebensmitteln. II. Szintillationssysteme für die Messung von Tritium in Wasserproben aus Lebensmitteln. Z Anal Chem 268 (1974) 109–113.

176 Müller H, Fischer E: Neue Methode zur Bestimmung des natürlichen Kohlenstoff-C-14-Gehaltes in biologischem Material. Z Anal Chem 302 (1980) 199–202.

177 Frindik O, Diehl JF: Die Plutonium-Alpha-Aktivität von Lebensmitteln. Deutsche Lebensm Rundsch 71 (1975) 100–104.

178 GSF: Plutonium. Mensch+Umwelt, Heft 6. Gesellschaft für Strahlen- und Umweltforschung, München, 1989.

179 Peterson JM, MacDonell MM, Longo TP, Harvill JP, Drez PE: Volume and activity of buried transuranic-contaminated wastes at U.S. Department of Energy facilities. Health Phys 82 (2002) 4–13.

180 Wolbarst AB, Blom PF, Chan D, Cherry RN, Jr., Doehnert M, Fauver D et al.: Sites in the United States contaminated with radioactivity. Health Phys 77 (1999) 247–260.

181 Zorpette G: Hanford's nuclear wasteland. Scient American 274 (1996) 72–81.

182 Kryshev II, Romanov GN, Sazykina TG, Isaeva LN, Trabalka JR, Blaylock BG: Environmental contamination and assessment of doses from radiation releases in the Southern Urals. Health Phys 74 (1998) 687–697.

183 Vorobiova MI, Degteva MO, Burmistrov DS, Safronova NG, Kozheurov VP, Anspaugh LR et al.: Review of historical monitoring data on Techa River contamination. Health Phys 76 (1999) 605–618.

184 Shutov VN, Travnikova IG, Bruk GY, Golikov VY, Balanov MI, Howard BJ et al.: Current contamination by Cs-137 and Sr-90 of the inhabited part of the Techa river basin in the Urals. J Environ Radioact 61 (2002) 91–109.

185 Kanisch G: Neue Genehmigungswerte der Wiederaufbereitungsanlage Sellafield (Großbritannien) zur Ableitung radio-

aktiver Stoffe in die Irische See. Schriften der Bundesforschungsanstalt für Fischerei, Nr. 23, Hamburg, 1997.

186 Gray J, Jones SR, Smith AD: Discharges to the environment from the Sellafield site, 1951–1992. J Radiol Prot 15 (1995) 99–133.

187 Ould-Dada Z, Tucker S, Webbe-Wood D, Mondon K, Hunt J: Assessment of prospective foodchain doses from radioactive discharges from BNFL Sellafield. J Environ Radioact 59 (2002) 273–291.

188 Nies H, Obrikat D, Herrmann J: Recent radionuclide concentrations in the North Sea as a result of discharges from nuclear installations. Kerntechnik 65 (2000) 195–200.

189 Kanisch G, Nagel G, Krüger A, Kellermann H-J: Radiological implications from the temporal development of radioactivity in marine food from the North Sea. Kerntechnik 65 (2000) 183–189.

190 Medwedjew Z: Nuclear Disaster in the Urals, W.W. Norton Co., New York 1979. Deutsch: Bericht und Analyse der bisher geheimgehaltenen Atomkatastrophe in der UdSSR. Hoffmann und Campe, Hamburg, 1979.

191 Akleyev AV, Lyubchansky ER: A brief history of contaminations and exposures in the Southern Urals. Sci Total Environ 142 (1994) 1–8.

192 Kellerer AM, ed.: Beyond Chernobyl – A synopsis of the other radioepidemiological studies in the former Soviet Union. Rad Environ Biophys 41 (2002) 1–84.

193 Dunster HJ: Experience at Windscale 1957. In: Carter MW, eds.: Radionuclides in the Food Chain. Springer, New York, 1988, 147–156.

194 NCRP: Scientific Basis for Evaluating the Risks to Populations from Space Application of Plutonium. National Council on Radiation Protection and Measurements, Bethesda, MD, 2001.

195 Gerusky TM: The accident at Three Mile Island 1979. In: Carter MW, eds.: Radionuclides in the Food Chain. Springer, New York, 1988, 157–171.

196 The Royal Society: The health effects of depleted uranium munitions: a summary. J Radiol Prot 22 (2002) 131–139.

197 Bleise A, Danesi PR, Burkart W: Properties, use and health effects of depleted uranium (DU): a general overview. J Environ Radioact 64 (2003) 93–112.

198 Esposito M, Polic P, Bartolomei P, Benzi V, Martellini M, Cvetkovic O et al.: Survey of natural and anthropogenic radioactivity in environmental samples from Yugoslavia. J Environ Radioact 61 (2002) 271–282.

199 Papastefanou C: Depleted uranium in military conflicts and the impact on the environment. Health Phys 83 (2002) 280–282.

200 Uyttenhove J, Lemmens M, Zizi M: Depleted uranium in Kosovo: results of a survey by gamma spectrometry on soil samples. Health Phys 83 (2002) 543–548.

201 Durante M, Pugliese M: Depleted uranium residual radiological risk assessment for Kosovo sites. J Environ Radioact 64 (2003) 237–245.

202 Stadlbauer EA: Uranmunition: Schwermetall- und Radiotoxizität. GIT-Laborfachzeitschr 45 (2001) 350–353.

203 Auvinen A, Haldorsen T, Hall P, Hassler S, Pukkala E, Sjölander P et al.: Cancer incidence among reindeer-herding Saami in the Nordic countries. In: Liljedahl L, Sjölander P, eds.: Nordic Conference "Health and Quality of Life of Saami", Vilhelmina, 23–24 Sept. 2002. Book of Abstracts, 2002, 15.

204 Gilbert ES, Land CE, Simon SL: Health effects from fallout. Health Phys 82 (2002) 726–735.

205 NCI: Estimated Exposures and Thyroid Doses Received by the American People from Iodine-131 in Fallout Following Nevada Atmospheric Nuclear Bomb Tests. National Cancer Institute, Bethesda, MD, 1997.

206 DHHS: A Feasibility Study of the Health Consequences to the American Population of Nuclear Weapons Tests Conducted by the United States and other Nations. Download at www.cdc.gov/nceh/radiation/fallout/default.htm. Department of Health and Human Services, Centers for Disease Control and Prevention and the National Cancer Institute, 2001.

207 Kellerer AM: The Southern Urals radiation studies. A reappraisal of the current status. Rad Environ Biophys 41 (2002) 307–316.

208 Ivannikov AI, Zhumadilov Z, Gusev BI, Miyazawa C, Jiao L, Skvortsov VG et al.: Individual dose reconstruction among residents living in the vicinity of the Semipalatinsk nuclear test site using EPR spectroscopy of tooth enamel. Health Phys 83 (2002) 183–196.

209 Winkelmann RA, Tretyakov FD, Startsev NV, Kolyado IB, Gusev BI, Grosche B et al.: Cause-of-death registers in radiation-contaminated areas of the Russian Federation and Kazakhstan. Rad Environ Biophys 41 (2002) 5–11.

210 Kaatsch P, Spix C, Michaelis J: „Datenfischen" – Das deutsche Kinderkrebsregister kritisiert die Bewertung der „Bayern-Studie" des Umweltinstituts München zur Inzidenz von Krebserkrankungen im Umkreis von Atommeilern. Dt Ärztebl 98 (2001) A2405.

211 HPS: Statement by the president and past presidents of the Health Physics Society with regard to presentation by Dr. Ernest J. Sternglass, July 14, 1971. Radiology 101 (1971) 703–704.

212 BMI: Erhöhte Säuglingssterblichkeit im Umfeld des TMI-Störfalles Harrisburg, USA? Umwelt (1980) 25–28.

213 Jablon S, Hrubek Z, Boice JD, Jr.: Cancer in populations living near nuclear facilities. IAEA Bulletin 33 (1991) 20–31.

214 Shleien B, Ruttenber AJ, Sage M: Epidemiologic studies of cancer in populations near nuclear facilities. Health Phys 61 (1991) 699–713.

215 Rommens C, Laurier D, Sugier A: Methodology and results of the Nord-Cotentin radioecological study. J Radiol Prot 20 (2000) 361–380.

216 Laurier D, Grosche B, Hall P: Risk of childhood leukaemia in the vicinity of nuclear installations – findings and recent discoveries. Acta Oncol 41 (2002) 14–24.

217 Kaatsch P, Kaletsch U, Meinert R, Michaelis J: An extended study on childhood malignancies in the vicinity of German nuclear power plants. Cancer Causes Contr 9 (1998) 529–533.

218 Grosche B, Lackland D, Mohr L, Dunbar J, Nicholas J, Burkart W et al.: Leukaemia in the vicinity of two tritium-releasing nuclear facilities: a comparison of the Kruemmel Site, Germany, and the Savannah River Site, South Carolina, USA. J Radiol Prot 19 (1999) 243–252.

219 Blettner M: Tritium releases and leukaemia clusters. J Radiol Prot 19 (1999) 201–202.

220 GRS: Tschernobyl – Zehn Jahre danach. Der Unfall und die Sicherheit der RBMK-Anlagen. Gesellschaft für Reaktorsicherheit, Köln, 1996.

221 Gumprecht D, Heller H, Müller-Neumann M, eds.: Zehn Jahre nach Tschernobyl. Informationen der Strahlenschutzkommission zu den radiologischen Auswirkungen und Konsequenzen insbesondere in Deutschland. Strahlenschutzkommission, Bonn, 1996.

222 Bayer A, Kaul A, Reiners C, eds.: Zehn Jahre nach Tschernobyl, eine Bilanz. Gustav Fischer, Stuttgart, 1996.

223 Krüger FW, Albrecht L, Spoden E, Weiss W: Der Ablauf des Reaktorunfalls Tschernobyl 4 und die weiträumige Verfrachtung des freigesetzten Materials: Neuere Erkenntnisse und ihre Bewertung. In: Bayer A, Kaul A, Reiners C, eds.: Zehn Jahre nach Tschernobyl, eine Bilanz. Gustav Fischer, Stuttgart, 1996, 3–22.

224 Anspaugh LR, Catlin RJ, Goldmann M: The global impact of the Chernobyl reactor accident. Science 242 (1988) 1513–1519.

225 Jacob P, Fesenko S, Firsakova SK, Likhtarev IA, Schotola C, Alexakhin RM: Remediation strategies for rural territories contaminated by the Chernobyl accident. J Environ Radioact 56 (2001) 51–76.

226 Goulko GM, Chumak VV, Chepurny NI, Henrichs K, Jacob P, Kairo IA et al.: Estimation of I-131 thyroid doses for the evacuees from Pripjat. Rad Environ Biophys 35 (1996) 81–87.

227 Pröhl G, Mück K, Likhtarev L, Kovgan L, Golikov V: Reconstruction of the ingestion doses received by the population evacuated from settlements in the

30-km zone around the Chernobyl reactor. Health Phys 82 (2002) 173–181.

228 Mück K, Pröhl G, Likhtarev I, Kovgan L, Golikov V, Zeger J: Reconstruction of the inhalation dose in the 30-km zone after the Chernobyl accident. Health Phys 82 (2002) 157–172.

229 Likhtarev IA, Paretzke HG: Exposure of different population groups of Ukraine after the Chernobyl accident and main health-risk assessments. In: Bayer A, Kaul A, Reiners C, eds.: Zehn Jahre nach Tschernobyl, eine Bilanz. Gustav Fischer, Stuttgart, 1996, 65–85.

230 Straume T, Marchetti AA, Anspaugh LR, Khrouch VT, Gavrilin YI, Shinkarev SM et al.: The feasibility of using I-129 to reconstruct I-131 deposition from the Chernobyl reactor accident. Health Phys 71 (1996) 733–740.

231 Cooper EL, Zeiller E, Ghods-Esphahani A, Makarewicz M, Schelenz R, Frindik O et al.: Radioactivity in food and total diet samples collected in selected settlements in the USSR. J Environ Radioact 17 (1992) 147–157.

232 Travnikova IG, Bruk GJ, Shutov VN, Bazjukin AB, Balonov MI, Rahola T et al.: Contribution of different foodstuffs to the internal exposure of rural inhabitants in Russia after the Chernobyl accident. Radiat Protect Dosim 93 (2001) 331–339.

233 Sauermann PF, Finke E, Hill P, Hille R: Messprogramm der Bundesrepublik Deutschland. Strahlenbelastung der Bevölkerung in der russischen Föderation in den ersten zehn Jahren nach dem Reaktorunfall in Tschernobyl. Forschungszentrum Jülich GmbH, 1992.

234 Hoshi M, Konstantinov YO, Evdeeva TY, Kovalev AI, Aksenov AS, Koulikova NV et al.: Radiocesium in children residing in the Western districts of the Bryansk Oblast from 1991–1996. Health Phys 79 (2000) 182–186.

235 Skuterud L, Travnikova IG, Balonov MI, Strand P, Howard BJ: Contribution of fungi to radiocaesium intake by rural populations in Russia. Sci Total Environ 193 (1997) 237–242.

236 Reiners C, Biko J, Geworski L, Olthoff M, Kruglova N, Demidchick EP et al.: Ergebnisse der Therapie bei Kindern mit Schilddrüsenkarzinomen aus hochkontaminierten weissrussischen Gebieten. In: Bayer A, Kaul A, Reiners C, eds.: Zehn Jahre nach Tschernobyl, eine Bilanz. Gustav Fischer, Stuttgart, 1996, 385–400.

237 Sauermann PF: Ingestions-Strahlenbelastung der Bevölkerung in der Bundesrepublik Deutschland, Österreich und der Schweiz nach dem Reaktorunfall in Tschernobyl. Kernforschungsanlage Jülich, 1989.

238 Hille R: Messung der Strahlenexposition der Bevölkerung in den hochkontaminierten Gebieten um Tschernobyl. In: Bayer A, Kaul A, Reiners C, eds.: Zehn Jahre nach Tschernobyl, eine Bilanz. Gustav Fischer, Stuttgart, 1996 , 87–103.

239 Takatsuji T, Sato H, Takada J, Endo S, Hoshi M, Sharifov VF et al.: Relationship between the Cs-137 whole-body counting results and soil and food contamination in farms near Chernobyl. Health Phys 78 (2000) 86–89.

240 Ilyin L, Balonov MI, Buldakov LA, Bur'yak VN, Gordeev KI, Dement'ev SI et al.: Radiokontamination patterns and possible health consequences of the accident at the Chernobyl nuclear power station. J Radiol Prot 10 (1990) 3–29.

241 Sauermann PF: Die gegenwärtige Strahlenbelastung der Bevölkerung des Bezirks Gomel. Strahlenschutzpraxis 2 (1996) 10–13.

242 Schwarz E-R, Arndt D: Gesundheitliche Auswirkungen von „Tschernobyl" in den GUS-Staaten unter besonderer Berücksichtigung kindlicher Schilddrüsenkarzinome. Bundesgesundhbl 37 (1994) 74–77.

243 Jacob P, Bogdanova TI, Buglova EE, Kenigsberg JE, Tronko ND: Comparison of thyroid cancer incidence after the Chernobyl accident in Belarus and Ukraine. Proceedings of the Sixth Chernobyl Sasakawa Medical Cooperation Symposium, Moscow, 30–31 May 2001. Internat Congr Series 1234 (2002) 215–219.

244 Heidenreich WF, Kayro I, Chepurny M, Jacob P, Spak V, Goulko GM et al.: Age- and sex-specific relative thyroid radiation exposure to I-131 in Ukraine after the Chernobyl accident. Health Phys 80 (2001) 242–250.

245 GIRARD P, HÉRIARD DUBREUIL G: Stress in accident and post-accident management at Chernobyl. J Radiol Prot 16 (1996) 157–180.

246 ICRP: Protection of the Public in the Event of Major Radiation Accidents: Principles for Planning. Publication 40. Pergamon Press, Oxford, 1984.

247 KELLERER AM: Erwartete und beobachtete gesundheitliche Effekte in der GUS. In: BAYER A, KAUL A, REINERS C, eds.: Zehn Jahre nach Tschernobyl, eine Bilanz. Gustav Fischer, Stuttgart, 1996, 409–426.

248 UNDP/UNICEF: The Human Consequences of the Chernobyl Nuclear Accident. A Strategy for Recovery. Report Commissioned by UNDP and UNICEF with support of UN-OCHA and WHO. 25. Januar 2002. Abzurufen unter – undp.org/dpa/publications/chernobyl.pdf.

249 LEPICARD S, HÉRIARD DUBREUIL G: Practical improvement of the radiological quality of milk produced by peasant farmers in the territories of Belarus contaminated by the Chernobyl accident. The ETHOS project. J Environ Radioact 56 (2001) 241–253.

250 VIDAL M, CAMPS M, GREBENSHIKOVA N, SANZHAROVA N, IVANOV Y, VANDECASTEELE CE: Soil- and plant-based countermeasures to reduce Cs-137 and Sr-90 uptake by grasses in natural meadows: the REDUP project. J Environ Radioact 56 (2001) 139–156.

251 BERESFORD NA, VOIGT G, WRIGHT SM, HOWARD BJ, BARNETT CL, PRISTER B et al.: Self-help countermeasure strategies for populations living within contaminated areas of Belarus, Russia and Ukraine. J Environ Radioact 56 (2001) 215–239.

252 BUNDESMINISTER FÜR UMWELT, NATURSCHUTZ UND REAKTORSICHERHEIT: Auswirkungen des Reaktorunfalls in Tschernobyl auf die Bundesrepublik Deutschland. Veröffentlichungen der Strahlenschutzkommission, Band 7, Bonn, 1987.

253 BAYER A, BRAUN H, DEHOS R, FRASCH G, HAUBELT R, HOPPE-SCHÖNHAMMER J et al.: Erfassung, Dokumentation und strahlenhygienische Bewertung vorliegender Aktivitätsmessdaten aus der Bundesrepublik Deutschland als Folge des Reaktorunfalles im Kernkraftwerk Tschernobyl – Bericht ISH-140/89. Bundesamt für Strahlenschutz, Neuherberg, 1989.

254 SSK: Auswirkungen des Reaktorunfalls in Tschernobyl in der Bundesrepublik Deutschland. Veröffentlichungen der Strahlenschutzkommission, Band 5. Gustav Fischer, Stuttgart, 1996.

255 ERISKAT H, HESSLER M: Vorschriften der Europäischen Union auf dem Gebiet des Strahlenschutzes. In: BAYER A, KAUL A, REINERS C, eds.: Zehn Jahre nach Tschernobyl, eine Bilanz. Gustav Fischer, Stuttgart, 1996, 479–502.

256 MIETTINEN JK: Lessons of Chernobyl: a commentary. Environ Internat 14 (1988) 201–203.

257 DIEHL JF, EHLERMANN D, FRINDIK O, KALUS W, MÜLLER H, WAGNER A: Radioaktivität in Lebensmitteln – Tschernobyl und die Folgen. Berichte der Bundesforschungsanstalt für Ernährung, BFE-R-86-04, Karlsruhe, 1987.

258 RÜCKERT G, DIEHL JF: Anreicherung von Cäsium-137 und Cäsium-134 in 34 Pilzarten nach dem Reaktorunglück von Tschernobyl. Z Lebensm Unters Forsch 185 (1987) 91–97.

259 WAGNER A, DIEHL JF: Zur Radioökologie der Weinrebe. Teil 2. Auswirkungen des Reaktorunfalls von Tschernobyl auf Radioaktivität in Boden, Blättern, Trauben und Wein. Z Lebensm Unters Forsch 192 (1991) 339–342.

260 DIEHL JF: Radioaktivität in Lebensmitteln – ein Situationsbericht. Akt Ern Med 11 (1986) 165–168.

261 TAIT D, HAASE G, WIECHEN A: Die Festphasenextraktion des Strontiums mittels des an Dowex 50 Wx8 gebundenen Kryptanden 222 bei der Bestimmung von Sr-90 in flüssiger Milch. Kieler Milchw Forschungsber 50 (1998) 211–223.

262 BRUN S, BESSAC S, URIDAT D, BOURSIER B: Rapid method for the determination of radiostrontium in milk. J Radioanal Nucl Chem 253 (2002) 191–197.

263 DIEHL JF, FRINDIK O, MÜLLER H: Radioactivity in total diet before and after the Chernobyl reactor accident. The situation in the Federal Republic of Germany. Z

Lebensm Unters Forsch 189 (1989) 36–38.
264 WIECHEN A: Die Entwicklung der radioaktiven Kontamination der Milch in der Bundesrepublik Deutschland nach dem Reaktorunfall von Tschernobyl. Milchwirtsch Forschungsber 43 (1991) 179–187.
265 BMU: Auswirkungen des Reaktorunfalls in Tschernobyl auf die Bundesrepublik Deutschland. Gemeinsamer Bericht der Leitstellen für das Jahr 1986. Bundesminister für Umwelt, Naturschutz und Reaktorsicherheit, Bonn, 1987.
266 KIEFER P, PROEHL G, MUELLER H, LINDNER G, DRISSNER J, ZIBOLD G: Factors affecting the transfer of radiocaesium from soil to roe deer in forest ecosystems of southern Germany. Sci Total Environ 192 (1996) 49–61.
267 RÜCKERT G, DIEHL JF, HEILGEIST M: Radioaktivitätsgehalte von 1987 und 1988 im Raum Karlsruhe gesammelten Pilzen. Z Lebensm Unters Forsch 190 (1990) 496–500.
268 KALAC P: A review of edible mushroom radioactivity. Food Chemistry 75 (2001) 29–35.
269 SCHWIND K-H, JIRA W, HECHT H, PRELL E, HONISCH E: Die Entwicklung der Radiocäsiumkontamination in Rehwild seit dem Unfall von Tschernobyl in Bayern. Jahresbericht der Bundesanstalt für Fleischforschung, Kulmbach (2001) 88–89.
270 STYRO D, BUMELINE Z, LUKINSKIENE M, MORKUNIENE R: Cs-137 and Sr-90 behavioural regularities in the southeastern part of the Baltic Sea. J Environ Radioact 53 (2001) 27–39.
271 LFU: Überwachung der baden-württembergischen Umgebung kerntechnischer Anlagen auf Radioaktivität. Jahresbericht 2001. Landesanstalt für Umweltschutz Baden-Württemberg, Karlsruhe, 2001.
272 BAYER A, WIRTH E, HAUBELT R, KÖNIG K, ETTENHUBER E, WINKELMANN I et al.: Kontamination und Strahlenexposition nach dem Unfall im Kernkraftwerk Tschernobyl. In: BAYER A, KAUL A, REINERS C, eds.: Zehn Jahre nach Tschernobyl, eine Bilanz. Gustav Fischer, Stuttgart, 1996, 127–152.
273 OBERHAUSEN E, GUMPRECHT D: Empfehlungen der Strahlenschutzkommission. In: BAYER A, KAUL A, REINERS C, eds.: Zehn Jahre nach Tschernobyl, eine Bilanz. Gustav Fischer, Stuttgart, 1996, 153–161.
274 DIEHL JF: Radionuklide in Lebensmitteln. In: Ernährungsbericht 1992. Deutsche Gesellschaft für Ernährung, Frankfurt/M. 1992, 148–159.
275 GROSCHE B, KAUL A: Epidemiologische Studien in Deutschland nach dem Reaktorunfall in Tschernobyl. In: BAYER A, KAUL A, REINERS C, eds.: Zehn Jahre nach Tschernobyl, eine Bilanz. Gustav Fischer, Stuttgart, 1996, 427–455.
276 ANDERS H-J, MATIASKE B, ROSENBAUER J: Einstellungs- und Verhaltensänderungen der bundesdeutschen Bevölkerung nach dem Unfall im Kernkraftwerk Tschernobyl. In: Ernährungsbericht 1988. Deutsche Gesellschaft für Ernährung, Frankfurt/M. 1988, 137–147.
277 IRL C, SCHOETZAU A, VAN SANTEN F, GROSCHE B: Inzidenz bösartiger Neubildungen bei Kindern nach dem Reaktorunfall von Tschernobyl, BfS-ISH-174/96. Bundesamt für Strahlenschutz, Salzgitter, 1996.
278 WERNLI C: Radiological consequences of the Chernobyl accident for Switzerland. Radiat Protect Dosim 19 (1987) 235–238.
279 ZIMMERLI B, BOSSHARD E: Strahlenexposition durch Radionuklide in Lebensmitteln. Mitt Gebiete Lebensm Hyg 80 (1989) 387–404.
280 INGRAO G, BREUER F, SANTARONI GP: A method for the evaluation of the Cs-137 ingestion following the Chernobyl accident. J Radioanal Nucl Chem 138 (1990) 231–240.
281 CORVISIERO P, SALVO C, BOCCACCI P, RICCO G, PILOT A, TACCINI G et al.: Radioactivity measurements in northwest Italy after fallout from the reactor accident at Chernobyl. Health Phys 53 (1987) 83–87.
282 BUNDESMINISTERIEN: Radioaktivitätsmessungen in Österreich 2000. Daten und Bewertung. Bundesministerien für Land- und Forstwirtschaft, Umwelt und Wasserwirtschaft und für soziale Sicherheit und Generationen, Wien, 2001.

283 Zechner J, Mück K: Die Strahlenexposition der österreichischen Bevölkerung nach dem Reaktorunfall und die Maßnahmen zu deren Reduktion. In: Bayer A, Kaul A, Reiners C, eds.: Zehn Jahre nach Tschernobyl, eine Bilanz. Gustav Fischer, Stuttgart, 1996, 321–341.
284 Mück K: Aktivitätskonzentration in Lebensmitteln nach dem Reaktorunfall in Tschernobyl. Ernährung 20 (1996) 207–216.
285 Dubois G, Bossew P: Chernobyl Cs-137 deposition in Austria: analysis of the spatial correlations of the deposition levels. J Environ Radioact 65 (2003) 29–45.
286 Gray PS: Agriculture and trade. In: Segerstahl B, ed.: Chernobyl: A Policy Response Study. Springer, Berlin, 1991, 61–83.
287 IAEA: Guidelines for Agricultural Countermeasures Following an Accidental Release of Radionuclides. Technical Reports Series No. 363, International Atomic Energy Agency, Wien, 1994.
288 Klener V, Bucina D, Drábová D, Malátová I: Contamination of the territory of the Czechoslovakia; internal and external exposure; evaluation of the situation and response of the authorities. In: Bayer A, Kaul A, Reiners C, eds.: Zehn Jahre nach Tschernobyl, eine Bilanz. Gustav Fischer, Stuttgart, 1996, 301–320.
289 Jaworowski Z: Chernobyl in Poland: the first few days, ten years later. In: Bayer A, Kaul A, Reiners C, eds.: Zehn Jahre nach Tschernobyl, eine Bilanz. Gustav Fischer, Stuttgart, 1996, 281–300.
290 Zalewski M, Kapala J, Tomczak M: The influence of caesium-137 distribution in Poland's north-eastern ecosystem on effective dose 10 years after the Chernobyl disaster. Radiat Protect Dosim 98 (2002) 339–342.
291 Mietelski JW, Jasinska M, Kubica B, Kozak K, Macharski P: Radioactive contamination of Polish mushrooms. Sci Total Environ 157 (1994) 217–226.
292 MacKenzie D: The rad-dosed reindeer. New Scientist 18 Dec. 1986 (1986) 37–40.
293 Åhman B, Åhman G: Radiocesium in Swedish reindeer after the Chernobyl fallout: seasonal variations and long-term decline. Health Phys 66 (1994) 503–512.
294 Åhman B, Wright SM, Howard BJ: Effect of origin of radiocaesium on the transfer from fallout to reindeer meat. Sci Total Environ 278 (2001) 171–181.
295 Smith JT, Comans RNJ, Beresford NA, Wright SM, Howard BJ, Camplin WC: Chernobyl's legacy in food and water. Nature 405 (2000) 141.
296 Åhman B: Transfer of radiocaesium via reindeer meat to man – effects of countermeasures applied in Sweden following the Chernobyl accident. J Environ Radioact 46 (1999) 113–120.
297 Strand P, Selnaes TD, Boe E, Harbitz O, Andersson-Sorlie A: Chernobyl fallout: internal doses to the Norwegian population and the effect of dietary advice. Health Phys 63 (1992) 385–392.
298 Strand P, Selnaes TD, Reitan JB: Area and time distribution of external and internal doses from Chernobyl fallout: the lack of correlation in Norway. Health Phys 62 (1992) 512–518.
299 Strand P, Brynildsen LI, Harbitz O, Tveten U: Measures introduced in Norway after the Chernobyl accident – A cost-benefit analysis. In: Environmental Contamination Following a Major Nuclear Accident. Proceedings Series. International Atomic Energy Agency, Wien, 1990, 191–202.
300 Saxén R, Rantavaara A, Arvela H, Aaltonen H: Environmental radioactivity in Finland after the Chernobyl accident. In: Environmental Contamination Following a Major Nuclear Accident. International Atomic Energy Agency, Wien, 1990, 23–39.
301 Nisbet A, Woodman R: Options for the management of Chernobyl-restricted areas in England and Wales. J Environ Radioact 51 (2000) 239–254.
302 Walker MI, Walters B, Mondon KJ: The assessment of radiocaesium intake from food using duplicate diet and whole-body monitoring techniques. Food Addit Contam 8 (1991) 85–95.
303 Waas U: Kernenergie – ein Votum für Vernunft. Deutscher Instituts-Verlag, Köln, 1986, 4. Aufl.

304 BMU: Die Leitstellen zur Überwachung der Umweltradioaktivität – Historie, Aufgaben und Perspektiven. Bundesministerium für Umwelt, Naturschutz und Reaktorsicherheit, Bonn, 2000.

305 BMU: Richtlinie zur Emissions- und Immissionsüberwachung kerntechnischer Anlagen (REI) vom 30 Juni 1993. Gemeins Ministerialbl 44 (1993) 502–508.

306 BMU: Sechstes Fachgespräch Überwachung der Umweltradioaktivität, Karlsruhe, 15.–17. April 1986. Bundesminister für Umwelt, Naturschutz und Reaktorsicherheit, Bonn, 1986.

307 ICRP: Principles for Intervention for Protection of the Public in a Radiological Emergency. Publication 63. Pergamon Press, Oxford, 1993.

308 ICRP: Protection of the public in situations of prolonged radiation exposure. Publication 82. Annals of the ICRP 29 (1999).

309 SSK: Leitfaden für den Fachberater Strahlenschutz der Katastrophenschutzleitung bei kerntechnischen Notfällen. Veröffentlichungen der Strahlenschutzkommission, Band 13. Gustav Fischer, Stuttgart, 1995, 2. Aufl.

310 Weiss W, Leeb H, Wirth E: Das Integrierte Mess- und Informationssystem zur Überwachung der Umweltradioaktivität (IMIS), Grenzüberschreitende Vernetzung von Überwachungssystemen. In: Bayer A, Kaul A, Reiners C, eds.: Zehn Jahre nach Tschernobyl, eine Bilanz. Gustav Fischer, Stuttgart, 1996, 181–198.

311 BMU: Richtlinie zur Überwachung der Radioaktivität in der Umwelt nach dem Strahlenschutzvorsorgegesetz. Teil 1: Messprogramme für den Normalbetrieb (Routinemessprogramm). Gemeins Ministerialbl 45 (1994) 929–960.

312 BMU: Richtlinie zur Überwachung der Radioaktivität in der Umwelt nach dem Strahlenschutzvorsorgegesetz. Teil 2: Messprogramme für den Intensivbetrieb (Intensivmessprogramm). Gemeins Ministerialbl 46 (1995) 261–280.

313 Haase G, Tait D, Wiechen A: Ergebnisse der Ringanalyse 1997/98 zur Bestimmung von I-131 in Milch. Kieler Milchw Forschungsber 50 (1998) 195–210.

314 BfS: Jahresbericht 2001. Bundesamt für Strahlenschutz, Salzgitter, 2002.

315 Bayer A: Überwachung der radioaktiven Kontamination und der Strahlenexposition in der Umwelt – Aufgaben, Techniken, Realisierungen. Kerntechnik 62 (1997) 53–66.

316 EU: Verordnung (EURATOM) Nr. 2218/89 der Kommission vom 18.07.1989 zur Änderung der Verordnung (EURATOM) Nr. 3954/87 zur Festlegung von Höchstwerten an Radioaktivität in Nahrungsmitteln und Futtermitteln im Falle eines nuklearen Unfalls oder einer anderen radiologischen Notstandssituation. Amtsbl der Europ Gemeinschaften L 211 (1989) 1–3.

317 EU: Verordnung (EURATOM) Nr. 944/89 der Kommission vom 12.04.1989 zur Festlegung von Höchstwerten an Radioaktivität in Nahrungsmitteln geringerer Bedeutung im Falle eines nuklearen Unfalls oder einer anderen radiologischen Notstandssituation. Amtsbl der Europ Gemeinschaften L 101 (1989) 17–18.

318 EU: Verordnung (EURATOM) Nr. 770/90 der Kommission vom 29. März 1990 zur Festlegung von Höchstwerten an Radioaktivität in Futtermitteln im Fall eines nuklearen Unfalls oder einer anderen radiologischen Notstandssituation. Amtsbl der Europ Gemeinschaften L 83 (1990) 78–79.

319 Wiechen A, Tait D, Haase G: Kritische Differenzen als Maß für die erreichbare Genauigkeit von Verfahren zur Bestimmung gammastrahlender Radionuklide und der Betastrahler Sr-90/Sr-89 in Nahrungs- und Futtermitteln. Kieler Milchw Forschungsber 50 (2002) 189–194.

320 CAC: Guideline levels for radionuclides in foods following accidental nuclear contamination for use in international trade. CAC/GL 5-1989. Codex Alimentarius, Rom, 1995, S. 194–198.

321 IAEA: International Basic Safety Standards for Protection against Ionizing Radiation and for the Safety of Radiation Sources. Safety Series No. 115. International Atomic Energy Agency, Wien, 1996.

322 Rentschler W: Nutzen und Gefahren der Radioaktivität für die Landwirtschaft.

Landwirtschaftliche Hochschule Hohenheim – Reden und Abhandlungen (1960) 6–26.

323 Bunzl K, Schimmack W, Jacob P: Uncertainty analysis of the external gammadose rate due to the variability of the vertical distribution of Cs-137 in the soil. J Environ Radioact 54 (2001) 243–252.

324 Wiechen A, Tait D, Haase G: Beobachtungen zum Vertikaltransport von Radionukliden in zwei unterschiedlichen Böden. Milchwirtsch Forschungsber 45 (1993) 101–108.

325 Avery SV: Fate of caesium in the environment: distribution between the abiotic and biotic components of aquatic and terrestrial ecosystems. J Environ Radioact 30 (1996) 139–171.

326 Staunton S, Dumat C, Zsolnay A: Possible role of organic matter in radiocaesium adsorption in soils. J Environ Radioact 58 (2002) 163–173.

327 Lofts S, Tipping EW, Sanchez AL, Dodd BA: Modelling the role of humic acid in radiocaesium distribution in a British upland peat soil. J Environ Radioact 61 (2002) 133–147.

328 Sanchez AL, Parekh NR, Dodd BA, Ineson P: Microbial component of radiocaesium retention in highly organic soils. Soil Biol Biochem 32 (2000) 2091–2094.

329 Nikolova I, Johanson KJ, Clegg S: The accumulation of Cs-137 in the biological compartment of forest soils. J Environ Radioact 47 (2000) 319–326.

330 Mahara Y: Storage and migration of fallout strontium-90 and cesium-137 for over 40 years in the surface soil of Nagasaki. J Environ Qual 22 (1993) 722–730.

331 Arapis G, Petrayev E, Shagalova E, Zhukova O, Sokoloik G, Ivanova T: Effective migration velocity of Cs-137 and Sr-90 as a function of the type of soils in Belarus. J Environ Radioact 34 (1996) 171–185.

332 Bunzl K, Kracke W, Schimmack W, Auerswald K: Migration of fallout Pu-239+240, Am-241 and Cs-137 in various horizons of a forest soil under pine. J Environ Radioact 28 (1995) 17–34.

333 Jia G, Testa C, Desideri D, Guerra F, Meli MA, Roselli C et al.: Soil concentration, vertical distribution and inventory of Plutonium, Am-241, Sr-90 and Cs-137 in the Marche region of Central Italy. Health Phys 77 (1999) 52–61.

334 BMI: Allgemeine Berechnungsgrundlage für die Strahlenexposition bei radioaktiven Ableitungen mit der Abluft oder in Oberflächengewässer (Richtlinie zu § 45 Str.Sch.VO). Gemeins Ministerialbl Ausgabe A 30 (1979) 371–436.

335 Kampe W, Weller H: Mittel- und langfristige Auswirkungen von Radionuklidkontaminationen auf landwirtschaftliche Produktion und Nahrungsqualität. VDLUFA-Schriftenreihe, Kongressband 20 (1986) 739–764.

336 IAEA: Handbook of Parameter Values for the Prediction of Radionuclide Transfer in Temperate Environments, Technical Reports Series No. 364. International Atomic Energy Agency, Wien, 1994.

337 Nisbet AF, Woodman RFM: Soil-to-plant transfer factors for radiocesium and radiostrontium in agricultural systems. Health Phys 78 (2000) 279–288.

338 Solecki J, Chibowski S: Determination of transfer factors for Cs-137 and Sr-90 isotopes in soil-plant system. J Radioanal Nucl Chem 252 (2002) 89–93.

339 Beresford NA, Howard BJ, Barnett CL, Crout NMJ: The uptake by vegetation of Chernobyl and aged radiocaesium in Upland West Cumbria. J Environ Radioact 16 (1992) 181–195.

340 Mück K, Sinojmeri M, Whilidal H, Steger F: The long-term decrease of Sr-90 availability in the environment and its transfer to man after a nuclear fallout. Radiat Protect Dosim 94 (2001) 251–259.

341 Zehnder HJ, Kopp P, Eikenberg J, Feller U, Oertli JJ: Uptake and transport of radioactive cesium and strontium into grapevines after leaf contamination. Radiat Phys Chem 46 (1995) 61–69.

342 Carini F: Radionuclide transfer from soil to fruit. J Environ Radioact 52 (2001) 237–279.

343 Antonopoulos-Domis M, Clouvas A, Gagianas A: Radiocesium dynamics in fruit trees following the Chernobyl accident. Health Phys 61 (1991) 837–842.

344 Frissel MJ, Deb DL, Fathony M, Lin YM, Mollah AS, Ngo NT et al.: Generic values for soil-to-plant transfer factors of

radiocesium. J Environ Radioact 58 (2002) 113–128.

345 MASCANZONI D: The role of transfer factors in modelling of fallout situations. In: Environmental Contamination Following a Major Nuclear Accident. Proceedings Series, International Atomic Energy Agency, Wien, 1990, 47–54.

346 LEUNG JKC, SHANG ZR: Uptake of Cs-137 and Sr-90 in rice plants. Health Phys 84 (2003) 170–179.

347 DESMET G, VAN LOON LR, HOWARD BJ: Chemical speciation and bioavailability of elements in the environment and their relevance to radioecology. Sci Total Environ 100 (1991) 105–124.

348 EHLKEN S, KIRCHNER G: Environmental processes affecting plant root uptake of radioactive trace elements and variability of transfer factor data: a review. J Environ Radioact 58 (2002) 97–112.

349 STEINER M, LINKOV I, YOSHIDA S: The role of fungi in the transfer and cycling of radionuclides in forest ecosystems. J Environ Radioact 58 (2002) 217–241.

350 JONGMANS AG, VANBREEMEN M, LUNDSTROM U, VANHEES PAW, FINLAY RD, UNESTAM T et al.: Rock-eating fungi. Nature 389 (1997) 682–683.

351 RÜHM W, KAMMERER L, HIERSCHE L, WIRTH E: The Cs-137/Cs-134 ratio in fungi as an indicator of the major mycelium location in forest soil. J Environ Radioact 35 (1997) 129–148.

352 KAMMERER L, HIERSCHE L, WIRTH E: Uptake of radiocaesium by different species of mushrooms. J Environ Radioact 23 (1994) 135–150.

353 REISINGER A: Radiocäsium in Pilzen. Bibliotheca Mycologica Band 155. J. Cramer, Berlin, 1994.

354 AMUNDSEN I, GULDEN G, STRAND P: Accumulation and long term behaviour of radiocaesium in Norwegian fungi. Sci Total Environ 184 (1996) 163–171.

355 ANDERSSON I, LÖNSJÖ H, ROSÉN K: Long-term studies on transfer of Cs-137 from soil to vegetation and to grazing lambs in a mountain area in Northern Sweden. J Environ Radioact 52 (2001) 45–66.

356 VINICHUK MM, JOHANSON KJ: Accumulation of Cs-137 by fungal mycelium in forest ecosystems of Ukraine. J Environ Radioact 64 (2003) 27–43.

357 BMU: Allgemeine Verwaltungsvorschrift zu § 45 Strahlenschutzverordnung: Ermittlung der Strahlenexposition durch die Ableitung radioaktiver Stoffe aus kerntechnischen Anlagen oder Einrichtungen vom 21. Februar 1990. Bundesanzeiger 42 (1990) 16–58.

358 HOWARD BJ, BERESFORD NA, HOVE K: Transfer of radiocesium to ruminants in natural and semi-natural ecosystems and appropriate countermeasures. Health Phys 61 (1991) 715–725.

359 WIECHEN A, TAIT D, HAASE G: Ökologische Ursachen der Entwicklung der Radiocäsiumkontamination der Milch nach dem Tschernobylunfall. Kieler Milchw Forschungsber 49 (1997) 95–102.

360 GASTBERGER M, STEINHÄUSLER F, GERZABEK MH, HUBMER A: Fallout strontium and caesium transfer from vegetation to cow milk at two lowland and two Alpine pastures. J Environ Radioact 54 (2001) 267–273.

361 BUNZL K, ALBERS BP, SCHIMMACK W, BELLI M, CIUFFO L, MENEGON S: Examination of a relationship between Cs-137 concentrations in soils and plants from alpine pastures. J Environ Radioact 48 (2000) 143–158.

362 KARLÉN G, JOHANSON KJ, BERTILSSON J: Transfer of Cs-137 to cow's milk: investigations on dairy farms in Sweden. J Environ Radioact 28 (1995) 1–15.

363 FELDT W: Expositionspfad Fischverzehr. In: AURAND K, RÜHLE H, GANS I, eds.: Radioökologie und Strahlenschutz. Erich Schmidt, Berlin, 1982, 99–122.

364 SMITH JT, KUDELSKY AV, RYABOV IN, HADDERINGH RH: Radiocaesium concentration factors of Chernobyl-contaminated fish: a study of the influence of potassium, and "blind" testing of a previously developed model. J Environ Radioact 48 (2000) 359–369.

365 SMITH JT, CLARKE RT, SAXÉN R: Time-dependent behaviour of radiocaesium: a new method to compare the mobility of weapons test and Chernobyl derived fallout. J Environ Radioact 49 (2000) 65–83.

366 ICRP: Publication 30. Limits for Intakes of Radionuclides by Workers. Pergamon Press, Oxford, 1979.

367 Eisenbud M: Environmental Radioactivity – From Natural, Industrial, and Military Sources. Academic Press, Inc. Orlando, Florida, 1987, 3. Aufl.

368 Höllriegl V, Werner E, Roth P, Schramel P, Wendler I: Studies on strontium biokinetics in humans. I. Optimisation of intrinsic labelling of foodstuffs with stable isotopes of strontium. Rad Environ Biophys 41 (2002) 179–183.

369 Apostoaei AI: Absorption of strontium from the gastrointestinal tract into plasma in healthy human adults. Health Phys 83 (2002) 56–65.

370 Höllriegl V, Louvat P, Werner E, Roth P, Schramel P, Wendler I et al.: Studies on strontium biokinetics in Humans. II. Uptake of strontium from aqueous solutions and labelled foodstuffs. Rad Environ Biophys 41 (2002) 281–287.

371 BMU: Modelle, Annahmen und Daten mit Erläuterungen zur Berechnung der Strahlenexposition bei der Ableitung radioaktiver Stoffe mit Luft oder Wasser zum Nachweis der Einhaltung der Dosisgrenzwerte nach § 45 StrlSchV. Veröffentlichungen der Strahlenschutzkommission Band 17. Gustav Fischer, Stuttgart, 1992.

372 BMU: Strahlenexposition und Strahlengefährdung durch Plutonium. Veröffentlichungen der Strahlenschutzkommission Band 14. Gustav Fischer, Stuttgart, 1989.

373 Agren G: Radioactive cesium in Swedish hunters. Health Phys 76 (1999) 240–243.

374 Agren G: Seasonal and long-term variations in Cs-137 among adults from Swedish hunter families. Radiat Protect Dosim 93 (2001) 49–53.

375 Müller H, Pröhl G: ECOSYS-87. A dynamic model for assessing radiological consequences of nuclear accidents. Health Phys 64 (1993) 232–252.

376 Meyer O: Entscheidungshilfe im Fall des Unfalls. Durch Prognosemodelle die radiologische Belastung in Grenzen halten. Mensch und Umwelt (GSF) (1997) 3–4.

377 Renaud P, Real J, Maubert H, Roussell-Debet S: Dynamic modeling of the cesium, strontium and ruthenium transfer to grass and vegetables. Health Phys 76 (1999) 495–501.

378 Brown J, Simmonds JR: FARMLAND. A dynamic model for the transfer of radionuclides through terrestrial foodchains. NRPB-R273, National Radiation Protection Board, Chilton, Ditcot, 1995.

379 Whicker FW, Kirchner T: PATHWAY. A dynamic food-chain model to predict radionuclide ingestion after fallout deposition. Health Phys 52 (1987) 717–737.

380 Avila R, Bergman R, Scimone M, Fesenko S, Sancharova N, Moberg L: A comparison of three models of Cs-137 transfer in forest ecosystems. J Environ Radioact 55 (2001) 315–327.

381 Wright SM, Howard BJ, Burnett CL, Steves P, Absalon JP: Development of an approach to estimating mid- to long-term critical loads for radiocaesium contamination of cow milk in western Europe. Sci Total Environ 221 (1998) 75–87.

382 Peter J, Gregor J, Kammerer L, Lange B: Evaluation of radiological consequences of nuclear accidents with the computer model PARK. Kerntechnik 62 (1997) 136–139.

383 Ehrhardt J, Brown J, French S, Kelly GN, Mikkelsen T, Müller H: RODOS: Decision-making support for off-site emergency management after nuclear accidents. Kerntechnik 62 (1997) 122–128.

384 Müller H: Radioökologische Modelle und ihre Validierung. In: Aktuelle radioökologische Fragen des Strahlenschutzes. Veröffentlichungen der Strahlenschutzkommission Band 37. Gustav Fischer, München, 2000, 249–271.

385 Smith KR, Brown J, Jones JA, Mansfield P, Smith JG, Haywood SM et al.: Uncertainties on predicted concentrations of radionuclides in terrestrial foods and ingestion doses. Radiat Protect Dosim 98 (2002) 313–328.

386 Gillett AG, Crout NMJ: A review of Cs-137 transfer to fungi and consequences for modelling environmental transfer. J Environ Radioact 48 (2000) 95–121.

387 Vidal M, Camps M, Grebenshikova N, Sanzharova N, Ivanov Y, Rigol A et al.: Effectiveness of agricultural practices in decreasing radionuclide transfer to plants in natural meadows. Radiat Protect Dosim 92 (2000) 65–70.

388 Nisbet AF, Konoplev AV, Shaw G, Lembrechts JF, Merckx R, Smolders E et al.: Application of fertilizers and ameliorants to reduce soil to plant transfer of radiocaesium and radiostrontium in the medium to long-term – a summary. Sci Total Environ 137 (1993) 173–182.

389 Jones DR, Paul L, Mitchell NG: Effects of ameliorative measures on the radiocaesium transfer to upland vegetation in the UK. J Environ Radioact 44 (1999) 55–69.

390 Segal MG: Agricultural countermeasures following deposition of radioactivity after a nuclear accident. Sci Total Environ 137 (1993) 31–48.

391 Arnold L: Recommendations for Reduction of Agricultural Impact Subsequent to a Nuclear Accident. ANS Rep. 2387-R2 to Ministry of Agriculture, Fisheries and Food. Associated Nuclear Services, Epsom, UK, 1991.

392 Howard BJ: Management methods of reducing radionuclide contamination of animal food products in semi-natural ecosystems. Sci Total Environ 137 (1993) 249–260.

393 Firsakova SK: Effectiveness of countermeasures applied in Belarus to produce milk and meat with acceptable levels of radiocaesium after the Chernobyl accident. Sci Total Environ 137 (1993) 199–203.

394 Giese WW: Countermeasures for reducing the transfer of radiocesium to animal derived foods. Sci Total Environ 85 (1989) 317–327.

395 Ioannides KG, Mantzios AS, Pappas CP: Influence of Prussian Blue in reducing transfer of radiocesium into ovine milk. Health Phys 60 (1991) 261–264.

396 Åhman B: Effect of bentonite and ammonium-ferric(III)-hexacyanoferrate(II) on uptake and elimination of radiocaesium in reindeer. J Environ Radioact 31 (1996) 29–50.

397 Ratnikov AN, Vasiliev AV, Krasnova EG, Pasternak AD, Howard BJ, Hove K et al.: The use of hexacyanoferrates in different forms to reduce radiocaesium contamination of animal products in Russia. Sci Total Environ 223 (1998) 167–176.

398 Fesenko S, Jacob P, Alexakhin R, Sanzharova NI, Panov A, Fesenko G et al.: Important factors governing exposure of the population and countermeasure application in rural settlements of the Russian Federation in the long term after the Chernobyl accident. J Environ Radioact 56 (2001) 77–98.

399 Tveten U, Brynildsen LI, Amundsen I, Bergan TD: Economic consequences of the Chernobyl accident in Norway in the decade 1986–1995. J Environ Radioact 41 (1998) 233–255.

400 Howard BJ, Beresford NA, Voigt G: Countermeasures for animal products: a review of effectiveness and potential usefulness after an accident. J Environ Radioact 56 (2001) 115–137.

401 Paasikallio A, Sormunen-Cristian R, Jaakola S, Kaikkonen M: The effect of ammonium ferric hexacyanoferrate on reducing radiocaesium transfer from grass silage to sheep. Agric Food Sci Finland 9 (2000) 135–147.

402 Hove K: Chemical methods for reduction of the transfer of radionuclides to farm animals in seminatural environments. Sci Total Environ 137 (1993) 235–248.

403 EU: Richtlinie 96/66/EG der Kommission vom 14. Oktober 1996 zur Änderung der Richtlinie 70/524/EWG des Rates über Zusatzstoffe in der Tierernährung. Amtsbl der Europ Gemeinschaften L 272 (1996) 32–35.

404 Hove K, Strand P, Salbu B, Oughton D, Astasheva N, Sobolev A et al.: Use of caesium binders to reduce radiocaesium contamination of milk and meat in Belarus, Russia and Ukraine. In: Environmental Impact of Radioactive Releases. IAEA-SM-339/153, International Atomic Energy Agency, Wien, 1995, 539–547.

405 Kiefer P, Voigt G: Untersuchungen zur Reduzierung des Transfers von Radioiod in die Milch durch Fütterung von stabilen Iodgaben. GSF-Bericht 07/99. GSF,

Institut für Strahlenschutz, Neuherberg, 1999.

406 Vandecasteele CM, Van Hees M, Hardeman F, Voigt G, Howard BJ: The true absorption of I-131, and its transfer to milk in cows given different stable iodine diets. J Environ Radioact 47 (2000) 301–317.

407 Beresford NA, Mayes RW, Colgrove PM, Barnett CL, Bryce L, Dodd BA et al.: A comparative assessment of the potential use of alginates and dietary calcium manipulation as countermeasures to reduce the transfer of radiostrontium to the milk of dairy animals. J Environ Radioact 51 (2000) 321–334.

408 Hakanson L: Liming as a method to remedy lakes contaminated by radiostrontium. J Environ Radioact 65 (2003) 47–75.

409 Wilkins B: The development of countermeasure strategies in agricultural systems. J Environ Radioact 51 (2000) 153–156.

410 Salt CA, Rafferty B: Assessing potential secondary effects of countermeasures in agricultural systems: a review. J Environ Radioact 56 (2001) 99–114.

411 Mück K: Sustainability of radiologically contaminated territories. J Environ Radioact 65 (2003) 109–130.

412 Voigt G, Eged K, Hilton J, Howard BJ, Kis Z, Nisbet AF et al.: A wider perspective on the selection of countermeasures. Radiat Protect Dosim 92 (2000) 45–48.

413 Salbu B: Source-related characteristics of radioactive particles: a review. Radiat Protect Dosim 92 (2000) 49–54.

414 Wagner H: Übergang von radioaktiven Stoffen vom Futter in das Fleisch von Schlachttieren. 2. Einfluss von Verarbeitung und Zubereitung. Fleischwirtsch 68 (1988) 656–664.

415 Long S, Pollard D, Cunningham JL, Astesheva NP, Donskaya GA, Labetsky EV: The effects of food processing and direct decontamination techniques on the radionuclide content of foodstuffs: A literature review. Part 2: Meat, fruit, cereals and drinks. J Radioecol 3 (1995) 15–38.

416 Green N: The effect of storage and processing on radionuclide content of fruit. J Environ Radioact 52 (2001) 281–290.

417 Arnaud MJ: The removal and/or reduction of radionuclides in the food chain. In: Carter MW, ed.: Radionuclides in the Food Chain. Springer-Verlag, Berlin, 1988, 195–213.

418 Ocker HD: Dekontamination von Getreide. In: Fischer E, ed.: Kontamination und Dekontamination von Lebensmitteln. AID, Bonn, 1974, 177–195.

419 Nierle W, Ocker HD: Die Aufnahme von Radionukliden in Getreide. In: Fischer E, ed.: Kontamination und Dekontamination von Lebensmitteln. AID, Bonn, 1974, 42–56.

420 Hellmuth K-H, Fischer E, Rapp A: Über das Verhalten von Spurenelementen und Radionukliden in Traubenmost bei der Gärung und beim Weinausbau. Deutsche Lebensm Rundsch 81 (1985) 171–176.

421 Lagoni H, Paakkola O, Peters KH: Untersuchungen über die quantitative Verteilung radioaktiver Falloutprodukte in Milch. Milchwissenschaften 18 (1963) 340–344.

422 Vosniakos FK: Decontamination of milk from the radioisotopes iodium-131 and cesium-134, 137. Adv Food Sci (CMTL) 18 (1996) 52–55.

423 Frindik O: Elektrodialytische Dekontamination von Apfelsaft. Z Lebensm Unters Forsch 144 (1970) 179–187.

424 Woodman RFM, Nisbet AF: Options for managing foodstuffs contaminated with radiocesium and radiostrontium. Health Phys 78 (2000) 37–45.

425 Fritz P, Closs K-D, Kuczera B, Erlenwein P, Langetepe G, Weiss F-P et al.: Vorauseilender Ausstieg aus der Kernenergie an den deutschen Hochschulen und Forschungszentren? atw 46 (2001) 88–94.

426 Voigt G: Are radioecologists the dinosaurs of this century? J Environ Radioact 53 (2001) 34.

427 Blix H: What views and uses of radiation sources in the 21st century? Health Phys 80 (2001) 333–337.

428 Wesolowsky T: Risky business. Bull Atomic Scient 57 (2001) 40–44.

429 Cirincione J, Rajkumar M, Wolfsthal J: Deadly Arsenals. Carnegie Endowment for International Peace, Washington, D.C. 2002.

430 NCRP: Management of Terrorist Events Involving Radioactive Material. Report No. 138. National Council on Radiation Protection and Measurements, Bethesda, MD, 2001.

431 Prêtre S: Wurden international die Lehren aus Tschernobyl richtig und vollständig gezogen? In: Bayer A, Kaul A, Reiners C, eds.: Zehn Jahre nach Tschernobyl, eine Bilanz. Gustav Fischer, Stuttgart, 1996, 459–478.

432 Rose CM: Radiation scientists and homeland security. Radiat Res 157 (2002) 607–609.

433 Durante M, Manti L: Estimates of radiological risk from a terrorist attack using plutonium. Rad Environ Biophys 41 (2002) 125–130.

434 National Research Council: Making the Nation Safer. The Role of Science and Technology in Countering Terrorism. The National Academies Press, Washington, DC, 2003.

435 Diehl JF: Some established facts and some new concepts in food toxicology. A review. Acta Alimentaria 31 (2002) 355–369.

436 Ames BN, Gold LS: Falsche Annahmen über die Zusammenhänge zwischen der Umweltverschmutzung und der Entstehung von Krebs. Angew Chem 102 (1990) 1233–1246.

437 Ames BN, Gold LS: Paracelsus to parascience: the environmental cancer distraction. Mutat Res 447 (2000) 313.

438 Kroes R, Galli C, Munro I, Schilter B, Tran LA, Walker R et al.: Threshold of toxicological concern for chemical substances present in the diet: a practical tool for assessing the need for toxicity testing. Food Chem Toxicol 38 (2000) 255–312.

439 Barlow SM, Kozianowski G, Würtzen G, Schlatter J: Threshold of toxicological concern for chemical substances present in the diet. Food Chem Toxicol 39 (2001) 893–905.

440 Barlow SM, Greig JB, Bridges JW, Carere A, Carpy AJM, Galli CL et al.: Hazard identification by methods of animal-based toxicology. Food Chem Toxicol 40 (2002) 145–191.

441 Diehl JF: Chemie in Lebensmitteln. Rückstände, Verunreinigungen, Inhalts- und Zusatzstoffe. Wiley-VCH, Weinheim, 2000.

442 Casper W: Zur demographischen Situation in der Bundesrepublik Deutschland. Bundesgesundhbl 41 (1998) 107–110.

443 Ulfkotte U: So lügen Journalisten. Der Kampf um Quoten und Auflagen. C. Bertelsmann, München, 2001.

444 Müller-Ullrich B: Medienmärchen. Gesinnungstäter im Journalismus. Karl Blessing, München, 1996.

445 Hunzinger W, Maushart R: Zur Problematik neuer Begriffe und Einheiten. In: Maushart R, eds.: 25 Jahre Strahlenschutz: Erfahrungen und Ansichten. Fachverband für Strahlenschutz FS-91-54. Verlag TÜV Rheinland, Köln, 1991, 105–111.

Sachverzeichnis